Reine Arzneimittellehre

Von Dr. med. Samuel Hahnemann

Unveränderter Nachdruck der Ausgabe letzter Hand

Band 6

5. Nachdruck

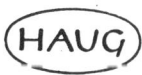

Karl F. Haug Verlag · Heidelberg

CIP-Titelaufnahme der Deutschen Bibliothek
Hahnemann, Samuel:
Reine Arzneimittellehre / von Samuel Hahnemann. –
Unveränd. Nachdr. d. Ausg. letzter Hand, Studienausg. /
mit e. Einf. von Klaus-Henning Gypser. – Heidelberg : Haug.
ISBN 3-7760-1059-2 kart.
ISBN 3-7760-0515-7 Hldr.
Unveränd. Nachdr. d. Ausg. letzter Hand, Studienausg. /
mit e. Einf. von Klaus-Henning Gypser
Bd. 6. – 5. Nachdr. - 1991

© 1979 Karl F. Haug Verlag GmbH & Co., Heidelberg
Alle Rechte, insbesondere die der Übersetzung in fremde Sprachen, vorbehalten. Kein Teil dieses Buches darf ohne schriftliche Genehmigung des Verlages in irgendeiner Form – durch Photokopie, Mikrofilm oder irgendein anderes Verfahren – reproduziert oder in eine von Maschinen, insbesondere von Datenverarbeitungsmaschinen, verwendbare Sprache übertragen oder übersetzt werden.
All rights reserved (including those of translation into foreign languages). No part of this book may be reproduced in any form – by photoprint, microfilm, or any other means – nor transmitted or translated into a machine language without written permission from the publishers.
1. Nachdruck 1955
2. Nachdruck 1979
3. Nachdruck 1983
4. Nachdruck 1989
5. Nachdruck 1991
Titel-Nr. 2059 · ISBN 3-7760-1059-2
Gesamtherstellung: Weihert-Druck GmbH, 6100 Darmstadt

Reine Arzneimittellehre,

von

Samuel Hahnemann.

Sechster Theil.
Zweite vermehrte Auflage.

Dresden und Leipzig,
in der Arnoldischen Buchhandlung.
1827.

Inhalt.

Ambra.

Angustura.

Braunstein, essigsaurer.

Kapsikum.

Kohle.

Koloquinte.

Röst-Schwamm.

Sonnenthau.

Wismuth.

Wütherich.

Zinn.

Wie können kleine Gaben so sehr verdünnter
Arznei, wie die Homöopathie sie vorschreibt,
noch Kraft, noch grofse Kraft haben?

So fragt nicht nur der gewöhnliche allopathische
Arzt, welcher mit grofsen Arznei-Portionen in seinen Recepten nicht hoch genug steigen zu können
glaubt, sondern auch der Anfänger in der homöopathischen Kunst fragt so unverständig.

Ob es möglich sey, dafs sie die nöthige Kraft
haben könnten, zu zweifeln, scheint schon an sich
selbst sehr thöricht zu seyn, da man sie in der That
so viel wirken und den beabsichtigten Heil-Zweck
offenbar erreichen sieht und täglich erreichen sehen
kann.

Und was **wirklich geschieht**, mufs doch
wenigstens möglich seyn!

Doch auch dann, wenn die feindlichen Spötter
den vor Augen liegenden Erfolg nicht mehr leugnen
können, suchen sie dennoch durch täuschende Aehn-
lichkeits-Beispiele das selbst wirklich Geschehende,
wo nicht als unmöglich, doch als lächerlich darzu-
stellen.

„Wenn ein Tropfen so weit verdünnter Arznei
noch etwas wirken könnte" — so lallen sie — „so
müfste auch das Wasser des Genfer-See's, worein ein
Tropfen kräftige Arznei gefallen ist, in jedem seiner
Tropfen Wasser eben so viel Heilkräfte, ja noch weit

*

mehr äufsern, da zu den homöopathischen Verdünnungen ein noch weit gröfseres Verhältnifs Verdünnungs-Flüssigkeit genommen wird."

Hingegen dient, dafs bei Bereitung homöopathischer Arznei-Verdünnungen nicht blofs ein kleiner Theil Arznei zu einer ungeheuern Menge unarzneilicher Flüssigkeit hinzugethan oder leicht damit vermengt wird, wie in obigem, blofs zur Spötterei ersonnenem Gleichnisse, vielmehr entsteht durch das fortgesetzte Schütteln oder Reiben nicht nur die innigste Mischung, sondern zugleich — was die Hauptsache ist — eine so grofse, bisher ganz unbekannte, nie geahnete Veränderung in Aufschliefsung und Entwickelung der dynamischen Kräfte der so bearbeiteten Arznei-Substanz, dafs es Erstaunen erregt.

In jenem, unbesonnen hingeworfenen Gleichnisse aber ist durch Einträpfeln eines Tropfens Arznei in einen so grofsen See nicht einmal eine oberflächliche Mischung desselben mit allen Theilen einer Wasser-Masse von solchem Umfange denkbar, damit jeder einzelne Tropfen einen gleichen Antheil von dem Tropfen Arznei enthielte.

An eine innige Mischung ist da vollends gar nicht zu denken.

Selbst eine nur mäfsig grofse Menge Wasser, z. B. ein Oxhoft voll Wasser läfst sich, wenn sie in Masse, im Ganzen, nur mit einem Tropfen Arznei geschwängert werden sollte, nie, auch in noch so langer Zeit, durch irgend eine denkbare Rühr-Anstalt gleichartig vermischen — nicht zu gedenken, dafs die stete innere Veränderung und chemische, ununterbrochne Zersetzung der Bestand-Theile des Wassers die Arznei-Kraft eines Tropfens Gewächs-Tinktur schon binnen etlichen Stunden zerstört und vernichtet haben würde.

So läfst auch z. B. ein Zentner Mehl, in ganzer Masse genommen, durch mechanische Vorrichtung sich mit einem Grane Arznei-Pulver nie so gleichartig mischen, dafs jeder Gran Mehl einen gleichen Antheil von dem Arznei-Pulver bekäme.

Bei der homöopathischen Arznei-Zubereitung hingegen (gesetzt sie wäre auch nur eine gemeine Mischung, was sie doch nicht ist) entsteht, da nur wenig Verdünnungs-Flüssigkeit auf einmal dazu genommen wird (ein Tropfen Arznei-Tinktur mit nur 100 Tropfen Weingeist zusammengeschüttelt), die Vereinigung und gleichartige Vertheilung in wenigen Augenblicken.

Doch nicht blofs eine gleiche Vertheilung des Arznei-Tropfens unter ein grofses Verhältnifs unarzneilicher Flüssigkeit (was in jenem ungereimten Gleichnisse nicht einmal denkbar ist) bewirken die Arznei-Verdünnungen zu homöopathischem Gebrauche, sondern sie bewirken auch — was unendlich mehr sagen will — durch das dabei angewendete Schütteln oder Reiben eine Veränderung in der Mischung, welche so unglaublich grofs und so über alle Begriffe heilbringend ist, dafs diese dadurch entstehende Entwickelung der geistigen Kraft der Arzneien durch das vervielfachte und fortgesetzte Reiben und Schütteln eines kleinen Theils Arznei-Substanz mit mehr und mehr trocknen oder flüssigen unarzneilichen Substanzen zu jener Höhe unstreitig zu den gröfsten Entdeckungen dieses Zeitalters gezählt zu werden verdient.

Welche physische Veränderung und Kraft-Entwickelung durch Reiben aus den Stoffen in der Natur, die wir Materie nennen, hervorgebracht werden, ahnete man nur bisher aus einigen Ereignissen — was sie aber in Entwickelung und Erhöhung der dynamischen Kräfte der Arzneien für erstaunliche Wirkung hervorbringen könne, ahnete man nicht einmal.

Was nun auf der einen Seite die Entwickelung der physischen Kräfte aus den materiellen Stoffen durch Reiben betrifft, so ist schon diese höchst bewundernswürdig.

Die Materie hält blofs noch der Pöbel für todte Stoffe, da sie doch dahin gebracht werden können, grofse, erstaunenswürdige Kräfte aus ihrem Innern zu entwickeln. *)

Der grofse Haufe sieht z. B., wenn ein Stück Stahl stark und schnell mit einem harten Steine (Agate, Flinten-Steine) herabschlagend gerieben wird, was man Feuer-Anschlagen nennt, dafs da glühende Funken abfliegen (von denen Zunder und Schwamm anglimmt); aber der wie vielte unter ihnen hat wohl beobachtet und darüber nachgedacht, was da eigentlich vorgeht? Alle, wenigstens fast Alle schlagen gedankenlos ihren Zunder so an und fast Niemand durchschauet, was da für ein Wunder, für eine grofse Natur-Enthüllung sich ereignet.

Werden auf diese Weise mit gehöriger Kraft Feuerfunken geschlagen, die man auf ein weifses Papier fallen läfst, so sieht man mit blofsen Augen, oder durch's Vergröfserungs-Glas meist nur kleine Stahl-Kügelchen da liegen, welche von der Oberfläche des Stahls durch den harten Reibe-Schlag mit dem Steine von dem übrigen Stahle in geschmolzenem Zustande getrennt und glühend, wie kleine Feuer-Kugeln, in Funken-Gestalt auf das Papier herabgeschleudert worden waren, wo sie erkalteten.

Wie? das heftige Reiben des Steins am Stahle herab (beim Feuer-Anschlagen), kann diefs eine solche

---

*) Auszug aus meiner Abhandlung im allgem. Anz. d. Deutschen. 1825. N. 194.

IX

Gluht hervorbringen, dafs Stahl zu Kugeln schmelze? Gehört nicht eine Hitze von 3000 Fahrenheitischen Graden dazu, um Stahl zu schmelzen? Woher diese ungeheure Hitze? Aus der Luft nicht! Denn dieselbe Erscheinung erfolgt eben so gut im luftleeren Raume unter der Glocke einer Luft-Pumpe. Also aus den zusammengeriebenen Stoffen? Allerdings!

Glaubt aber der Alltags Mensch, dafs der kalte Stahl, den er aus seiner Tasche zieht, um sich gedankenlos seinen Schwamm anzuglimmen, glaubt er wohl, dafs dieser kalte Stahl einen unerschöpflichen Vorrath Hitz-Stoff (in latentem, gebundenem, unentwickeltem Zustande) in sich verborgen hege, welcher durch Reiben sich blofs daraus entwickelt und gleichsam erweckt wird? Nein! er glaubt es nicht und dennoch ist es so.

Doch nur durch Reiben läfst sich dieser unerschöpfliche Vorrath gebundenen Hitz-Stoffs aus den Metallen hervorlocken. Graf *Rumford* lehrt uns (im vierten Bande seiner Schriften) die Zimmer heitzen blofs durch schnelle Bewegung auf einander sich reibender Metall-Platten, ohne das mindeste, gewöhnliche Feuer-Material dabei anzuwenden.

Das Reiben ist nämlich von so mächtiger Einwirkung, dafs nicht blofs die innern physischen Kräfte, wie der Wärme-Stoff, der Geruch,*) u. s. w. dadurch aus den Natur Körpern erweckt und entwickelt werden, sondern, was man bisher nicht wufste, auch die dynamischen Arznei-Kräfte der natürlichen Stoffe bis zu einem unglaublichen Grade hervorgerufen werden.

*) Horn, Elfenbein, Knochen, der mit Bergöl geschwängerte Kalkstein, u. dergl. haben für sich keinen Geruch, aber gefeilt oder gerieben fangen sie nicht blofs an zu riechen, sondern sie stinken sogar unleidlich, daher der letztere den Namen Stinkstein erhielt, ob er gleich ungerieben keinen Geruch spüren läfst.

Ich scheine der erste zu seyn, welcher diese grofse, unerhörte Entdeckung machte, dafs die Kraft der rohen Arznei-Stoffe, wenn sie flüssig sind, durch vielmaliges Schütteln mit unarzneilichen Flüssigkeiten, und, waren es trockne Dinge, durch mehrmaliges, anhaltendes Reiben mit unarzneilichen Pulvern, so sehr an intensiver Arzneikraft zunehmen, dafs, wenn diese Vorrichtung weit getrieben wird, selbst Substanzen, in denen man im rohen Zustande Jahrhunderte lang keine Arznei-Kraft wahrnehmen konnte, unter dieser Bearbeitung eine Kraft, auf das Befinden des Menschen zu wirken, enthüllen, welche Erstaunen erregt.

So erweisen sich feines Gold, feines Silber und Platinna gänzlich kraftlos auf das menschliche Befinden in ihrem gediegenen Zustande — eben so die Holz-Kohle in ihrer rohen Gestalt. Mehrere Grane Blatt-Gold, Blattsilber oder Kohle kann auch die empfindlichste Person einnehmen und sie wird nie eine arzneiliche Wirkung davon spüren. Alle diese Substanzen liegen so vor uns noch in einem arzneilichen Schein-Tode. Aber, nach der Weise homöopathischer Arznei-Zubereitung, durch stundenlanges, kräftiges Reiben eines Grans z. B. dieser Gold-Blättchen mit 100 Granen eines unarzneilichen Pulvers (Milchzuckers) entsteht ein Präparat, was schon viel Arznei-Kraft hat. Von diesem Präparate aber wiederum ein Gran mit 100 Granen Milchzucker eine Stunde lang gerieben und dieses Verfahren in gleicher Mafse mit immer neuen 100 Granen Milchzucker wiederholt bis dahin, dafs das letzte Präparat in jedem Grane ein Quadrillion eines Granes Gold enthält, giebt eine Arznei, in welcher die — im gediegenen Zustande des Goldes gänzlich schlummernden und erstarrten — Arzneikräfte so auffallend in's Leben gerufen und zur Thätigkeit erweckt und entwickelt worden sind, dafs schon ein Gran davon, in einem Gläschen verwahrt, wenn ein das Leben verabscheuender und durch unerträgliche Angst zum Selbst-Mord getriebener Melancholische nur ein paar Augenblicke hineinriecht, dieser Elende schon in einer Stunde des bösen Geistes entledigt, dafs die volle Liebe zum Leben und der Frohsinn wieder in ihm erwacht.

Schon hieraus sieht man, dafs die Zubereitungen der Arznei-Stoffe durch Reiben, je weiter die Entwickelung ihrer Kräfte dadurch gebracht und je vollkommner sie also dadurch zur Kraft-Aeufserung fähig gemacht werden, nun auch in um so kleinern Gewichten und um so kleinern Gaben zur Erreichung des homöopathischen Heilzwecks fähig werden.

Arznei-Stoffe sind nicht todte Substanzen in gewöhnlichem Sinne; vielmehr ist ihr wahres Wesen blofs dynamisch geistig — ist lautere Kraft, die durch jenen so merkwürdigen Procefs des Reibens (und Schüttelns) nach homöopathischer Art bis an die Gränzen der Unendlichkeit potenzirt werden kann.

Diefs ist so wahr, dafs man Schranken darin halten mufs, um nicht durch solches Reiben die Kräfte der Arzneien für die Kranken allzu sehr zu erhöhen. Ein Tropfen von Drosera in dreifsigster Verdünnung mit 20 Armschlägen bei jeder Verdünnung geschüttelt, bringt zur Gabe einem am Keichhusten kranken Kinde gereicht, dasselbe in Lebensgefahr, während, wenn die Verdünnungsgläser nur zweimal geschüttelt werden, ein Mohnsamen grofses Streukügelchen mit der letzten Verdünnung befeuchtet, dasselbe leicht heilt.

**

Graue Ambra (Ambra grisea, oft. Ambra ambrosiaca, L.).

Diese ihres hohen Preises wegen sehr oft verfälschte Substanz ist nur in vorzüglichen Arzneiwaaren - Handlungen ächt zu erwarten. Die äch*t*e Ambra, ein Erzeugnifs in den Eingeweiden des Potfisches, wie schon *Schwedjaur* bewies und wahrscheinlich ein talgartiges Product aus der Gallblase desselben, wird in der besten Güte an den Küsten von Madagaskar und Sumatra, besonders nach Seestürmen aus dem Meere gefischt. Sie besteht aus kleinen, rauhen undurchsichtigen Massen, welche leichter als Wasser und schwammicht sind und sich leicht in rauhe, unebne Stückchen zerbröckeln lassen, äufserlich bräunlich graulicher Farbe, innerlich von gelblichen, röthlichen und schwärzlichten Adern durchzogen, mit eingesprengten weifslichen, sehr geruchvollen Punkten, etwas fett anzufühlen und von zwar schwachem, aber höchst erquickendem Wohlgeruche.

Sie wird zwischen warmen Fingern weich wie Wachs, fliefst in der Hitze des kochenden Wassers als ein Oel, dampft dabei einen starken, höchst lieblichen Wohlgeruch aus und brennt auf einem glühenden Bleche ganz weg. An's Licht gehalten fafst sie schnell Flamme und brennt hell. Weingeist löset sehr wenig davon auf, Schwefel-Naphtha aber löset sie fast völlig auf, woraus Weingeist eine weifse, wachsähnliche Substanz fällt. Ihr schwacher Geruch wird von dieser Auflösung, so wie durch Reiben mit andern Substanzen ungemein erhöhet.

Ein Gran solcher ächten grauen Ambra mit 100 Granen Milchzucker eine Stunde lang in der porcellänen Reibeschale gerieben (jede 10 Minuten auf 6 Minuten Reiben und 4 Minuten Aufscharren eingetheilt), von diesem Pulver ein Gran wiederum mit 100 Granen frischem Milchzucker eben so lange und auf gleiche Weise gerieben, und zuletzt von dem hierdurch entstandnen Pulver ein Gran abermals mit Granen Milchzucker auf gleiche Art, ebenfalls eine Stunde gerieben liefert eine potenzirte, millionfache Verdünnung der Ambra, wovon ein sehr kleiner Theil eines Grans zur Gabe für die meisten homöopathischen Zwecke nicht nur hinreichend, sondern oft noch allzu kräftig befunden und in letzterm Falle nur durch mehre kleine Gaben Kampher, in vielen Fällen aber, je nach den sich hervorthuenden Symptomen, von Krähenaugen, in seltnern Fällen hingegen von Pulsatille gemäfsigt wird.

Die Wirkungsdauer einer solchen Gabe ist in chronischen Krankheitsfällen wenigstens drei Wochen.

(Die mit der Chiffre *Gff.* bezeichneten Symptomen sind vom Herrn Regierungsrathe, Freiherrn *von Gersdorff*.)

Ambra.

Arger Schwindel.
Ungemeiner, ja gefährlicher Schwindel.
Schwindel beim Gehen im Freien, Vor- und Nachmittag.
Wegen Schwindel und Schwächegefühl im Magen, mufste sie liegen (Nachmittags, n. 78 St.).
5 Er ist immer wie im Traume.
Er konnte nichts recht überdenken; er ist wie stupid (die ersten 24 St.).
Schlechtes Gedächtnifs; die Gedanken sind sehr schwach; er mufs Alles drei, vier Mal lesen, und hat's doch nicht verstanden.
Arge Schwäche im Kopfe, mit Schwindel (n. 48 St.).
Schwäche im Kopfe und eine Art Frieren daran.
10 Jeden Morgen, Kopfschmerz, wie Wüstheit, als hätte sie die Nacht geschwärmt.
Eingenommenheit im Hinterkopfe (*Gff.*).
Dumm machende Spannung im Kopfe.
Von beiden Schläfen her, klemmender Kopfschmerz (*Gff.*).
Klemmende Eingenommenheit des Kopfs (*Gff.*).
15 Drückende Eingenommenheit im Kopfe, gleich nach dem Essen, vorzüglich bei Bewegung.
Druck in der Stirne (mit Angst vor Irre-Werden) (n. 48 St.).
Drückender Kopfschmerz in der Stirne (*Gff.*).
Drückender Schmerz im Hinterkopfe und Nacken.
Einen Tag um den andern, niederdrückender Schmerz in der Stirne und im Oberkopfe, mit Hitze im Kopfe und Brennen in den Augen, bei

Gesichts-Blässe, von früh an — nur Nachmittags stärker.

20 Blutdrang nach dem Kopfe, zwei Tage lang. (Schmerzloses) Druckgefühl oben auf dem Kopfe und Schwere des Kopfs, Abends (n. 36 St.).
Druck im Kopfe, mit Stechen verbunden.
Drückender Schmerz auf einer kleinen Stelle am Hinterhaupte.
Drückender Schmerz am linken Stirnhügel.

25 Drückendes Ziehen vom Nacken herauf und durch den Kopf nach vorne zu, während vorzüglich Druck unten im Hinterkopfe bleibt (*Gff.*).
Reifsender Druck im ganzen Hinterhaupte, auch bis zum Scheitel und in die Stirne (*Gff.*).
Flüchtiges Reifsen durch den Kopf (*Gff.*).
Ein Hin- und Herziehen, oder Reifsen im Kopfe.
Am linken Hinterkopfe, nach dem Nacken zu, und hinterm Ohre, Reifsen.

30 Reifsen in der linken Schläfe bis oben auf dem Kopfe, auf dem rechten Stirnhügel und hinterm linken Ohre (*Gff.*).
Reifsender Kopfschmerz in der Stirne bis in den obern Theil des Gesichts (*Gff.*).
Höchst empfindliches Reifsen oben auf dem Scheitel und wie in der ganzen obern Hälfte des Gehirns, mit Gesichts-Blässe und Kälte der linken Hand (*Gff.*).
(Zucken im Kopfe.)
Ueber der linken Schläfe, ein Stich in den Kopf (n. 3 St.) (*Gff.*).

35 Abends, mehre, sehr starke Stiche nach dem Hinterkopfe herauf.
Bei Anstrengung, ein stechender und schneidender Kopfschmerz; er fühlt ihn bei jedem Tritte; beim Liegen ist's besser.
Aeufserer Kopfschmerz, auch im Genicke und am Halse, Schmerz, wie vom Verheben — auch beim Befühlen, schmerzhaft — den ganzen Tag (n. 12 Tagen).
Kopfschmerz, als wollte ein Schnupfen hervor-

Ambra.

kommen, bald mehr, bald weniger, und anhaltend (*Gff.*).
40 Auf der rechten Seite des Kopfs, eine Stelle, wo die Haare, beim Befühlen, wie wund schmerzen (*Gff.*).
Eine schmerzhafte Stelle am Hinterkopfe.
Saufsen um die Schläfe.
Die Kopfhaare gehen aus (n. 24 St.).
Drückend reifsender Kopfschmerz besonders über und auf dem Kopfe (*Gff.*).
45 Druck auf der linken Augenbraue (*Gff.*).
Drücken auf die Augen, als ob sie tief lägen (mit reifsendem Kopfschmerze oben von der Stirne herab, oder vom Ohre her durch den Hinterkopf) (n. 3 St.) (*Gff.*).
Kurzer, heftiger Druck gleich über der Nase, in der Stirne, in öftern Anfällen, welcher in Reifsen ausartet und Eingenommenheit des Hinterkopfs zurückläfst (*Gff.*).
Eine schmerzhafte Ausschlagsblüthe auf der Stirne (*Gff.*).
Ein rothes Blüthchen auf der Mitte der Stirne, dicht an den Haaren, was bei Berührung wund schmerzt, nicht eiternd (*Gff.*).
50 Im Auge, Druck und Beifsen, wie von hinein gerathenem Staube (*Gff.*).
Beifsen in den Augen und Thränen derselben.
Druck auf den schwer zu eröffnenden Augen und Schmerz derselben, als wenn sie zu fest geschlossen gewesen wären, besonders früh (*Gff.*).
Aufgetriebne Adern im Augenweifse (*Gff.*).
Reifsen, oder kurze Risse in und um dem rechten Auge (*Gff.*).
55 Brennschmerz im rechten Auge (n. 10 St.).
Brennen in den Augenlidern.
Jücken am Augenlide, als wollte es sich zu einem Gerstenkorne entzünden.
Um die Augen, unerträglicher, jückender Kitzel.
Trübes Sehen, wie durch einen Nebel (n. einigen Stunden).

60 Sehr dunkel vor den Augen (n. 8 Tagen).
Krampfhaftes Zittern in den Gesichtsmuskeln.
Abends, im Bette, krampfhafte Zuckungen im Gesichte.
Fliegende Hitze im Gesichte.
Gelbsüchtiges Gesicht.

65 Blüthenausschlag im Gesichte, ohne Empfindung.
Fressend kriebelndes Jücken im Gesichte.
Reifsen im obern Theile des Gesichts, besonders neben dem rechten Nasenflügel (*Gff.*).
Rother Fleck auf dem Backen, ohne Empfindung.
Ausschlagsblüthen und Jücken am Backenbarte.

70 Strammen in der Backe, wie von Geschwulst.
(Schmerzhafte Backengeschwulst am Oberkiefer, mit Klopfen im Zahnfleische) (n. wenigen Stunden).
Reifsen früh und sonst öfter im rechten Ohre.
Kriebeln in den Ohren (n. 48 St.).
Jücken und Kitzeln in den Ohren.

75 Brausen und Pfeifen im Ohre, Nachmittags (n. 4 Tagen).
(Knistern und Knirren im linken Ohre, als wenn man eine Taschenuhr aufzieht.).
Taubheit des einen Ohres.
Von Tage zu Tage immer mehr vermindertes Gehör, fünf Tage lang (n. 6 Tagen).
Heftig reifsender Schmerz im Ohrläppchen und **hinter demselben** (*Gff.*).

80 Krampf des rechten Nasenflügels nach dem Backenknochen zu.
(Grofse Trockenheit der innern Nase, obgleich gute Luft durchgehet.)
Es sammelt sich getrocknetes Blut in der Nase (n. 16 St.).
Nasenbluten, besonders früh.
Heifse Lippen.

85 Krampf in der Unterlippe und Empfindung, als würde sie an das Zahnfleisch angedrückt und weggerissen.
(Schmerz in den Mundwinkeln, wie Schründen.)

Ambra.

Stechend drückender Schmerz in den Kinnladen.
In den Kinnladen, Schmerz, als würden sie zusammen oder aus einander geschraubt.
Ziehender Schmerz bald in diesem, bald in jenem Zahne, der sich vom Warmen vermehrte, vom Kalten auf Augenblicke schwieg, vom Kauen sich nicht vermehrte, und nach dem Essen verging; dabei war das Zahnfleisch auf der innern Seite geschwollen.

90 Stark geschwollenes und schmerzendes Zahnfleisch.
Schmerz im hohlen Zahne, Abends.
Schmerz im hohlen Zahne, vorzüglich in der freien Luft, als wenn der Nerv berührt würde.
Nach dem Mittag-Essen, Weh eines hohlen Zahnes, mehr stechend als reifsend, eine halbe Stunde lang (n. 5 St.).
Klemmendes Ziehn in den obern rechten Backzähnen (*Gff.*).

95 Abends, im Bette, drückend wühlender Schmerz, wie unter den linken untern Backzähnen (*Gff.*).
Ziehende Zahnschmerzen bald in den rechten, bald in den linken Zähnen am Tage und in mehren Nächten (*Gff.*).
Ziehn im Schneidezahne, als wenn ein Luftstrom hineinführe und einen Stich erregte (*Gff.*).
Bluten der Zähne.
Ungewöhnlich starkes Bluten aus den untern rechten Zähnen (*Gff.*)

100 Schmerz einer Unterkieferdrüse, welche wie geschwollen war (n. 8 Tagen).
Mundgestank.
Früh, beim Erwachen, Zunge, Mund und Lippen wie taub und ganz trocken (*Gff.*).
Früh, beim Erwachen, grofse Trockenheit des Mundes, mit gänzlicher Durstlosigkeit, mehre Tage (*Gff.*).
Beifsen und Schründen im Innern Munde; sie konnte des Schmerzes wegen nichts Derbes essen.

105 Bläschen im Munde, die wie verbrannt schmerzen.
Die Zunge ist graugelb belegt (*Gff.*).

Unter der Zunge, Knäutel, wie kleine Gewächse, welche wund schmerzen.

Zusammenziehendes Gefühl in den Speicheldrüsen beim Essen, besonders bei den ersten Bissen.

Rheumatischer Schmerz hinten an der Zunge und im Schlunde, aufser dem Schlingen (*Gff.*).

110 Reifsender Schmerz am Gaumen bis in's linke Ohr (*Gff.*).

Kratzige Empfindung an der Gaumdecke.

Kratzen im Halse (*Gff.*).

Kratzig im Halse, wie beim Schnupfen, etliche Tage.

Früh, Trockenheit im Halse.

115 Gefühl im Halse, als stecke ihr was darin.

Reifsen im Innern des Halses und oben, ganz hinten im Schlunde (*Gff.*).

Beifsen hinten im Schlunde, aufser dem Schlucken (*Gff.*).

Drückend beifsender Schmerz hinten im Schlunde, von Zeit zu Zeit (*Gff.*).

Halsweh wie ein Hindernifs beim Schlucken (n. 8 Tagen.) (*Gff.*).

120 (Halsweh, nicht beim Schlucken der Speisen, sondern beim leer Schlingen und beim äufserlichen Aufdrücken, mit Spannen an den Halsdrüsen, als wenn sie geschwollen wären) (n. 4 Tagen).

(Halsweh nach Zugluft; es sticht vom Halse in's rechte Ohr und schmerzt besonders beim Rühren der Zunge.)

Schleimaussonderung im Halse, mit Rauhheit und Kratzen (*Gff.*).

Schleim-Rahksen, früh (*Gff.*).

Beim Schleimrahksen aus dem Rachen, fast unvermeidliches Würgen und Erbrechen.

125 Das (ihm gewohnte) Tabakrauchen reizt sehr und erregt ihm, ob es gleich gut schmeckt, Schlucksen.

Oft Nachmittags, ziemlich geschmackloses Aufstofsen.

Oefteres, leeres Aufstofsen (n. $9\frac{1}{2}$ St.) (*Gff.*).

Ambra.

Nach Tische, heftiges Aufstofsen.
Oft saures Aufstofsen (n. 48, 72 St.).
130 Hörbares Aufstofsen bittern Geschmacks.
Beim Gehn im Freien, Soodbrennen, mit versagendem Aufstofsen (*Gff.*).
Alle Abende, Empfindung wie von verdorbnem Magen und kratziges Aufsteigen bis zum Kehlkopfe, wie Sood.
(Früh, beim Erwachen, bittrer Geschmack im Munde.)
Nach Milchtrinken, säuerlich im Munde.
135 (Nach Frühstück, Uebelkeit) (n. 72 St.).
(Am Magen, raffende Uebelkeit) (n. 24 St.).
Weichlichkeit um den Magen.
Brennen im Magen (n. 3 St.) (*Gff.*).
Brennen in der Magengegend und höher herauf (*Gff.*).
140 Drücken und Brennen nnter der Herzgrube, was durch Aufstofsen vergeht (*Gff.*).
Nach Essen, Angst.
Nach dem Essen, Drücken im Halsgrübchen, als stecke da noch Speise, welche nicht hinunter gehe.
Während des Mittag-Essens, Reifsen links im Gaumen und hinten im Halse (*Gff.*).
Nach Tische, flüchtiges Reifsen erst um das linke, dann um das rechte Auge (*Gff.*).
145 Gleich nach dem Essen, drückende Eingenommenheit des Kopfs, vorzüglich bei Bewegung.
Wegen Schwächegefühl im Magen und Schwindel mufste sie sich legen, Nachmittags (n. 72 St.).
Spannung und Druck in der Magengegend.
Krampf im Magen.
Stechen und Drücken in der Magengegend.
150 Druck unter der Herzgrube und im Unterbauche, von Zeit zu Zeit, auch Nachts (*Gff.*).
Druck im Oberbauche, bei kalten Handen oder Füfsen (*Gff.*).
In Klemmen übergehender Druck im Unterleibe (*Gff.*).

Drücken in der Nabelgegend, mit Soodbrennen, was durch Aufstofsen vergeht (*Gff.*).

Druck in der Bauchseite, über der rechten Hüfte (*Gff.*).

155 Heftige Krämpfe im Bauche.

Immerwährender Druck im Oberbauche, durch Gehen im Freien gelinder, beim Sitzen wiederkehrend (*Gff.*).

Ein Drücken im Unterbauche, mehre Stunden lang, beim Gehen oder Sitzen gleich (n. 6 Tagen).

D r ü c k e n d e r S c h m e r z a u f e i n e r k l e i n e n S t e l l e i m r e c h t e n U n t e r l e i b e, i n d e r L e b e r g e g e n d, doch nicht beim Befühlen zu spüren (*Gff.*).

D r ü c k e n d e r S c h m e r z i n d e r L e b e r g e g e n d (*Gff.*).

160 Spannung und Aufgetriebenheit im Unterleibe, nach jedem Genusse, selbst nach jedem Schluck Getränke.

Gespannter Bauch (n. einigen Stunden).

Aufgetriebner Unterleib (n. 5 Tagen).

Ganz früh, schwer zusammengeprefst im Unterleibe.

Der Unterleib deuchtet wie zusammengeprefst.

165 Schwer im Unterleibe und wie verrenkt und geprefst vom Rückgrate aus.

Nach Druck im Unterleibe, Abgang geruchloser Blähungen (*Gff.*).

Klemmender Schmerz im rechten Unterbauche (*Gff.*).

Erst klemmendes Leibweh, drauf etwas Schneiden im Oberbauche, was durch Aufstofsen vergeht (*Gff.*).

Noth von versetzten Blähungen und davon Schmerz vorzüglich in der linken Bauchseite.

170 Gleich nach Mitternacht erwacht er mit starker Auftreibung des Unterleibes, besonders des Unterbauchs, von Blähungen, die keinen Fortgang haben und eine Kolik erregen, wenigstens starkes Pressen nach unten; diese Blähungs-An-

häufung vergehet dann im nachgängigen Schlafe, ohne dafs eine Blähung abgeht und der Bauch wird ruhig.

Gähren und hörbares, doch nicht fühlbares Kollern im Unterleibe (*Gff.*).

Klemmen im Unterbauche, mit heftigem Gähren und Gluckern besonders im Oberbauche, beim Liegen, früh im Bette, durch Aufstehn gemindert, und durch wieder Liegen erneuert, besonders beim Liegen auf dem Rücken (*Gff.*).

Heftiges Leibschneiden, Abends.

Nach Mitternacht, Leibschneiden im Bette, selbst während des allgemeinen Körperschweifses.

175 Leibschneiden, mit einem weichen Stuhle, früh, zwei Morgen nach einander (n. 5 Tagen).

Arges Leibschneiden, mit drei Durchfallstühlen, drei Tage nach einander (n. 5 Tagen).

(Brennen im Unterleibe.)

Kälte-Gefühl am Unterleibe.

Kälte der einen Seite des Unterleibes, zwei Tage lang (n. 48 St.).

180 Zucken in den Bauchmuskeln, Abends.

Stechen über den Hüften, zwei Tage lang (n. 5 Tagen).

Ein scharfer Druck, oder stumpfer Stich über der rechten Hüfte (*Gff.*).

Beim Einziehn des Bauchs, heftige Nadelstiche im Unterbauche, auch durch äufseres Aufdrücken zu erregen (*Gff.*).

Stechendes Leibweh um den Nabel, beim Bewegen des Bauchs, vorzüglich beim Einziehn desselben (*Gff.*).

185 Ein öfteres Noththun zum Stuhle, es kömmt aber kein Stuhl, und das macht sie sehr bänglich, wobei ihr die Nähe andrer Menschen unerträglich wird.

Nach vergeblichem Noththun zum Stuhle, ein klemmender Schmerz im Unterbauche, besonders rechter Seite (n. einigen Tagen) (*Gff.*).

Drängen im Mastdarme.

Stuhl zu wenig (n. 24 St.) (*Gff.*).
Leibverstopfung (n. 4 Tagen) (*Gff.*).
190 (Ziehen am Mastdarme.)
Jücken am After.
Jücken im After (n. etlichen St.) (*Gff.*).
Kitzel im Mastdarme.
Jücken und Beifsen im After, was durch Reiben vergeht (*Gff.*).
195 Stechen im After.
Vier Stuhlgänge gewöhnlicher Art, binnen einigen Stunden (n. wenigen St.).
Reichlicher, weicher, hellbrauner Stuhl (n. 8 Tagen) (*Gff.*).
(Scheint in der Nachwirkung (n. 10, 15 Tagen) Besserung des bisher zögernden Stuhls zu bewirken.)
Beim nicht harten Stuhle, viel Blutabgang (n. 7 Tagen).
200 Nach dem Stuhlgange, Drücken tief im Unterbauche (*Gff.*).
(Nach dem Stuhlgange, jedesmal eine Schwäche um die Herzgrube.)
Nach verrichtetem Stuhlgange, immer noch Noththun im Unterleibe (es ist ihm, als sei er noch nicht fertig) — über eine Minute lang.
Schmerz im Mastdarme und zugleich in der Blase (n. 5 Tagen).
Empfindung, als gingen einige Tropfen aus der Harnröhre.
205 Urin zitrongelb, fast geruchlos, mit einer kleinen Wolke (*Gff.*).
Urin braun.
Urin molkig.
Wenig Harn mit röthlicher Wolke, bei Durstlosigkeit (*Gff.*).
Harn dunkelbraun und etwas trübe, schon während des Lassens (n. 20 St.).
210 Harn schon beim Lassen trübe, gelbbraun und setzte braunen Satz, während der helle Harn darüber gelb war.
Urin, mit röthlicher Wolke (*Gff.*).

Ambra.

Urin, nach kurzem Stehen, von durchdringendem Geruche.
Blutiger Harn (n. 7 Tagen).
Verminderte Harnabsonderung (die ersten drei Tage).

215 Weniger Harn, der nach mehren Stunden röthlichen Satz hat (*Gff.*).
Viel Harnen, Nachts.
Früh, nach dem Aufstehn, zwei Stunden lang, Drang zum Harnen, dafs er den Urin oft nicht halten kann.
Er harnt dreimal mehr, als er trinkt, vorzüglich früh; drauf ein dumpfer Schmerz in der Nierengegend.
Reichlicher, hellfarbiger, unwolkiger Harn (n. 4 Tagen).

220 Brennen in der Harnröhr-Oeffnung und im After.
Brennen an der Mündung der Harnröhre (n. 6 Tagen).
(Zucken in der Harnröhre) (n. 12 Tagen).
(Zucken in den Hoden) (n. 14 Tagen).
Reifsen in der Eichel.

225 Geschwürschmerz an der Eichel.
Ein jückendes Blüthchen über den männlichen Geschlechtstheilen.
Brennen innerlich, in der Gegend der Samenbläschen.
Brennen, Beifsen, Kitzel und Jücken an der Scham und in der Harnröhre, beim Harnen.
Brennen in den Geburtstheilen, mit etlichen Tropfen Blutabgang, besonders nach Gehen und nach hartem Stuhlgange.

230 Starkes Jücken an den Schamtheilen (seltner am After); sie mufs reiben.
Wundweh und Jücken an der Scham, auch aufser dem Harnen.
Geschwulst und Wundheit der Schamlefzen und Jücken daran.
Jücken in der Eichel, anhaltend beim Sitzen, Liegen, Stehen und Gehen.
Heftiges, stundenlang anhaltendes Wohllustgefühl im Innern der Zeugungstheile, ohne sonderliche

Erektion oder Reiz der äufserlichen Geschlechtstheile (n. 4 Tagen).

235 Früh, beim Erwachen, heftige Erektion, ohne Wohllust-Empfindung, bei äufserlicher Taubheit und Gefühl-Verminderung; beim Nachlafs der Erektion, ein kriebelndes Reifsen im vordern Theile der Harnröhre.
Nimmt (in der Nachwirkung) die Erektionen weg.
Monatliches um 3 Tage zu früh (n. 4 Tagen).
Monatliches um 4 Tage zu früh (n. 20 Tagen).
Grofse Erregung im Unterleibe, als sollte das Monatliche kommen, was erst vor 21 Tagen erschienen war (n. 2 St.).

240 Blutabgang aus der Bährmutter (n. 2 St.).
Beim Monatlichen wird der linke Unterschenkel ganz blau von aufgetriebnen Weh-Adern, unter pressendem Schmerze im Unterschenkel.
(Nachts, viel Weifsflufs.)
(Abgang bläulich weifser Schleimstücken aus der Mutterscheide.)
(Dickschleimiger Weifsflufs, von Tage zu Tage vermehrt, und vor jedem Abgange, ein Stich in der Mutterscheide.)

* * *

245 In Stirne und Augen, Gefühl wie vor einem Schnupfen-Ausbruche (*Gff.*).
Kopfschmerz beim Ausschnauben.
Verstopfte und inwendig wund schmerzende Nase.
Lang anhaltende, starke Trockenheit der Nase, aber öfteres Beifsen darin, wie zum Niefsen (*Gff.*).
Zuweilen Niefsen, bei trockner Nase (*Gff.*).

250 Kriebeln in der Nase, wie zum Niefsen.
Oeftere Mahnung zum Niefsen.
Sie niefst fast alle Tage, was sonst nie geschah.
Stockschnupfen.
Kratzig im Halse, wie bei Schnupfen.

255 Die Stimme ist rauh und heiser; es sammelt sich zäher Schleim im Halse.

Heiserkeit; rauhe tiefe Stimme, mit dickem Schleime in der Luftröhre abwechselnd, welchen er durch Kotzen und willkürliches Hüsteln leicht auswirft (n. 10, 24 St.).
Uebelriechender Athem, früh nach dem Erwachen.
Schnupfen und Husten, mit weifsem Schleim-Auswurfe.
Kitzel im Halse, der zum Husten reizt.

260 Husten blofs die Nacht von einem ungeheuern Reize im Halse — nicht am Tage.
Husten durch Kratzen im Halse erregt (*Gff.*).
Ansammlung graulichen Schleims im Halse, welcher mühsam ausgehustet wird; dabei Kratzen im Halse (*Gff.*).
Jücken im Halse und an der Schilddrüse während des Hustens.
Brennend jückender Kitzel vom Kehlkopfe an bis in den Unterleib.

265 Beim Husten, Wehthun in der Seite unter der Herzgrube.
Alle Abende, Husten, mit Schmerz unter den linken Ribben, als würde da etwas losgeprellt.
Husten blofs die Nacht, wegen entsetzlichen Reizes im Halse dazu.
Husten kömmt mitunter in ordentlichen grofsen Anfällen.
Schrecklicher Krampfhusten, mit vielem Aufstofsen und Heiserkeit.

270 Eine Art Keichhusten (n. 48 St.).
Tiefer, trockner Husten, mit Wasser-Zusammenlaufen im Munde, und hinterdrein Kratzen im Halse (*Gff.*).
Beim Husten, Empfindung wie von einer wunden Stelle im Halse.
Sehr salziger Auswurf beim Husten.
Es drückt beim Husten in der Nabelgegend.

275 Empfindung wie Rohheit in der Brust.
Brennen auf der Brust.
Ein Brennen in den äufsern Theilen der Brust (*Gff.*).

Auf der einen rechten Ribbe, ein drückend brennender Schmerz, durch äufsern Druck verschlimmert; dann auf der linken Brust, ein gleicher Schmerz (*Gff.*).

Ein Stich in der Brust bis in den Rücken (n. einigen St.).

280 Ein heftiger, stumpfer, den Athem versetzender Stich in der rechten Brust (*Gff.*).

Pfeifen auf der Brust.

Beklemmung auf der Brust (*Gff.*).

Beklemmung im Rücken durch die Brust.

Beklemmung der Brust und im Rücken, zwischen den Schulterblättern, die von Essen auf kurze Zeit nachläfst.

285 Beengte Brust mit vieler Unruhe, den ganzen Tag (n. 3 Tagen).

Engheit der Brust; sie kann nicht tief athmen und nicht ausgähnen.

Aengstlichkeit am Herzen, bis zum Athem-Hemmen, mit fliegender Hitze.

Herzpochen, beim Gehen im Freien, mit Gesichtsblässe.

Bei starkem Herzklopfen, Pressung in der Brust, als wenn da ein Klump läge, oder die Brust da verstopft wäre.

290 Drückendes Gefühl tief in der rechten Brust, bei starkem Ausathmen, am empfindlichsten auf einer kleinen Stelle (*Gff.*).

Drücken im Obertheile der Brust, in Anfällen, 5 Minuten lang.

Drücken oben auf der Brust (*Gff.*).

Drücken unter (in?) der linken Brust.

Drücken in der linken Brust, in der Herzgegend (*Gff.*).

295 In der Brust, über der Herzgrube, ein drückender Zerschlagenheitsschmerz, durch Aufstofsen erleichtert (*Gff.*).

Zerschlagenheitsschmerz auf den rechten untersten, wahren Ribben, mehr nach hinten (*Gff.*).

Rheumatischer Schmerz an der rechten Brustseite, unter dem Arme (*Gff.*).
Reifsender Druck in der linken Brustseite (*Gff.*).
Heftiger Druck auf dem untern Theile des Kreuzes (*Gff.*).

300 Im Kreuze, beim Sitzen, Stiche (n. 8, 9 Tagen).
Im Kreuze, einzelne, heftige, scharfe Stiche, bei der mindesten Bewegung erhöht (*Gff.*).
Schmerzhaftes Spannen in den Lendenmuskeln.
Rheumatischer Schmerz im Rücken, rechter Seite (*Gff.*).
Rückenschmerz, als wenn die Gedärme zusammengeprefst wären, und eine Schwere darin, als wenn er sich nicht aufrichten könnte.

305 Ein Brennen im linken Schulterblatte.
Stechen im linken Schulterblatte (die ersten Tage).
Rheumatischer Schmerz am rechten Schulterblatte (*Gff.*).
Drückend ziehender Schmerz im Nacken (*Gff.*).
Reifsen in beiden Achseln.

310 Reifsen im linken Achselgelenke (*Gff.*).
Abends, Ziehen und wie verrenkt und gelähmt in der Achsel.
Auf der rechten Achsel, ein heftiger stumpfer Stich (n. 2 St.) (*Gff.*).
Die Arme schlafen leicht ein, beim Drauflfiegen.
Nachts, im rechten Arme, oft Taubheit und Eingeschlafenheit.

315 Eingeschlafenheit des linken Arms, oft am Tage, in der Ruhe.
Reifsen, früh, im rechten Arme, fünf Minuten lang.
Glucksen im Arme.
Zucken im Arme.
(Lähmung im rechten Oberarme.)

320 Reifsen im rechten Ellbogen.
Reifsen am rechten Ellbogen.
Reifsen im rechten Ellbogen und Vorderarme (*Gff.*).

Drückend ziehender Schmerz im rechten Vorderarme bis in den Ellbogen (*Gff.*).
Einschlafen der Hände, Nachts.

325 Klamm in den Händen (n. etlichen St.).
Es zieht, Abends, die Finger einwärts krumm (n. 7 Tagen).
Lähmung der Hand, etliche Minuten lang (n. 6 Tagen).
Nachts, Schwäche der Finger, so dafs er sie nur mit Anstrengung auf den Handteller andrücken oder sie schnell bewegen konnte (*Gff.*).
Langdauernd eiskalte Hände (n. 1 St.) (*Gff.*).

330 Empfindliche, lang anhaltende Kälte der Hände (*Gff.*).
Abends, eisige Händekälte; er friert dran (*Gff.*).
Reifsen im Innern der rechten Mittelhand (*Gff.*).
Stiche in den Händen und Fingern, wie von Stechfliegen.
Stiche bald im rechten Zeigefinger, bald im rechten Daumen.

335 Jücken in den Handtellern.
Rheumatischer Schmerz vom hintern Gelenke des Daumens durch dessen Mittelhandknochen bis in's Handgelenk (*Gff.*).
Reifsen in den Daumen-Muskeln (*Gff.*).
Zittern im Daumen, Abends, in öftern, kurzen Anfällen.
Reifsen im hintersten Gelenke des linken Zeigefingers (*Gff.*).

340 (Die hintersten Gelenke der Finger werden Abends steif und das hintere Daumengelenk geschwollen; es schmerzt dann beim Biegen — am schlimmsten, wenn sie am Tage keine Bewegung mit den Fingern hat.)
Reifsen im rechten Zeigefinger (*Gff.*).
Reifsen in den zwei letzten Fingern, Abends, vor dem Einschlafen (*Gff.*).
Ziehen in den Fingern und dem Daumen.
Reifsen in der Spitze des rechten kleinen Fingers (*Gff.*).

Ambra.

345 Reifsen unter dem Nagel des rechten Mittelfingers (*Gff.*).
Die Haut der Fingerspitzen ist schrumpfig, früh.
Die Warze am Finger thut wie wund weh.
Jücken in den Fingerspitzen.
Eine kleine Flechte entsteht zwischen Daumen und Zeigefinger, welche jückt.

350 In der Spitze des linken Daumens, ein stechend reifsender Schmerz und auch beim leisen Anfühlen ist's, als wenn ein eingestochener Splitter unter dem Nagel wäre; beim starken Aufdrücken ist die Empfindung gelinder (*Gff.*).
In der Daumenspitze, ein Kriebeln, als wenn sie eingeschlafen wäre, was durch äufseres Aufdrücken für kurze Zeit vergeht (*Gff.*).
In der linken und dann auch in der rechten Hüfte, Reifsen (*Gff.*).
Drückend reifsender Schmerz vorne, gleich unter der linken Hüfte (*Gff.*).
Glucksendes Reifsen hinten unter dem linken Hinterbacken (*Gff.*).

355 Reifsen im rechten Hinterbacken (*Gff.*).
Reifsen im linken Beine, früh.
Rheumatisches Reifsen im rechten Beine (*Gff.*).
Schwere der Beine.
Spannen im Oberschenkel, als wenn die Flechsen zu kurz wären, besonders beim Gehen.

360 Strammen und Schlaffheit in den Beinen.
Eingeschlafenheits-Gefühl in den Beinen; er hat keinen festen Tritt (n. 8 Tagen).
Reifsen am rechten Knie (*Gff.*).
Ziehen in den Knieen und Fufsknöcheln.
Lähmung des Kniees, einige Minuten lang (n. 6 Tagen).

365 Ueber dem Kniee, Verrenkungsschmerz, besonders nach Sitzen (n. 5 Tagen).
Jücken an den Knieen.
Früh, Steifheit in der Kniekehle (die ersten Tage).
Wundheit in den Kniekehlen, Abends am schlimmsten schmerzend.

Reifsen unterm linken Kniee, am obern Theile des Schienbeins (*Gff.*).

370 Mehr Kältegefühl in den Unterschenkeln, als äufserlich fühlbare Kälte (*Gff.*).
Der rechte Unterschenkel ist sehr kalt, besonders das Knie.
Kalte Füfse.
Sehr kalte Füfse (*Gff.*).
An beiden Schienbeinen, schmerzende Flecke (n. 28 Tagen).

375 (Die Unterschenkel vom Kniee herab sehr angeschwollen, besonders die Unterfüfse) (n. 3 Tagen).
Geschwulst des innern linken Fufsknöchels; blofs beim Gehen thut's da weh; wenn sie aber länger im Gange ist, schmerzt's nicht mehr (n. 7 Tagen).
Abends, beim Niederlegen, Jücken an den Unterschenkeln über den Knöcheln; nach dem Reiben schmerzt's wie wund und zerschlagen.
Absetzendes Reifsen an der linken Wade (*Gff.*).
Reifsen im untern Theile des linken Unterschenkels (*Gff.*).

380 **Klamm in den Beinen, und Wadenklamm fast alle Nächte.**
Brummen in den Waden und Füfsen.
Kriebelig in den Füfsen, welche wie taub sind (es bluwwerte drin); wenn er nun aufstand, so ward's ihm wie ohnmächtig, es ward ihm alles finster vor den Augen; er konnte nicht aufdauern, mufste sich (Galle) erbrechen und mufste wieder liegen.
Jücken an den Fufsknöcheln.
Reifsen in den Fufsknöcheln.

385 Gichtartiger Schmerz in den Fufsgelenken.
Schmerz beim Gehen im linken Fufsgelenke.
Im linken Fufse, Reifsen und Stechen (n. 26 Tagen).
Im linken Fufse zuweilen Stechen.
Spannen im linken Fufse (Mittags).

390 Steifheit der Füfse, welche sehr marode sind (n. 6 Tagen).

Ambra.

Gichartiger Schmerz im Ballen der grofsen Zehe.
Stich im grofsen Zehballen.
Jücken an den Zehen.
Unerträglicher Kitzel an der Spitze der grofsen Zehe.

395 Reifsen in den mittlern Zehen des linken Fufses (*Gff.*).
Reifsen am äufsern Rande des linken Fufses (*Gff.*).
Schmerz in der Ferse beim Gehen.
Stiche in der Ferse.
Jücken im Innern der Fufssohlen, durch Kratzen nicht zu tilgen.

400 Starkes Brennen in den Fufssohlen.
Schmerz der Hüneraugen, wie wund.
Durch gelindes Gehen im Freien mindern sich die Beschwerden, kommen aber beim Sitzen wieder (*Gff.*).
Beim Gehen, arger Schweifs meist am Unterleibe und den Oberschenkeln.
Den ganzen Tag über, Schweifs (n. 24 St.).

405 Jücken fast überall, selbst am Bauche.
Treibt den Krätzausschlag auf die Haut, mit vielem Jücken.
Bringt die Flechten wieder zum Vorscheine.
Ein Brennen an mehren Stellen der Haut des Körpers.
Früh, beim Erwachen, ist die Haut des Körpers wie taub und gefühllos bis an die Kniee, ohne kalt zu seyn; die Hände haben nur ein undeutliches Gefühl — eine Art Eingeschlafenheit der Haut, doch ohne Kriebeln (*Gff.*).

410 Er fühlt den Puls im Körper wie das Picken einer Uhr.
Zucken in den Gliedern.
Ungemeines Zucken in allen Gliedern und Kälte des Körpers die Nacht (n. 5 Tagen).
Vom Gehen im Freien, Unruhe im Blute und schnellerer Blutumlauf, bei gröfserer Schwäche des Körpers.
Unruhe in allen Gliedern, wie ein Kriebeln, mit einer Aengstlichkeit — blofs am Tage.

415 Früh, (in einem stark geheizten Zimmer), ward er plötzlich so schwach, dafs er nicht allein gehen konnte, unter kaltem Schweifse an Stirne und Händen.

Sehr matt (n. 8, 24 St.).

Mattigkeit, früh, im Bette (*Gff.*).

Früh, grofse Mattigkeit in den Beinen.

Müdigkeit, mit schmerzhaftem Wehthun aller Glieder.

420 Mattigkeit, die sich durch Gehen verliert (n. 5 Tagen).

Schwer im Körper und sehr marode (n. 7 Tagen).

Hinfälligkeit, Sinken in die Kniee (n. 3 St.).

Schwäche in den Füfsen, wie Gefühllosigkeit (n. 48 St.).

Sie mufste liegen wegen Schwäche-Gefühl im Magen und Schwindel (n. 72 St.).

425 Neigung sich zu dehnen und renken.

(Tagesschläfrigkeit.)

Vormitternacht, Schlaflosigkeit.

Er kann Nachts nicht schlafen und weifs nicht, warum?

Mehre Nächte, schlaflos und früh, Schlummer voll schwärmerischer Phantasie.

430 Oefteres Aufwachen die Nacht (*Gff.*).

Oefteres Erwachen, und um 2 Uhr die Nacht, lange Unruhe im ganzen Körper, besonders im Hinterkopfe.

Sehr spätes Einschlafen — dann sehr unruhiger Schlaf wegen Druck im Oberbauche, besonders rechts (*Gff*).

Mehre Nächte nach einander, jedesmal nach Mitternacht bis früh 7, 8 Uhr, Schmerz über den Augen, mit Uebelkeit.

Abends, spät nach dem Einschlafen, im Bette, drückendes Reifsen vom Hinterhaupte her, in der Stirne (*Gff.*).

435 Die erste halbe Nacht, Hitze im Kopfe.

Unruhe im Hinterkopfe, nach Mitternacht.

Die Nacht wacht er mit Kopfschmerz auf, was durch Aufstehn vergeht.

Ambra. 23

Erwachen mit Mattigkeit, Mund Trockenheit und starkem Drucke im Oberbauche, durch Liegen auf dem Unterleibe vermindert, wofür aber Reifsen im Kreuze entsteht, was vergeht, wenn er sich wieder auf's Kreuz legt (*Gff*.).
Beim Erwachen um Mitternacht, Schwäche, Uebelkeit, arger Druck in der Herzgrube und im Unterleibe, heftige Erektionen, ohne Wohllust-Gefühl, Trockenheit im Munde und Gefühllosigkeit der Oberfläche des Körpers (*Gff*.).

440 Sehr frühes Erwachen; darauf oft unterbrochner, aber sehr fester Schlummer, mit fest geschlossenen Augen (*Gff*).
Früh, nach dem Erwachen, im Bette, starke Müdigkeit, besonders im Oberkörper, Eingenommenheit des Kopfs und Gefühl, als wenn die Augen sehr fest geschlossen gewesen wären, nebst etwas Uebelkeit in der Herzgrube; er kann sich nur schwer zum Aufstehn entschliefsen (*Gff.*).
Früh, im Bette, Müdigkeit, mit Gefühl in den Augen, als wenn sie allzu fest geschlossen gewesen wären (*Gff.*).
Er liegt die Nacht im Schlafe auf dem Rücken, den Hinterkopf mit beiden Händen unterstützt und mit gebogenen Knieen, unter sehr lebhaften Träumen (*Gff.*).
Schreckhaftes Auffahren, Abends, beim Einschlafen, mit Täuschung, als sei zu viel Licht in der Stube; er sprang angstvoll aus dem Bette (n. einigen St.).

445 Drei Nächte nach einander, unruhig, mit vielen Träumen (n. 5 Tagen).
Schon beim Einschlummern, lebhafte, unruhige Träume, welche fast allen Schlaf verhinderten (n. 8 Tagen).
Das Kind schläft unruhig, spricht im Schlafe und verlangt zu trinken.
Schlaf unruhig mit ängstlichen Träumen (n. 5 Tagen).
Nacht voll unruhiger, beängstigender Träume (*Gff.*).

450 Nach spätem Einschlafen, ängstliche Träume, als werde er gemifshandelt und könne sich wegen Schwäche nicht vertheidigen; er erwacht dann mit grofser Schwäche im Oberkörper, mit klemmendem Drucke unter der Herzgrube und Uebelkeit, Empfindungen, welche beim wieder Hinlegen und Einschlummern sich erneuern — wozu dann Druck in der linken Bauchseite kömmt; beim Ermuntern aber und Aufsitzen und bei Bewegung vergehen die Beschwerden, unter Blähungsabgang, Gähren im Unterleibe und Aufstofsen (*Gff*.).

Aergerliche, ängstliche Träume und Sprechen im Schlafe, acht Tage lang (sogleich).

Träume voll Arbeit.

Nachts unruhiger Schlaf wegen Kälte des Körpers und Zucken in allen Gliedern (n. 5 Tagen).

Inneres Frieren die Nacht, wovor er nicht einschlafen kann, oder wovon er die Nacht aufwacht; er ward gar nicht warm.

455 Frost und Müdigkeit, wie zum Schlafen, vier Vormittage nach einander, was durch's Mittagsessen verging (n. 72 St.).

Von früh an, Frost, Schlafmüdigkeit, und tauber Kopfschmerz, welcher blofs beim Gehen im Freien verschwand.

Nach zweimaligem Durchfallstuhle, Frost, grofse Müdigkeit und Kopfschmerz.

Vor dem Mittagsessen, Frösteln (die ersten Tage).

(Kälte der Haut des ganzen Körpers — nur das Gesicht, den Hals und die Zeugungstheile ausgenommen.)

460 Zwei Abende nach einander Hitze, von 7 bis 8 Uhr (n. 12 Tagen).

Alle Viertelstunden, Hitze im Gesichte und am ganzen Körper (n. 5, 6 Tagen).

Nachtschweifs, zwei Nächte nach einander (n. 6, 7 Tagen).

Arger Nachtschweifs, zwei Nächte nach einander (n. 5 Tagen).

Ambra.

Allemal nach Mitternacht, allgemeiner, duftender Schweifs, viele Nächte.

465 Alle Nächte, eine starke Dünstung, fast wie Schweifs.
Mäfsiger Nachtschweifs über und über, unter vieler Wärme des Körpers.
Alle Morgen, Schweifs, am ärgsten auf der kranken Seite.
Sehr unruhig, am Tage.
Unruhe den ganzen Tag, bei beengter Brust.

470 Gemüth so unruhig und aufgeregt.
Bei geistigen Arbeiten, Hastigkeit.
Gereizte Stimmung, wie nervenschwach und ungeduldig (*Gff.*).
Aufgeregt; sie sprach ungewöhnlich viel (redeseelig), ward dadurch sehr angegriffen, konnte die Nacht nicht schlafen, bekam einen Kopfschmerz, als läge ihr eine grofse Last auf dem Kopfe; sie fühlte sich sehr beklommen, mufste im Bette aufsitzen und bekam Angst und Schweifs durch den ganzen Körper.
Ungemein lange Aufgeregtheit.

475 Von Sprechen wird sie gereizt, bekömmt Beben und Zittern durch den ganzen Körper, vorzüglich in den Beinen, und mufs einige Zeit allein seyn, um auszuruhen.
Musik treibt ihm das Blut nach dem Kopfe.
Die Phantasie beschäftigt sich mit vielen geilen Bildern, auch im Traume — wovon doch das Gemüth und die Geschlechtsorgane nur wenig aufgeregt werden (in den ersten 24 St.).
Der Phantasie bemächtigen sich Zerrbilder, Fratzen, Teufelsgesichter, welche er nicht loswerden kann.
Aengstigende Gedanken steigen in ihm auf.

480 Abends ängstlich.
Aengstlich und zitterig (n. 8 Tagen).
Grofse Niedergeschlagenheit (n. 6 Tagen).
Traurige Gedanken bemächtigen sich seiner, mit

Weichlichkeit um's Herz; er ist lange Zeit trübe gestimmt.
Sehr traurig (n. 72 St.).

485 Verzweifelung (n. 48 St.).
Gleich weinerlich, dann ärgerlich und zänkisch, zwei Stunden lang.
Sein Gemüth wird leicht erbittert.
Steter Wechsel von Niedergeschlagenheit und Leidenschaftlichkeit, was ihn zu keiner ruhigen Stimmung kommen läfst.
Gleichgültig gegen Freud und Leid, doch mehr niedergeschlagen, als gelassen.

490 Sehr gelassene Gemüthsstimmung *) (*Gff.*).

*) Nachwirkung vom Organism erzeugt.

Angustura (*Cortex Angusturae*, oder *Augusturae*).

(Die Rinde eines südamerikanischen Baums, Bonplandia trifoliata genannt, wird am besten in solchen Stücken zum Arzneigebrauche gewählt, welche etwa eine Linie dick, wenig gebogen, an der äufsern, erhabnen Fläche mit einem graulicht weifsen, leicht abzuschabenden, feinen Ueberzuge bedeckt, mit feinen Querfurchen bezogen, an der innern, hohlen Fläche hellbräunlich gelb, leicht brüchig und auf dem Bruche zimmtfarbig und porös sind, von widerlich gewürzhaftem Geruche und durchdringendem, etwas hitzigem, gewürzhaft bitterm Geschmacke, wovon das Pulver dem Rhabarberpulver an Farbe beikömmt; der Absud soll von aufgelösetem Eisenvitriole nicht niedergeschlagen werden. — Funfzig Gran dieses Pulvers werden mit 1000 Tropfen Weingeist zur Tinktur, ohne Wärme, ausgezogen, zum Arzneigebrauche, nach gehöriger Verdünnung.)

Viele Jahre lang hat man sich über eine dieser ächten Angustura-Rinde im Handel untergeschobene falsche Rinde, welche sehr gefährliche und giftige Wirkungen äufsere, öffentlich beschwert, und viele Jahre lang den Baum nicht nennen können, von welchem diese unächte Rinde abstammen sollte.

Jetzt nennt man die Brucea ferruginea als den Baum, von welchem diese falsche, verdächtige Rinde genommen werde; sie soll, nach chemischer Untersuchung, dasselbe Akaloid liefern, als die Krähenaugen, die Ignazbohne, u. s. w.

Indessen besitzt die oben beschriebene, ächte Angustura-Rinde ebenfalls eine ungemein grofse Arzneikraft, so dafs, wenn man sie auch unmittelbar von dem Baume, Bonplandia trifoliata auf St. Thomas del Angustura in Südamerika erhält, wie doch jetzt wohl ohne Zweifel geschieht, sie doch ohne gehörige Mäfsigung der Gabe und im ungeeigneten Falle, ebenfalls, wie jede sehr kräftige Arznei, grofsen Schaden anrichten mufs. Auch sie würde und müfste, wenn, wie in *F. A. G. Emmert's* Curgeschichte (*Hufel.* Journ. 1815. Aug. S. 75.) von einem Absude von 5 Unzen (angeblich unächter) Angustura-Rinde zu 5 Unzen Flüssigkeit eingedickt, ein sechstehalbjähriger Knabe 3 Efslöffel voll, wie dort, einzunehmen bekäme, eine so unvernünftige Gabe, welche ungefähr 1½ Unzen Angustura-Kraft enthält, unter sehr ähnlichen, fürchterlichen Symptomen dem Knaben (auch wohl einem Erwachsenen), ebenfalls binnen einem Paar Stunden, den Tod geben, wie man an jener Stelle mit Schauder liest.

In gedachter Tödtungs-Geschichte, von *Emmert* beschrieben, erfolgte bei dem Knaben:

Zittern, welches bald in heftige Krämpfe überging (n. ½ St.).

Bei Berührung des Arms vom Arzte, beim Pulsfühlen, entstand plötzlich Starrkrampf.

Die Augenlider öffneten sich weit.

Die Augen waren starr, hervortretend und unbeweglich.

Kinnbackenverschliefsung mit weiter Oeffnung der Lippen, so dafs die vordern Zähne ganz entblöfst waren.

Anspannung der einzelnen Gesichtsmuskeln.

Die Gliedmafsen waren auf das stärkste ausgestreckt, steif und starr.

Angustura.

Das Rückgrat war mit dem Kopfe gewaltig rückwärts gezogen.

Der Rumpf ward von Zeit zu Zeit durch ein heftiges Zucken, längs des Rückens, wie durch elektrische Schläge erschüttert und etwas in die Höhe gehoben.

Wangen und Lippen wurden blau.

Der Athem aussetzend.

Nach dem sechsminütlichen Anfalle athmete der Knabe mit vieler Anstrengung, schnaubend, mit Bläue der Backen und Lippen.

Grofses, öfteres Verlangen nach Kaffee.

Schon das Verschlucken lauen Wassers verursachte tetanische Krämpfe.

Pulsschläge 102, krampfhaft, unregelmäfsig.

Der Tetanus kehrte theils von selbst zurück, theils von einem Geräusche erregt, oder durch Berührung irgend eines Körpertheils; er schrie immer, man solle ihn nicht anrühren.

Nach dem Starrkrampfe waren die Augen verschlossen, die Stirne und das Gesicht mit Schweifs bedeckt — Bläue der Wangen und Lippen — Aechzen ohne (angegebne) Schmerzen.

Der ganze Körper ward welk und schlaff, das Auge erstorben; nur in grofsen Pausen zurückkehrendes, konvulsives Athmen.

Tod, nach einer Stunde.

Eine halbe Stunde nach dem Tode war der Körper starr und steif.

Nach 24 Stunden war schon starker Leichengeruch von aussen und im Innern; bei Oeffnung der Venen fand man kirschbraunes, flüssiges Blut.

Die rechte Lunge war äufserlich blafs und aufgedunsen, inwendig voll Blut; die linke war äufserlich blau, auf dem Durchschnitte schwärzlich und sehr schwer vom Blute.

Ausserdem führen auch andre Nachrichten vom Erfolge allzu starker Gaben Angustura, krampfhafte Zuckungen, Schwindel, Angst, Bewegungslosigkeit wie von Erstarren der Muskeln an, und nach einer vom verstorbnen Dr. *Würzner* in Eilenburg mir mitgetheilten Nachricht, bekamen vier Personen, deren jede zehn bis zwölf Gran Extrakt in Pillenform eingenommen:

Steifigkeit der Muskeln des ganzen Körpers, wie Starrkrampf; der eine fiel plötzlich zu Boden, mit Bewufstseyn.

Kinnbackenverschliefsung, Mundsperre.

Sehr ähnliche, nur schwächere Symptome finden sich in dem folgenden Verzeichnisse der Wirkungen der Angustura-Rinde best gewählter Stücke auf gesunde Körper.

Oben angegebner geistigen Tinktur bediente ich mich in einer billionfachen Verdünnung zu einem möglichst kleinen Theile eines Tropfens zu homöopathischem Heilgebrauche, fand aber in einigen Fällen, dafs eine weitere Verdünnung noch angemessener seyn würde.

Kampher ist kein Gegenmittel ihrer allzu heftigen Wirkung, wohl aber Kaffeetrank.

Angustura.

In freier Luft, Schwindel (n. 20 St.).
Der Kopf ist eingenommen; es puckt in der Stirne.
In freier Luft bekam sie etwas Kopfweh und Hitze (gegen Abend).
Klammartiges Kopfweh.

5 Kopfweh: Drücken in der Stirne, über beiden Augen, als wenn's da heraus wollte, bei Ruhe und Bewegung.
Kopfweh: Drücken im Hinterkopfe, Nachmittags.
Zerschlagenheitsschmerz des Gehirns im Vorderhaupte, durch Bücken vermehrt und in freier Luft vermindert (sogleich).
Bohrender Kopfschmerz in den Schläfen.
Ein von den Schläfen herab- und herauf fahrender Stich, wie von Elektricität.

10 Bollheit, Taubheit in den Schläfemuskeln, als wenn es da heraus triebe.
Spannender Schmerz in den Schläfemuskeln, bei Oeffnung der Kinnladen.
Schmerz in den Kaumuskeln des Backens, als wenn man zu stark gekauet und sie ermüdet hätte.
In den Kaumuskeln beim Kiefergelenke, ein klammartiger Schmerz, vorzüglich in der Ruhe, welcher sich durch Oeffnung und Schliefsung des Kiefers mindert.
Während des Lesens, ein Fippern zwischen den Augenbrauen.

15 Ueber den Augen, etliche Stiche.
Nachmittags und Abends, mehrmals ein heftiges

Brennen in der innern Hälfte der Augen selbst und in ihrem innern Winkel.

Ein Spannen erst in dem einen, dann in dem andern Auge, wie von hinten, früh (n. 48 St.).

Wie ein schwacher Dunst vor den Augen, bald vorüber gehend.

Wundheitsschmerz der Augenlider.

20 Gefühl von Trockenheit unter den obern Augenlidern.

In beiden Augen, ein Drücken, als wenn sie ein blendendes Licht drückte und die Augen matt würden.

Die Augen sind roth und Brennen vor Hitze; früh sind sie zugeschworen.

Stiche vorne im Gehörgange.

Ein Brennen im innern Ohre, in der Gegend des Trommelfells.

25 Empfindung, als wenn etwas vor das Ohr getreten wäre und etwas darin stäke.

Klamm im äufsern Ohre.

Hitze in den Ohrläppchen.

Hinter den Ohren, an der Seite des Halses, ein Klopf-Schmerz, als wenn die grofse Kopf-Arterie heftig schlüge.

Hitze an den Ohren und in beiden Backen.

30 Gefühl von Hitze in beiden Backen, ohne äufserlich fühlbare Wärme.

Beifsende Wundheits-Empfindung tief in der Nase (sogleich).

(Ein Wühlen im Unterkiefer) (n. 18 St.).

(Geschmack wie Pfirsichkerne im Munde.)

(Brod schmeckt ihr sauer.)

35 Kein Verlangen zu trinken und kein Wohlgefallen daran und dennoch Empfindung von Durst mehr auf warme, als auf kalte Getränke; auf die kalten fror ihn jedoch nicht.

Beim Spazieren, Uebelkeit, als wollte er in Ohnmacht fallen; dabei grofse Mattigkeit über und über, welche durch Niedersetzen sich nicht minderte; dann war es ihm, als stiege die Uebelkeit in den Kopf und er bekam Hunger.

Nach dem Essen, viel Luftaufstofsen.
Gallichtes Aufstofsen.
Lautes Knurren im Unterleibe.
40 Stechen im Unterleibe, drauf ein Ziehen darin.
Früh, nach vorgängigem Leibschneiden und Uebelkeit erfolgt Durchfall; der letzte Stuhl war blofser Schleim.
Leibschneiden und Laxiren; das letzte Mal, schleimig (n. 12, 84 St.).
(Krabbelndes Kitzeln im Mastdarme, wie von Madenwürmern.)
Pomeranzfarbiger Harn, welcher schnell sehr trübe wird (n. 24 St.).
45 (Ein Brennen nach dem Uriniren; es nöthigt öfters zum Harnen, es gehen aber nur wenige Tropfen dunkelgelb ab, welche jedesmal Brennen verursachen.)
Jücken des Hodensacks.
An der Vorhaut Stechen, zuweilen Jücken.

* * *

Ein Stich am Kehldeckel (sogleich).
Oefteres, kurzes Husten, mit einmaligem Schlucksen darauf (n. 15 St.).
50 Schnell vorüber gehende Engigkeit der Brust (sogleich).
Schmerz in den Brustmuskeln früh, wenn sie sich im Bette bewegt, und am Tage, wenn sie die Arme zusammen legt, schmerzen sie wie zerschlagen; bei Berührung der Theile fühlt sie nichts, auch nicht beim Athmen.
Ein scharf drückender, gleichsam kneipender Schmerz oben in der Brust, auf einer kleinen Stelle (n. 16 St.).
Schneidende Stiche an der letzten Ribbe beim Einathmen, und aufserdem kurz vor dem Schlafengehn und nach dem Niederlegen.
Früh, im Bette, Schmerz im Kreuze, als wenn alles gebrochen wäre; sie konnte nach dem Auf-

stehn nichts von der Erde aufheben bis nach etlichen Stunden; dann Hunger, nachgehends Leibschneiden und Laxiren, zuletzt schleimig.

55 Die ganze Nacht, ein Pressen im Kreuze, wie zerschlagen; sie wachte über diesen Schmerz oft auf; früh um 4 Uhr war's am schlimmsten, aber wie sie aufstand, war's weg.

Früh, im Bette, Steifigkeitsschmerz zwischen den Schulterblättern und im Nacken, wie Ziehen; sie konnte, beim Aufstehn, vor Schmerz sich mit den Armen nicht bewegen und, den ganzen Vormittag, den Hals nicht wenden — mehre Morgen nach einander, bis Mittag, unter Mattigkeit des ganzen Körpers.

In den linken Halsmuskeln, nach der Achsel zu, blofs bei Bewegung, ein Zerschlagenheitsschmerz und wie überdehnt, was sich in freier Luft bessert.

Schneidende Stiche am Schulterblatte.

Im Nacken, ein ziehender Stich.

60 Auf der Achsel, ein fippernder Schmerz.

Bei Ausstreckung des Arms, Gefühl, als wenn man ein grofses Gewicht lange in der Hand gehalten hätte — eine Art Lähmung.

Steifigkeit in den Ellbogengelenken, mit Mattigkeit der Vorderarme.

Schmerz am Ellbogengelenke, wie in den Flechsen, als wenn er sich daran gestofsen hätte — vermehrt bei Bewegung des Arms und beim Aufstützen (nach Gehn in freier Luft) (n. 24 St.).

Ziehn im Vorderarme und in der Hand, wie Klamm.

65 Ziehn in einem Finger der linken Hand.

Schmerz im rechten Mittelfinger, als wenn er ausgerissen würde.

Schmerz in den hintersten Fingergelenken, als wenn man einen geschwürigen Theil bewegt.

Gefühllosigkeit des Ringfingers, wie taub, boll und abgestorben.

Im Becken, beim Gehen, eine ziehende, klemmende Empfindung.

Angustura.

70 Ein öfterer Schmerz in der Hüfte, bei der Bewegung, wie steif, oder wie verrenkt, fast wie Klamm.

Mattigkeit der Untergliedmafsen, vorzüglich oberhalb des Kniegelenks empfindbar, wie nach einer weiten Fufsreise.

Im rechten Kniegelenke, beim Gehen und bei Aufstellung des vorwärts ausgestreckten Fufses — eine ziehend klemmende Empfindung.

In den Füfsen (Untergliedmafsen) Gefühl von Steifigkeit, fast als wenn die Berührung eines Siechenden ihm die Kraft entzogen hätte.

Ziehn im Schienbeine und den nah gelegnen Muskeln.

75 Die Füfse sind taub und boll, bis an die Kniee, doch ohne Kriebeln.

Klamm in den Unterfüfsen, auf Augenblicke.

Klammschmerz im vordern Theile des Unterfufses, ohne wirkliche Muskelzusammenziehung, das ist, ohne Klamm Krampf — mehr im Sitzen und in der Ruhe (n. ½ St.).

Schmerz des Unterfufses, beim Auftreten.

Klammartiger Schmerz im Unterfufse und Tags drauf, ein drückender Schmerz, und wie zerschlagen beim Auftreten.

80 Knacken fast in allen Gelenken, doch unhörbar.

Abends, im Bette, Jücken; nach dem Reiben entstehn flache, sehr schmerzende Geschwüre.

Gefühl im ganzen Körper, als wenn ihm die Kraft entginge und als wenn besonders das Mark in den Knochen steifer und mehr geronnen sey (sogleich).

Nach Gehen im Freien, aufserordentlich müde, besonders in den Oberschenkeln.

Eine Müdigkeit und Lässigkeit in allen Gliedern, ohne Schläfrigkeit.

85 Oeftere Anfälle von Gähnen, ohne Schläfrigkeit, mit einem klammartigen Schmerze in den Kinnbacken.

Neigung zu beständigem Dehnen.

Unruhiger Schlaf; sie wacht oft auf, ohne Ursache.
Früh, Frost im Bette, ohne nachfolgende Hitze.
Nachmittags (um 3 Uhr) innerlicher Schauder, mit starkem Durste, ohne nachfolgende Hitze, mehre Tage nach einander.

90 Nachmittags (um 3 Uhr) Schauder mit Gänsehaut, in freier Luft nachlassend und ohne Durst, mehre Tage nach einander.
Nach dem Schauder, eine kleine Hitze.
Gegen Abend, mehr Wärme am ganzen Körper.
Früh, im Bette, eine Hitze um den Kopf, mit Stirnschweifs.
Hitze in der Nacht, vorzüglich um die Stirne, so dafs sie früh von 3 Uhr an nicht mehr schlafen kann; dann erfolgt Vormittags, um 9 Uhr, Frostschauder.

95 Kein Zutrauen zu sich selbst, die willkürlichen Bewegungen zu unternehmen und zu vollenden, Kleinmüthigkeit.

Angustura.

Beobachtungen Andrer.

Ein Gefühl von Schwindel ergreift ihn, wenn er über ein fliefsendes Wasser, oder neben einem Wassergraben geht; er fürchtet zu sinken (*Carl Franz*, in einem Aufsatze).

Düsterheit und Dummheit im Kopfe, wie nach einem gestrigen Rausche (*Carl Michler*, in einem Aufsatze).

Eingenommenheit und zusammenziehende Empfindung im Kopfe, beim schnell Gehen (*Franz*, a. a. O.).

Plötzlich, grofse Eingenommenheit des Kopfs, wie von einer über das Gehirn gespannten Haut, eine halbe Stunde lang (n. ¼ St.) (*Theod. Mofsdorf*, in einem Aufsatze).

(5) Grofse Zerstreutheit: wenn er sich mit etwas Ernsthaftem beschäftigt, kommen ihm gleich wieder andre Dinge in den Kopf (n. 45 St.) (*Franz*, a. a. O.).

Zuweilen verliert er sich selbst bald in Träumereien, bald in völlige Gedankenlosigkeit und schläft beim Lesen leicht ein (Ders. a. a. O.).

Nachmittags, unter abermaliger (schon die ersten drei Nachmittage erfolgter) Wärme des Körpers, äufserste Lebhaftigkeit und schnell auffassendes Gedächtnifs; er kann aber nichts mit Aufmerksamkeit denken vor einem sich herzu drängenden, nicht unangenehmen Projekte, was er beinahe für wahr und ausführbar hält und vor welchem er aufserdem gar nichts anders sieht oder hört — eine Art äufserst starken, wachenden Traumes (n. 4 Tagen) (Ders. a. a. O.).

Nachmittags, grofse Munterkeit und Lebhaftigkeit des Geistes; er begreift alles weit leichter, als am ersten Tage und leichter als ehedem, ist aber nicht im Stande vor einem innerlichen Unruh-Gefühle, wie bei einer bevorstehenden, grofsen Freude und vor projektirendem Ideendrange, bei seinem Gegenstande zu bleiben (n. 35 St.) (Ders. a. a. O.).

Beobachtungen Andrer.

Früh, nach dem Aufstehn, grofse Schwere in der Stirne, ohne Wüstheit (n. 3 Tagen) (*Franz*, a. a. O.).

(10) Drücken in der linken Gehirnhälfte beim Niederbeugen des Kopfs, welches beim Aufrichten nachläfst (sogleich) (*Mofsdorf*, a. a. O.).

Drücken in den Schläfen (n. 1 St.) (*Franz*, a. a. O.).

Gegen Abend, drückendes Kopfweh in der Stirne, mit grofser Hitze im Gesichte (Ders. a. a. O.).

Jeder Kopfschmerz war blofs bei Gesichtshitze (Ders. a. a. O.).

Die Kopfschmerzen stellen sich immer Abends ein, wenn es dunkel wird, und dauern bis zum Einschlafen fort (*W. Grofs*, in einem Aufsatze).

(15) Kopfweh, als wenn sich alles im Gehirne herum bewegte, mit drückendem und bohrendem Schmerze besonders in den Schläfen; legt er den Kopf vorwärts auf den Tisch, so fühlt er, aufser einigem Spannen in der Stirne, für den ersten Augenblick nichts, bald aber kommen die Schmerzen, nur weniger heftig, zurück, beim Aufrichten dagegen verschlimmern sie sich wieder bis zur vorigen Stärke (n. 12 St.) (Ders. a. a. O.).

Drücken in der Stirne (*Ernst Harnisch*, in einem Aufsatze).

Ziehend drückender Schmerz in der Schläfegegend (Ders. a. a. O.).

Abends, drückend ziehender Schmerz an der rechten Seite des Kopfs, mit Drücken am Unterkiefer (n. 16 St.) (*Franz*, a. a. O.).

Mehr äufserlich reifsendes Kopfweh vom Scheitel über die Schläfe hervor (n. 24 St.) (*W. E. Wislicenus*, in einem Aufsatze).

(20) Absetzende Nadelstiche an der rechten Schläfegegend, mehr äufserlich (n. 4 St.) (*Chr. Fr. Langhammer*, in einem Aufsatze).

Angustura.

Beobachtungen Andrer.

Anhaltende, jückende Stiche an der Stirne und der Schläfe, äufserlich, die dem Reiben nicht weichen (n. 5 St.) (*Wislicenus*, a. a. O.).
Zucken unter der Haut des linken Seitenbeins, auf einer kleinen Stelle, welche beim Aufdrücken wie zerschlagen schmerzt (n. 1 St.) (*Mofsdorf*, a. a. O.).
Verengerung der Pupillen (n. 3¾ St.) (*Langhammer*, a. a. O.).
Erweiterung der Pupillen (n. 13 St.) (Ders. a, a. O.).

(25) Drücken auf dem rechten Auge und der Augenhöhle, Abends (n. 14 St.) (*Franz*, a. a. O.).
Jückende Stiche auf dem obern Augenlide, durch Reiben nicht zu tilgen (n. 1 St.) (*Wislicenus*, a. a. O.).
Früh, nach dem Aufstehn, ganz trübe vor den Augen, als wenn die Hornhaut verdunkelt wäre (n. 24 St.) (*Franz*, a. a. O.).
Schärferes und deutlicheres Gesicht in die Entfernung, als gewöhnlich *) (*Harnisch*, a. a. O.).
Weitsichtigkeit: er konnte (da er sonst sehr kurzsichtig war) entfernte Gegenstände deutlich wahrnehmen **) (n. 2⅓ St.) (*Langhammer*, a. a. O.).

(30) Klammschmerz am Jochbeine (n. ¼ St.) (*Wislicenus*, a. a. O.).
Das Gehör ist viel schärfer, als sonst ***) (n. 5½ St.) (*Franz*, a. a, O.).
Klingen im rechten Ohre (n. 33 St.) (*Langhammer*, a. a. O.).
Reifsendes Zucken vor dem linken Ohre (n. 1 St.) (*Wislicenus*, a. a. O.).
Schnell vorüber gehendes Ziehen bald im rechten, bald im linken innern Ohre, mehrmals (*Mofsdorf*, a. a. O.).

*) Heil-Nachwirkung des Organism's.
**) Heil-Nachwirkung des Organism's.
***) Heil-Nachwirkung des Organism's.

Beobachtungen Andrer.

(35) Sehr schmerzhaftes, reifsendes Zucken im innern rechten Ohre, welches nach und nach in Ziehen übergeht (n. 1 St.) (*Mofsdorf*, a. a. O.).

Reifsen in einer Beule über dem rechten Warzenfortsatze (n. ¼ St.) (Ders. a. a. O.).

Abends, Hitzgefühl in den nicht eben warm anzufühlenden Backen (n. 12 St.) (*Franz*, a. a. O.).

Grofse Trockenheit der Lippen und des Mundes, ohne Durst (n. 3 St.) (Ders. a. a. O.).

Gelindes Ziehen in unbestimmlichen, obern Backzähnen (*Mofsdorf*, a. a. O.).

(40) Ziehender Schmerz in den beiden rechten obern Schneidezähnen (Ders. a. a. O.).

Ziehender Schmerz, dem Gefühle nach, zwischen den Kronen der mittelsten, obern, rechten Backzähne, mit einem kalten Finger palliativ zu lindern (n. 1 St.) (Ders. a. a. O.).

Pochendes Zahnweh in einem hohlen Zahne, Abends nach dem Niederlegen (n. 14 St.) (*Wislicenus*, a. a. O.).

Im Zahnfleische der rechten obern Reihe, ein stechendes Ziehen (n. 3 St.) (Ders. a. a. O.).

Stechendes Kneipen auf der Zungenspitze, auch ohne Bewegung derselben äufserst schmerzhaft (n. 6 St.) (Ders. a. a. O.).

(45) Brennen auf der linken Seite der Zunge, fast am Rande derselben, wie von Pfeffer (n. 3 St.) (*Langhammer*, a. a. O.).

Weifse Zunge mit Rauhheits-Gefühl (n. 12 St.) (Ders. a. a. O.).

Rauhigkeit und Trockenheit hinten am Gaumen und im Rachen, ohne Durst, stärker beim Schlingen (n. 25 St.) (Ders. a. a. O.).

Die Stimme ist lauter und herzhafter*) (n. 5½ St.) (*Franz*, a. a. O.).

Bitterer Geschmack im Munde, nach dem (gewohnten) Tabakrauchen (*Michler*, a. a. O.).

---

*) Heil-Nachwirkung.

Angustura.

Beobachtungen Andrer.

(50) Faulig lätschiger Geschmack im Munde, auf kurze Zeit (n. 2 St.) (*Mofsdorf*, a. a. O.).

Nach dem Mittags-Essen, welches gut schmeckte, bittrer Geschmack im Munde und einige Mal undeutliches Aufstofsen (n. 30 St.) (*Franz*, a. a. O.).

Viel Durst nach kaltem Getränke (n. 15 St.) (*Langhammer*, a. a. O.).

Oefteres Schlucksen (n. 3 St.) (Ders. a. a. O.).

Uebelkeit vorzüglich während des Essens (*Michler*, a. a. O.).

(55) Uebelkeitsgefühl im Magen (n. 1 St.) (*Wislicenus*, a. a. O.).

Abends, während des Schlummers, hatte er ganz zähen, faden und fauligen Schleim im Munde bekommen, und konnte gar nicht genug trinken (*Franz*, a. a. O.).

Ob er gleich grofsen Appetit hat, so will es doch nicht recht schmecken; es ist, als ob es ihm widerstände, wobei ein unvollkommenes Aufstofsen ihm Vollheit auf der Brust verursacht, und gleichwohl kann er sich an einer reichlichen Mahlzeit nicht satt essen (n. 6 St.) (Ders. a. a. O.).

Beim Anfange des Essens, ein schneidender Schmerz im Magen, wie Wundheitsschmerz, welcher sich noch bei Fortsetzung des Essens verlor (n. 3 Tagen) (Ders. a. a. O.).

Klammartig kneipender Schmerz unter der Herzgrube, Abends, beim Sitzen (n. 13 St.) (Ders. a. a. O.).

(60) Schneidendes Reifsen in der Herzgrube, durch Bewegung des Rumpfs verstärkt, nach dem Mittagsessen (*Wislicenus*, a. a. O.).

Unter den kurzen Ribben, in der rechten Bauchseite, ein Schneiden, bei Bewegung des Rumpfs (n. 48 St.) (*Grofs*, a. a. O.).

In der linken Seite des Unterbauchs, flüchtige, erschütternde, stumpfe Stiche, bald hie, bald da (Ders. a. a. O.).

42 *Angustura.*

Beobachtungen Andrer.

Ein stumpfes Stechen im Unterbauche, links neben dem Nabel (n. 24 St.) (*Grofs*, a. a. O.).

In der linken Lendengegend, von innen herausschneidender Schmerz (n. 3 St.) (*Wislicenus*, a. a. O.).

(65) Schneiden im Unterbauche quer über dem Schambeine, mit Pressen nach dem Mastdarme zu (n. ¼ St.) (*Mofsdorf*, a. a. O.).

Klammartiger Bauchschmerz, beim Gehen (*Franz*, a. a. O.).

Kneipen in der rechten Lendengegend, in der Ruhe (*Wislicenus*, a. a. O.).

Ziehender Zerschlagenheitsschmerz in der rechten Bauchseite, beim Gehen im Freien (n. 1 St.) (*Franz*, a. a. O.).

Drücken im Unterbauche von innen heraus, mit Aengstlichkeit (n. 16 St.) (Ders. a. a. O.).

(70) Ueber den Schambeinen, ein klammartiges Drücken beim Sitzen, als bohrte da etwas heraus (n. 12 St.) (Ders. a. a. O.).

Hörbares Kollern im Unterleibe, mit Aufstofsen (Ders. a. a. O.).

Ein Gähren und Kollern im Unterleibe, wie zum Laxiren, unter Blähungs-Versetzung (n. 3 St.) (*Michler*, a. a. O.).

Beim Genusse warmer Milch, ein Schneiden und Gurlen im Unterbauche, quer über den Schambeinen (n. ¾ St.) (*Mofsdorf*, a. a. O.).

Unschmerzhafte Bewegungen, Knurren und Gurlen in den Gedärmen fast unaufhörlich, drei Stunden lang (Ders. a. a. O.).

(75) Durchfalls-Regung mit durchdringendem Ziehen durch alle Unterleibs-Eingeweide (n. 2 St.) (*Franz*, a. a. O.).

Mehrmalige Empfindung in den Därmen, als sollte Durchfall kommen (*Mofsdorf*, a. a. O.).

Häufiges Drängen im Mastdarme, als sollte sogleich Durchfall erfolgen, mit Schauder über's Gesicht (Ders. a. a. O.).

Angustura.

Beobachtungen Andrer.

Nach jedem Stuhlgange, Schauder über's Gesicht mit Gänsehaut (*Mofsdorf*, a. a. O.).

Der Stuhl war nicht so dünn, als die Durchfall-Empfindung vermuthen liefs (Ders. a. a. O.).

(80) Empfindung, als sei nicht genug Stuhl abgegangen, und als müfste noch mehr kommen (Ders. a. a. O.).

Empfindung im Mastdarme, als wollte er heraustreten und hierauf Ausleerung eines gelben, weichen, sehr reichlichen Stuhls (n. 1½ St.) (*Franz*, a. a. O.).

Binnen vier Stunden, dreimaliger Abgang einer grofsen Menge dünnen Kothes (*Mofsdorf*, a. a. O.).

Dünner, reichlicher Stuhl, ohne Schmerzen (n. 2 St.) (*Grofs*, a. a. O.).

Abgang stinkender Blähungen (*Mofsdorf*, a. a. O.).

(85) Schmerzhaftes Pressen, wie von grofser Zusammengezogenheit im After, mit Anschwellung der Hämorrhoidal-Venen, unter brennendem Schmerze, als würde der After angefressen, bei einem weichen Stuhle (n. 3 Tagen) (*Franz*, a. a. O.).

Mäfsige Hartleibigkeit (Ders. a. a. O.).

Oefteres, obgleich nicht dringendes Noththun zum Stuhlgange; es war ihm, als wenn der Stuhl nicht erfolgen würde, und als er dann sich auszuleeren bemühte, gingen, bei vielem Drücken und Pressen, doch nur einzelne harte Stücke ab (n. 12 St.) (*Langhammer*, a. a. O.).

Häufiges Drängen zum Harnen, mit wenigem Urinabgange (n. 2 St.) (Ders. a. a. O.).

Oefteres Uriniren eines reichlichen, weifsen Harn's, mit vorhergehendem Pressen in der Harnblase; und, nach dem Harnlassen, vergebliches Nöthigen — Harnzwang (n. 36 St.) (*Franz*, a. a. O.).

(90) Ein wohllüstiges Jücken an der Spitze der Eichel, was zu reiben nöthigt, beim Gehn im Freien (n. 6½ St.) (*Langhammer*, a. a. O.).

44 *Angustura.*

Beobachtungen Andrer.

(Mit Zucken abwechselndes Ziehen im linken Samenstrange, mit Gefühl von Schauder in den benachbarten Theilen des Hodensacks und Oberschenkels) (*Mofsdorf*, a. a. O.).

Heiserkeit, welche durch vielen Schleim in der Kehle erregt wird (n. 10 St.) (*Franz*, a. a. O.).

Kitzelnder Reiz oben am Luftröhrkopfe, welcher zu trocknem Hüsteln nöthigte, lang anhaltend (n. 2¾ St.) (*Langhammer*, a. a. O.).

Während des ganzen Tages, Hüsteln von einem Reize in der Tiefe der Luftröhre, was, nur beim Gehen im Freien, mit Röcheln auf der Brust verbunden war und mit vielem Auswurfe gelben Schleims (Ders. a. a. O.).

(95) Heftiges Husten tief aus der Luftröhre, früh, mit Auswurfe gelben Schleims (n. 24 St.) (Ders. a. a. O.).

Es ist ihm öfters scharrig im Halse; er mufs kotzen, ohne etwas auswerfen zu können (n. 6 St.) (*Wislicenus*, a. a. O.).

In der Luftröhre, zäher Schleim, welcher sich nicht leicht loshusten läfst (n. 10, 11 St.) (*Franz*, a. a. O.).

Schneidender Druck in beiden Brustseiten, zuerst blofs beim Einathmen, nachher verstärkt zu schneidenden Stöfsen, welche selbst beim Anhalten des Odems fortdauern (n. 1 St.) (*Wislicenus*, a. a. O.).

Beim schnell Gehen, Beengung der Brust und Drücken in der linken Seite derselben (n. 12 St.) (*Franz*, a. a. O.).

(100) Krampf der Brust, wie wenn einen eine heftige Kälte plötzlich befällt (*Fr. Meyer*, in einem Aufsatze).

Druck über die ganze rechte Brust- und Bauchseite, als würde sie von vorne und von hinten zusammen geprefst, mit scharfem Einschneiden auf dem Brustbeine herunter und hinten am Rückgrate, durch Einathmen und

Angustura. 45

Beobachtungen Andrer.

jede Bewegung des Rumpfes vermehrt (n. 5 St.) (*Wislicenus*, a. a. O.).

Gegen Abend, beim Treppensteigen, grofse Beklemmung und Drücken auf der Brust, mit Drücken an den Seiten des Stirnbeins und starkem Herzklopfen (n. 2 St.) (*Franz*, a. a. O.).

Schneidende Stöfse auf dem Brustbeine und am Rückgrate, nach innen zu (n. 86 St.) (*Wislicenus*, a. a. O.).

Beim Sitzen und Vorbeugen, starkes Herzklopfen, mit schmerzhaftem Gefühle von Zusammenziehung des Herzens (*Grofs*, a. a. O.).

(105) Abends, im Bette, beim Liegen auf der linken Seite fühlt er ein starkes Herzklopfen; beim Aufsitzen vermindert es sich (Ders. a. a. O).

Ein stofsender Schmerz in der Herzgegend (*Harnisch*, a. a. O.).

Wenn er den Athem so tief holt, als er kann, dann hält es gleichsam an unter dem obern Theile des Brustbeins; er fühlt da einen Schmerz, fast wie stumpfes Stechen, oder Druck (n. 72 St.) (*Grofs*, a. a. O.).

Beim Einziehn des Athems, inwendig eine zitternde Empfindung, wie Schlucksen oder Bockstofsen, so dafs er den Athem gleichsam auf zwei Rucke einzieht (n. 8 St.) (*Franz*, a. a. O.).

Schneidendes Drücken aus der Brusthöhle heraus, mit Gefühl von Beängstigung (n. ¼ St.) (*Wislicenus*, a. a. O.).

(110) Einzelne Stiche am Brustbeine, beim Sitzen (n. 28 St.) (*Langhammer*, a. a. O.).

Schmerzhafte Empfindlichkeit der Brust, wenn er auch nur schwach drauf drückt (n. 24 St.) (*Wislicenus*, a. a. O.).

Drücken an der Brust gegen die Achselgrube zu und an der Senne des grofsen Brustmuskels (n. 3 Tagen) (*Franz*, a. a. O.).

Sehr scharf stechendes Jücken vorne an der letzten rechten, wahren Rippe, welches Anfangs nicht einmal durch Kratzen vergeht, dann

Angustura.

Beobachtungen Andrer.

aber von selbst verschwindet (n. 24 St.) (*Franz*, a. a. O.).

Stiche unter und neben dem Kreuze, im Sitzen (Ders. a. a. O.).

(115) Dumpfes Glucksen im Kreuzbeine (n. 1 St.) (*Wislicenus*, a. a. O.).

Kreuzschmerz mehr seitwärts, wie zerschlagen und ziehend drückend, im Sitzen (n. 35 St.) (*Franz*, a. a. O.).

Die Nacht, im Bette, fühlt er rechts, neben dem Rückgrat, zwischen den Schulterblättern, bei Bewegung, öfters einen Stich, der tief bis in die Brust hinein zu dringen scheint (*Grofs*, a. a. O.).

Spannen in den Rückenmuskeln an der Achselhöhle; es fällt ihm schwer, den Arm empor zu heben (sogleich) (*Wislicenus*, a. a. O.).

Starkes Fippern in den Halsmuskeln der linken Seite (n. 2 St.) (*Mofsdorf*, a. a. O.).

(120) Selbst in der Ruhe, Spannen vorne an der rechten Halsseite, nebst scharfen Stichen (n. 3 St.) (*Wislicenus*, a. a. O.).

Stumpfe Stiche zwischen der linken Schulterhöhe und dem Halse (*Grofs*, a. a. O.).

Drückendes Schneiden in der Achselgrube (n. ¼ St.) (*Wislicenus*, a. a. O.).

Drückender Schmerz am Oberarmknochen, wie Zerschlagenheitsschmerz (n. 1¼ St.) (*Langhammer*, a. a. O.).

Der linke Arm wird im Gehen schwer, mit Drücken äufserlich an der Ellbogenbeuge, als würde er herabgezogen, wenn er ihn frei hängen läfst (n. 4 St.) (*Franz*, a. a. O.).

(125) Feines Jücken an den Armen, was durch Reiben vergeht (n. 1 St.) (*Wislicenus*, a. a. O.).

Feines Reifsen in den Armen, mehr wie in den Knochen, stärker in der Ruhe als bei Bewegung (n. 2 St.) (Ders. a. a. O.).

Angustura.

Beobachtungen Andrer.

Einzelne, tief eindringende Stiche über dem rechten Handgelenke (n. 7 St.) (Ders. a. a. O.).

Hitzempfindung auf dem linken Handrücken (n. 6 St.) (*Franz*, a. a. O.).

Rheumatisch ziehendes Drücken auf dem rechten Handrücken, Abends (Ders. a. a. O.).

(130) Stumpfe Stiche auf dem rechten Handrücken, vor dem Handgelenke (n. ½ St.) (*Wislicenus*, a. a. O.).

Blofs die Finger der rechten Hand sind kalt anzufühlen, mit Kälte-Empfindung (n. 8 St.) (*Franz*, a. a. O.).

Drückender Schmerz innerlich im Fleische des linken Daumenballens (n. ¼ St.) (*Mofsdorf*, a. a. O.).

Ziehen um das Daumengelenk herum, als wäre es verstaucht, besonders wenn er den Daumen biegt (*Franz*, a. a. O.).

Die ganze rechte Seite des Unterleibes und des Ober- und Unterschenkels ist wie zerschlagen, und will zusammenbrechen vor rheumatisch ziehendem Schmerze im Gehn (n. 1½ St.) (Ders. a. a. O.).

(135) Plötzliche Schwere und Mattigkeit in den Untergliedmafsen (n. ¼ St.) (*Mofsdorf*, a. a. O.).

Klammschmerz am obern Rande der Darmbeine bis zum Rückgrate herüber (n. 12 St.) (*Wislicenus*, a. a. O.).

Am linken ungenannten Beine, gleich hinter dem Hüftgelenke, stumpfe Stiche, in kurzen Absätzen, verstärkt durch jede Bewegung (*Grofs*, a. a. O.).

Das Hüftgelenk ist oben wie ausgerenkt schmerzhaft und zum Gehen fast untauglich (*Franz*, a. a. O.).

Am ischiadischen Nerven, am Hintertheile des Oberschenkels herab, ein bohrender, lähmiger Schmerz (Ders. a. a. O.).

(140) In beiden Schoofsgelenken, tief in den Sennen,

Beobachtungen Andrer.

ein drückend ziehender Schmerz, beim Aufstehn vom Sitze (n. 7 St.) (*Franz*, a. a. O.).

Feine Stiche fahren durch die Haut der Gesäfsmuskeln, bei äufserlichem Kriebeln (n. 6 St.) (*Wislicenus*, a. a. O.).

Scharfe Stiche in den vordern Muskeln des rechten Oberschenkels (*Grofs*, a. a. O.).

Zuckende Stiche im linken Oberschenkel und am obern Rande des Darmbeins, äufserst schmerzhaft, blofs im Sitzen (n. ¼ St.) (*Wislicenus*, a. a. O.).

In den vordern Muskeln des rechten Oberschenkels, ein spannender Schmerz, wenn er das Knie biegt (*Grofs*, a. a. O.).

(145) Die vordern Muskeln des rechten Oberschenkels sind wie gelähmt; beim Bewegen fühlt er ein schmerzhaftes Spannen (Ders. a. a. O.).

Feines Reifsen in den Oberschenkeln, mehr wie in den Knochen, stärker in der Ruhe, als bei Bewegung (n. 2 St.) (*Wislicenus*, a. a. O.).

An der auswendigen Seite des Oberschenkels, ein ziehend drückender Schmerz im Gehen (*Franz*, a. a. O.).

Klammschmerz in der Mitte der Hinterseite des Oberschenkels, blofs beim Gehen (n. 21 St.) (*Wislicenus*, a. a. O.).

Vorne und oben am graden Oberschenkelmuskel, ein spannend drückender Schmerz beim Ausstrecken (n. 2½ St.) (*Franz*, a. a. O.).

(150) Feines Jücken an den Oberschenkeln, was durch Reiben vergeht (n. 1 St.) (*Wislicenus*, a. a. O.).

Er kann gar nicht schnell gehen; die Beine sind wie zu steif (*Franz*, a. a. O.).

In der äufsern Kniekehlflechse heraufgehende Stiche, beim Gehen im Freien (n. 13 St.) (*Langhammer*, a. a. O.).

Absetzende Nadelstiche an der linken Kniescheibe, beim Gehen im Freien (n. 6 St.) (Ders. a. a. O.).

Angustura.

Beobachtungen Andrer.

Krampfhaft strammendes Heranziehn in der Wade und aus der Kniekehle in den Oberschenkel (*Franz*, a. a. O.).

(155) Lähmige Empfindung, wie von Zusammenziehung der Bänder, von der Mitte der Kniekehle an, bis zur Wade, in Ruhe und Bewegung (n. ½ St.) (*Mofsdorf*, a. a. O.).

Beim über einander Legen der Beine fühlt er krampfartig reifsendes Ziehen in der Ferse des linken, fest stehenden Fufses und im Ballen desselben, und ein drückendes Ziehn auf dem Knie des andern, drüber gelegten Beines (n. 10 St.) (*Franz*, a. a. O.).

Auf dem Schienbeine und um das Fufsgelenk herum, im Gehen, ein ziehender, aufliegender (weich drückender) Schmerz und Gefühl, als wollte das Schienbein zerbrechen, welches ihm das Gehen verhindert (Ders. a. a. O.).

Stumpfe Stiche am linken Schienbeine (n. 1 St.) (*Wislicenus*, a. a. O.).

Brennen auf den Schienbeinen, im Gehen (*Franz*, a. a. O.).

(160) Drücken und Ziehen auf dem Schienbeine, Abends, im Sitzen (n. 12 St.) (Ders. a. a. O.).

Früh, beim Herumgehen, ein ziehend drückender Schmerz in den Fufsgelenken, mit Hitze in denselben, und Empfindung, als wenn sie ausgerenkt wären, gegen den äufsern Knöchel zu (n. 3 Tagen) (Ders. a. a. O.).

Pressender Schmerz, wie von Verrenkung, am rechten Unterfufse, beim Gehn im Freien (n. 2¼ St.) (*Langhammer*, a. a. O.).

Lähmung in den Fufsgelenken (*Hernisch*, a. a. O.).

Stumpf stechendes Ziehen im rechten Fufsgelenke, im Sitzen (n. 11 St.) (*Franz*, a. a. O.).

(165) Brennende Hitzempfindung um den äufsern Knöchel des rechten Fufses herum, im Gehen und Sitzen (n. 26 St.) (Ders. a. a. O.).

Beobachtungen Andrer.

Fast stichartiges Reifsen auf dem linken Fufsrücken, meist bei Bewegung (*Franz*, a. a. O.).

Am Rande des linken Fufses, aufsen an der Hervorragung des fünften Mittelfufsknochens, ein klammartiges, drückendes Ziehen, als wenn er ihn vertreten hätte (n. 5 St.) (Ders. a. a. O.).

Der äufsere Rand des Fufses und die Stelle unter dem äufsern Knöchel schläft ein, im Gehen (Ders. a. a. O.).

Stechen in der Ferse, im Sitzen, Abends (Ders. a. a. O.).

(170) In der Fufssohle, ein jählinges Reifsen, im Sitzen (Ders. a. a. O.).

Fufsschweifs (*Harnisch*, a. a. O.).

Beim Gehen fühlt er hie und da schmerzhaftes Spannen in den Muskeln (*Grofs*, a. a. O.).

Abends, nachdem er eine Stunde gesessen hat, ist er ganz steif und kontrakt; er kann sich nach dem Aufstehn vom Sitze gar nicht aufrichten (n. 13 St.) (*Franz*, a. a. O.).

Lähmige Schwäche in den Händen und Ellbogengelenken; er konnte sie kaum bewegen, doch ohne Steifigkeit und ohne sonst ein Hindernifs, mit Frostigkeit und Mangel an Lebenswärme (n. 1 St.) (Ders. a. a. O.).

(175) Knacken in allen Gelenken (n. 26 St.) (Ders. a. a. O.).

Grofse Aufgereiztheit und angespannte Munterkeit, mit Ziehen in den Gliedern, als wenn die Flechsen gespannt wären, Nachmittags (n. 2 Tagen) (Ders. a. a. O.).

Wenn er nichts Geistiges arbeitet, ist er ziemlich munter und lebhaft; doch wird es ihm düselig, wenn er etwas liest, und er schläft gleich ein (Ders. a. a. O.).

Früh, Unbehagen, häufiges Gähnen und Unlust zu jeder Arbeit (n. 4 Tagen) (Ders. a. a. O.).

Er schläft über dem Lesen, im Sitzen ein, schreckt aber durch das geringste Geräusch auf, und fährt mit grofsem Frostschauder

Angustura.

Beobachtungen Andrer.

zusammen, der ihm durch und durch ging (*Franz*, a. a. O.).

(180) Sehr häufiges Gähnen, mit Dehnen und Recken der Glieder (n. 24 St.) (Ders. a. a. O.).

Abends, grofse Abgespanntheit und unwiderstehlicher Hang zum Schlafen; er schläft im Sitzen eine Stunde lang, mit Schnarchen, kann dann aber, wenn er sich niederlegt, vor 1 Uhr nicht wieder einschlafen (Ders. a. a. O.).

Abends, grofse Schläfrigkeit bis 9 Uhr, dann grofse Munterkeit bis nach Mitternacht (Ders. a. a. O.).

Durch Träume verunruhigter Schlaf bis früh 6 Uhr, dann, munter erwacht und wieder eingeschlafen, konnte er sich früh nicht aus dem Schlafe losmachen und blieb schläfrig bis Mittag (Ders. a. a. O.).

Schlaf, gegen Morgen, mit Träumen (Ders. a. a. O.).

(185) Lebhafte, theils unangenehme, theils ängstliche Träume, mit öfterm Aufwachen aus dem Schlafe; wieder eingeschlafen träumte er jedesmal etwas Anderes (*Langhammer*, a. a. O.).

Unruhiger Schlaf (*Michler*, a. a. O.).

Nachts, unruhiger Schlaf und blofs gegen Morgen, mit Träumen (*Franz*, a. a. O.).

Schlaf unruhig und traumvoll, jedoch ohne aufzuwachen, und zwei Nächte nach einander Pollutionen (Ders. a. a. O.).

Sehr verworrene Träume, zum Theil schreckhaften Inhalts (*Grofs*, a. a. O.).

(190) Heftige Frostschauder über dem Rücken, beim Herumgehn in der Stube, Vormittags (n. 25 St.) (*Franz*. a. a. O.).

Vormittags, viel Durst, und eine Stunde drauf, Frostschauder über den Rücken (Ders. a. a. O.).

Gegend Abend, drei Tage nach einander, erhöhete Wärme der Backen und des Körpers, mit drückendem Eingenommenheits-Kopfschmerze

Angustura.

Beobachtungen Andrer.

in den Schläfen und den Seiten der Stirne (*Franz*, a. a. O.).

Gleich nach dem Abendessen, innerliche und äufsere Hitze des Gesichts (*Mofsdorf*, a. a. O.).

Nachmittags, Wärme-Gefühl im ganzen Körper, besonders den Backen, nicht ohne Durst (n. 2 Tagen) (*Franz*, a. a. O.).

(195) Gegend Abend, Wärme des ganzen Körpers, mit drückendem Ziehen in der Stirnseite und Durst (n. 4 Tagen) (Ders. a. a. O.).

Wärme am übrigen Körper, aufser am Kopfe; die Backen waren kalt *) (*Harnisch*, a. a. O.).

Abends, wenn er in die Stube kömmt, grofse Hitze, er weifs sich nicht zu lassen, doch ohne Durst (n. 2 Tagen) (*Franz*, a. a. O.).

Mifsmuth und Verdriefslichkeit (n. 24 St.) (*Wislicenus*, a. a. O.).

Mifsmuth, Unzufriedenheit mit seiner Lage, widrige Empfindlichkeit gegen Scherz; geringe Beleidigungen erfüllen ihn mit Bitterkeit (n. 12 St.) (Ders. a. a. O.).

(200) Er erschrickt leicht und fährt zusammen (*Franz*, a. a. O.).

Beim Gehen im Freien, Gemüth wohl und heiter (sogleich) **) (Ders. a. a. O.).

Heiterkeit und Selbstvertrauen, alles mit Kraft angreifen zu können ***) (n. 48 St.) (*Wislicenus*, a. a. O.).

Munterkeit und Thätigkeit des Geistes †) (*Harnisch*, a. a. O.).

---

*) Der letzte Theil dieses Symptoms war antagonistische Gegenwirkung der Lebenskraft (Nachwirkung), da die Person mehre Tage blofs in den Backen Hitze gehabt hatte, vor Einnahme der Angustura.

**) Schien blofs Heilwirkung zu seyn.

***) Gegenwirkung der Lebenskraft, Heilwirkung.

†) Gegenwirkung der Lebenskraft, Nachwirkung, Heilwirkung.

Braunstein, essigsaurer (Magnesium, Manganesium, Manganum aceticum).

Der Braunstein, oder das schwarze Braunstein-Oxyd wird mit gleichen Theilen an Gewichte krystallinischem, reinem Eisenvitriol (schwefelsauerm Eisen) genau in der steinernen Reibeschale zusammen gerieben, und dann, mit etwas Zuckersirop gemischt, zu Hünerei grofsen Kugeln geformt, welche zwischen scharf glühenden Holzkohlen erhitzt und etliche Minuten im Weifsglühen erhalten werden. Die nachgängige Auflösung derselben in reinem (destillirtem oder Regen-) Wasser enthält reinen, schwefelsauern Braunstein, während der Satz das überschüssige Braunstein-Oxyd mit Eisen-Oxyd vermischt enthält.

Der mit Natron aus der hellen Auflösung gefällte und mit Wasser oft genug abgespülte, kohlensaure Braunstein — ein weifses Pulver — wird in destillirtem Essige durch Kochen aufgelöst bis zur Sättigung, das ist, so, dafs noch einiges Pulver am Boden bleibt, die helle Flüssigkeit aber (**essigsaurer Braunstein**) wird zur Siropsdicke abgedünstet, wovon jeder Tropfen, als eine Einheit angenommen, mit hundert Tropfen Weingeist (mittels zweier Armschläge) durch zweimaliges Schütteln verdünnt und diese Verdünnung so weiter fortgesetzt wird, bis zum homöopathisch arzneilichen Gebrauche eine decillionfache Verdünnung entsteht, wie ich mich ihrer in der letztern Zeit bedient habe.

Auch diese würde für die meisten Fälle noch allzu kräftig seyn, wenn man nicht einen sehr kleinen Theil eines Tropfens derselben zur Dosis gäbe.

Man wird aus folgenden Symptomen abnehmen, wie hochkräftig diese Arznei sei, und wenn sie, wie ich wünsche, noch von mehren treuen Beobachtern wird geprüft worden seyn, wird man inne werden, wie unentbehrlich sie für manche der schlimmsten, chronischen Krankheitszustände sei, wozu die übrigen Arzneien nicht so vollkommen homöopathisch passen.

Vorzüglich einige unerträgliche Schmerzen der Beinhaut und der Gelenke, Sinnen-Verminderungen und Krankheiten des Kehlkopfs und der Luftröhre werden wirksame Hülfe in ihr finden.

Sie wirkt in kleinen Gaben einige Wochen lang.

Man findet viele Wechselwirkungen unter ihren Symptomen.

Braunstein, essigsaurer.

(Schwindel im Sitzen und Stehen; er muſs sich anhalten; er will vorwärts fallen.)
Jedesmal bloſs beim Ausgehen an die freie Luft,*) langsam ziehende Stiche — seltner, stechendes Drücken — im Vorderhaupte (wenn er eine Weile in der Stube war, hörte dieser Schmerz im Kopfe auf); dabei zugleich Schüttelfrost, ohne Gänsehaut, über den ganzen Körper, ebenfalls nur im Freien, welcher sich in der Stube legte (n. 24 St.).
Zusammenziehend stechender Kopfschmerz im ganzen Vorderhaupte, bald hie, bald da, vorzüglich in der Schläfe — am meisten im Freien.
In der Stube, eine dumpfe Empfindung im Kopfe.

5 Ein brennend drückender Kopfschmerz in den Kopfseiten und im Hinterhaupte, welches beim Gehen im Freien sich minderte.
Beim Gehen, selbst in der Stube, eine stechende Erschütterung über dem rechten Auge.
Vom Kopfschütteln, eine schmerzhafte Erschütterung im Gehirne.
Beim stark Gehen, eine Erschütterung, wie heftiges Stechen im Kopfe, über dem rechten Auge (n. 20 Tagen).
Risse und reiſsende Rucke am Hinterkopfe, äuſserlich, drei Nachmittage nach einander; auſser dieser Zeit war diese Stelle, für sich, einfach schmerzhaft, that aber beim Befühlen weher.

*) 2. Wechselwirkung mit 5. und (16.)

10 Ziehend reifsender Schmerz über dem rechten Auge hin (n. 18 Tagen).

Sehr erweiterte Pupillen; das Licht blendet ihn, es thut ihm in den Augen weh; bei vorgehaltenem Lichte verengern sich zwar die Pupillen allmälig, erweitern sich aber sehr schnell wieder nach Entfernung des Lichtes (n. 18 St.).

Die rechte Pupille ist mehr erweitert, als die linke.

Grofse Kurzsichtigkeit; er konnte in einer kleinen Entfernung nichts deutlich erkennen *) — viele Tage über.

(Abends, beim Verschliefsen der Augen, erschienen ihm Feuerfunken, wie Feuerräder; wenn er aber in's Licht sah, waren alle diese Erscheinungen schwarz.)

15 Sieht er nahe gehaltene Gegenstände genau an, wenn sie auch nicht hell sind, so thun ihm die Augen weh **) und er mufs sie schliefsen; von nahem Lichte thun sie ihm noch weher.

Vorzüglich Vormittags, bei starkem Gehen, ein heftig stechend ziehender Schmerz von der Stirne an, bis in's Ohr, der sich am Trommelfelle als ein anhaltender, herausstechender Stich endigte, so lange das Gehen dauerte; nach dem Stillstehen legt sich dieser Schmerz allmälig (n. 48 St.).

Jedesmal beim Lachen, ein heftiger, ziehend stechender Schmerz vom Magen bis in's linke Ohr in der Gegend des Trommelfells.

Jedesmal beim Sprechen, ein stumpf stechender Schmerz im Ohre. ***)

Früh, Getön im Ohre, wie von Glockengeläute. †)

20 Im rechten Lippenwinkel, eine Ausschlags-Blüthe, ††) welche beim Bewegen des Mundes und

*) 13. Vergl. (37.)
**) 15. Vergl. (30.)
***) 18. Vergl. mit 27. (50. 51.)
†) 19. Von kochsalzsauerm Braunstein. Vergl. mit (43. 53.)
††) 20. Vergl. mit (58. 59.)

beim Drauffühlen spannend und fressend stechend schmerzt.

Viele Tage lang, trockne, ganz dürre Lippen, mit zusammen geschrumpfter Oberhaut, ohne Durst.

Beim Zusammenklappen der Zähne, jedesmal ein Stich in einem der obern Zähne, bald in diesem, bald in jenem.

Reifsend ziehendes Zahnweh, *) früh im Bette (n. 4 Tagen).

Beim Lachen, ein heftig zuckend stechender Schmerz von der rechten Seite des Unterkiefers bis über die rechte Schläfe (n. 6 Tagen).

25 Beim leer Schlingen, jedesmal ein stumpfer Stich tief im Halse; beim Schlingen der Speisen fühlte er nichts. **)

Auf beiden Seiten im Halse, ein stumpfer Stich, blofs beim leer Schlingen.

Beim Schlucken, jedesmal ein stumpfer Stich von beiden Seiten des Kehlkopfs — jedesmal zwei Stiche, auf jeder Seite einer — auch beim herunter Schlingen der Speisen und Getränke, welches Stechen auch jedesmal bis in's linke Ohr geht.

Ein ölichter Geschmack im Munde.

Früh, beim Erwachen, bittrer Geschmack im Munde, bei trocknen Lippen, ohne Durst (n. 6 St.).

30 Mehr Lätschigkeit als Bitterkeit im Munde bleibt den ganzen Tag, ungeachtet des Essens.

Nur so lange er, beim Essen, die Speisen im Munde hatte, empfand er guten Geschmack davon, und beim Trinken, guten Geschmack des Getränks, so lange er es im Munde hatte; aber gleich nach dem Essen oder Trinken war Lätschigkeit mit etwas Bitterkeit wieder da.

Ein drückendes Hungergefühl im Halse.

Mittags war er ohne Appetit und wie satt; das Essen widerstand ihm, wie aus Sattheit; die Speisen schmeckten aber richtig (n. 80 St.).

*) 23. Vergl. mit (67 70.)
**) 25. Wechselw. mit 27.

Früh schmeckte alles bitter, aber der Geschmack im Munde war richtig (n. 48 St.).

35 Gänzlicher Mangel an Durst, allzu wenig Verlangen zu trinken, viele Tage lang.

Säuerlich bittre, trockne Empfindung im Munde, und weichliche Wärme vom Magen bis in den Mund, früh (n. 11 Tagen).

Sauer brennende Empfindung, wie Soodbrennen, vom Magen bis fast in den Mund, Abends (n. mehren Tagen).

Früh, beim Aufstehn, säuerlich brennende, brecherliche Empfindung aus dem Magen bis in den Mund, wie Sood (n. 9 Tagen).

Im Magen, Gefühl von Hitze, wie nach langem Hunger, welches im Schlunde herauf steigt bis in den Kopf, wo dann ein stechend zuckender, zuweilen spannend stechender Schmerz in den Schläfen und in der Stirne entsteht.

40 Brennen und Wundheitsgefühl von der Herzgrube an, unter dem Brustbeine herauf bis in den Gaumen, mit grofser Unruhe.

Früh, nach dem Aufstehn, drückend zusammenziehender Schmerz im Magen, bei jeder Körperlage (n. 24 St.).

(Unter den letzten Ribben, ein drückender Wundheitsschmerz, der sich von Bewegung und Berühren vermehrt.) *)

Unter den letzten Ribben, Zerschlagenheitsschmerz.

Unbehaglichkeit vom Unterleibe aus bis zum Kopfe, als wenn ein des Tabaks Ungewohnter Tabak geraucht hätte.

45 Von der Mitte des Unterleibes bis zur Hälfte der Brust (des Schlundes) heraufsteigende Empfindung, aus Uebelkeit, Wärme und Zusammenziehen bestehend.

Zweimaliger weicher Stuhl und jedesmal vorher einige Stiche im Unterbauche.

---

*) 42. Von kochsalzsauerm Braunstein; vergl. mit (106.)

Braunstein, essigsaurer.

Oefteres Drängen zum Harnen. *)
Fein stechender Schmerz an der Mündung der Harnröhre, aufser dem Harnen. **)
Zuweilen eine brennend zuckende Empfindung von der Gegend der Samenbläschen her bis in die Eichel (n. 12 Tagen).

50 Monatliches aufser der Zeit (n. 48 St.).
Schnupfen (n. 36 St.).
Verstopfung der Nase; ***) er hatte keine Luft durch die Nase.
Heftiger Stockschnupfen (n. 4 Tagen).
Früh, Neigung zu husten. †)

55 Ein beständig runter und nauf fahrender, ziehender Stich in der linken Brust.
Beim Ausathmen, Stechen oben auf der Brust (n. 10 Tagen).
Zuweilen, beim Ausathmen, ein raufwärts ziehend stechender Schmerz in der Brust.
Zusammenziehend stechender Schmerz auf der Brust beim tief Athmen, den ganzen Vormittag (n. 9 Tagen).
Zerschlagenheits-Schmerz auf der Brust.

60 Blütiger Brustauswurf (n. 48 St.).
Eine knorpelnd ziehende Empfindung am untern Theile der Brust runterwärts.
Erst im Schultergelenke, dann im Ellbogengelenke, Empfindung, wie ein inneres Glucksen, äuserlich aber an beiden Gelenken, beim Berühren, ein unleidlicher Schmerz, wie Blutschwär; er durfte nicht drauf greifen.
Ziehen und Reifsen von der Schulter an durch den ganzen Arm. ††)

*) 47. Vergl. mit (114.) bis (118.)
**) 48. Vergl. mit (120. 121.)
***) 52. 53. Vergl. mit (133. 134.)
†) 54. Von kochsalzsauerm Braunstein.
††) 63. Vergl. mit (155. 158.)

Beim Ausstrecken des Arms, ein Spannschmerz*) unter dem Ellbogen, als wenn's da zu kurz wäre; beim krumm Halten fühlt er nichts.

65 Schwäche des Arms.

Anfallsweise Schmerz in den Armgelenken.

Eine kranke, traurige Empfindung im Arme.

Ein Ziehen, oder zuckender Schmerz im Zeigefinger (Abends).

Von einem kleinen Ritze (am hintersten Gelenke des kleinen Fingers) entsteht ein bösartiges Geschwür, voll Eiter, mit einem blauen Umkreise und stechenden Schmerzen darin, vorzüglich die Nacht.

70 Im Sitzknochen, Schmerz beim Sitzen, ein anhaltender Stich.

Zerschlagenheits - Schmerz quer über die Oberschenkel.

Ausschlag an den Oberschenkeln, Blüthchen, die sich mit einem Grinde an ihrer Spitze bedeckten, brennenden Jückens, früh und Abends; nach Reiben schmerzte es wie wund und geschwürig.

Abends, zuckend stechender Schmerz von oberhalb des Kniees bis zum obern Theile des Dickbeins (n. 12, 36 St.).

Jücken in der Kniekehle, das ihm die Nachtruhe raubte.

75 Stechen in der Knie - Beuge, beim Gehen und Sitzen (n. 17 Tagen).

Geschwulst und Entzündung des äufsern und innern linken Fufsknöchels; es stach vom äufsern Knöchel herauf in den Unterschenkel, beim Gehen; für sich war nur zuweilen Stechen darin.

(Beifsendes Jücken am Körper, nur nach Erhitzung und Schweifse.) **)

Beim Aufstehn, Abends, aus dem Bette, ein arges Brennen über die Haut des ganzen Körpers, was nach dem wieder Niederlegen in's Bett verging (n. 8 St.).

---

*) 64. Vergl. mit (156. 175.) und (191.)
**) 77. Von kochsalzsauerm Braunstein.

Früh, eine jählinge Erschütterung durch den ganzen Körper, wie ein Schreck in den Gliedern (n. 14 St.).

80 Nach Mitternacht (um 3 Uhr), im Bette, glaubte er wachend und bei seinem Arzte zu seyn, wie im lebhaftesten Bewufstseyn, und wufste sich nachgehends aller Worte des Gesprächs zu entsinnen, gleich als wäre alles wachend vorgefallen *) (n. wenigen Stunden).

Sehr lebhafte, ängstliche Träume, als geschähe alles im Wachen, in allen Stücken erinnerlich; beim Aufwachen war er kräftig.

Schüttelfrost und Kälte beim Gehen im Freien — in temperirter Luft — ; beim stark Gehen minderte sich der Frost, doch blieb die Kälte an Händen und Füfsen, bis er in die Stube kam, wo sie warm wurden.

Abends spät, Schüttelfrost und Kälte der Füfse — der rechte Unterschenkel war bis an das Knie kalt — ohne Durst und ohne drauf folgende Hitze.

Kalte Hände und Füfse, selbst in der Stube fortwährend, doch ohne Frost (n. 36 St.).

85 Arge Hitze im Kopfe, mit einigem Froste am übrigen Körper.

Abends, ein Schüttelfrost, **) im Freien und in der Stube; er konnte die Füfse nicht erwärmen (doch waren die Hände weniger kalt), mit drückend stechendem Kopfschmerze im Vorderhaupte; in der Stube hörte wohl der Frost, aber der Kopfschmerz nicht auf (n. 60 St.).

Mifsmuth (n. 6 Tagen).

Mifsmüthig und verdriefslich (n. 36 St.).

Grofse Unruhe in Körper und Gemüthe, wie etwas Quälendes.

*) 80. 81. Vergl. mit (212.) bis (221.)
**) 86. Vergl. mit (226.)

Beobachtungen Andrer.

Kopf düster und befangen, mit allgemeiner Ermattung, im Sitzen (*Ad. Haynel*, in einem Aufsatze).
Eingenommenheit und Schwere erst im Hinterhaupte, dann in der Stirne (Ders. a. a. O.).
Halbseitiges Kopfweh (n. 4½ St.) (*C. G. Hornburg*, in einem Aufsatze).
Beim Aufstehn vom Sitze und Fortgehen, ein plötzlicher, scharfdrückender Kopfschmerz über der linken Schläfe, welcher beim wieder Niedersetzen völlig nachliefs und beim Aufstehn nicht wieder kam, Abends (*E. Stapf*, in einem Briefe).

(5) Im rechten Stirnbeine, eine brennende Empfindung auf einem Punkte (n. 4 St.) (*Hornburg*, a. a. O.).
Drückend betäubender Schmerz an der Stirne, welcher zuletzt auf der rechten Seite derselben in Nadelstiche übergeht (n. ½ St.) (*Chr. Fr. Langhammer*, in einem Aufsatze).
Drückend betäubende Schmerzen äufserlich an der Stirne, welche zuletzt auf der linken Seite derselben in bohrende, innerliche Stiche ausarteten (n. 5¼ St.) (Ders. a. a. O.).
Stumpf drückender Kopfschmerz oben am Stirnbeine (n. 1 St.) (*C. Franz*, in einem Aufsatze).
Dumpf drückender Kopfschmerz im Hinterhaupte, mit Leerheits-Gefühle darin, welches die Besinnung benimmt, und durch Auflegen der Hand gemindert wird (Ders. a. a. O.).

(10) Ziehender Kopfschmerz im Hinterhaupte, den Augenhöhlen und der Stirne, welcher letztere sich beim Bücken verschlimmert und beim Aufdrücken mit der Hand vergeht (Ders. a. a. O.).
Ziehend spannender Schmerz hie und da im Kopfe (*E. Stapf*, a. a. O.).
Ziehender Schmerz erst an der linken, dann an der rechten Schläfe, fast wie im Knochen (*Haynel*, a. a. O.).

Braunstein, essigsaurer.

Beobachtungen Andrer.

Reifsen in der linken Stirne, wie im Knochen, vorzüglich bei Bewegung der Stirnmuskeln (*Haynel*, a. a. O.).

Ziehend reifsende Schmerzen in der linken Kopfseite, $\frac{1}{4}$ Stunde lang (n. 8 St.) (*Gust. Ahner*, in einem Aufsatze).

(15) Drückend wühlender Kopfschmerz in den Schläfen, welcher sich nach den Augen und der Stirne hinzieht, durch äufseres Aufdrücken mit der Hand nicht vergeht, beim Vorbücken sich verliert,*) aber beim aufrecht Sitzen und rückwärts Biegen wiederkehrt (n. 4 St.) (*J. Ch. Teuthorn*, in einem Aufsatze).

In der freien Luft vergeht der in der Stube anhaltende Kopfschmerz und er befindet sich auch von den übrigen Beschwerden frei und wohl (*Franz*, a. a. O.).

Ein stechender, äufsrer Kopfschmerz unter dem linken Seitenbeine, der sich nach allen Seiten des Schädels verbreitete (*Wilh. Wahle*, in einem Aufsatze).

Früh, im Bette, ein äufserer Kopfschmerz von feinen Nadelstichen am rechten Hinterhauptsbeine, welcher sich bis zum fünften Halswirbel erstreckt, und beim Drehen des Halses vermehrt, $1\frac{1}{2}$ Stunden lang (Ders. a. a. O.).

Flüchtige Stiche oberhalb der rechten Schläfegegend äufserlich, mit einer Art Sumsen abwechselnd (*F. C. Urban*, in einem Aufsatze).

(20) Anhaltende Stiche im Knochen der linken Schläfe (*Haynel*, a. a. O.).

Einzelne Messerstiche an der linken Stirnseite, in Ruhe und Bewegung (n. 33 St.) (*Langhammer*, a. a. O.).

Absetzende Nadelstiche an der linken Stirnseite (n. 15 St.) (Ders. a. a. O.).

---

*) (15.) Wechselwirkung mit (10.)

Beobachtungen Andrer.

Bei Bewegung, eine Erschütterung*) des Gehirns und ein drückender Kopfschmerz; zugleich drückendes Leibweh im Oberbauche (*Franz*, a. a. O.).

Das Blut steigt ihm nach dem Kopfe, beim Sitzen, Stehen, Gehen und Liegen, mit Hitzgefühle im Gesichte, ohne äufsere Röthe und Hitze (n. 3 St.) (*Teuthorn*, a. a. O.).

(25) Kälte-Empfindung in einem kleinen Umfange am Wirbel, mit Haar-Sträuben, selbst bei bedecktem Haupte (*Franz*, a. a. O.).

Während der ganzen Wirkungsdauer, ein elendes, bleiches, eingefallenes Ansehn des Gesichts, wie nach übertriebnem Beischlafe (*Stapf*, a. a. O.).

Im rechten Augenbrau-Bogen, ein Nadelstich, einwärts (n. 32 Tagen) (*Wahle*, a. a. O.).

Hin und her laufendes Zucken im rechten Auge, welches einen fast angenehmen Kitzel verursacht (*L. Em. Rückert*, in einem Aufsatze).

Bei Bewegung des Auges nach innen und oben, ein scharfes Drücken am Augapfel (*Haynel*, a. a. O.).

(30) Während dem Lesen bei Lichte, ein Drücken in den Augen, wie von zu vielem Lesen, mit unüberwindlicher Schläfrigkeit (n. 12 St.) (*Jul. Wenzel*, in einem Aufsatze).

Anhaltende Trockenheit der Augen, Abends (*Haynel*, a. a. O.).

Gefühl von Hitze der Augen und Trockenheit derselben (*L. E. Rückert*, a. a. O.).

Aufgeschwollene Augenlider (*Teuthorn*, a. a. O.).

Verengerte Pupillen (n. 1¼ St.) (*Langhammer*, a. a. O.).

(35) Erweiterte Pupillen (n. 4 St. *Hornburg* — n. 25 St. *Langhammer*, a. a. O.).

Während der ganzen Wirkungsdauer der Arznei, sehr verengerte Pupillen, und nur einige

---

*) (23.) Vergl. mit 6. 7. 8.

Braunstein, essigsaurer.

Beobachtungen Andrer.

kurze Zeiten, meist Abends, zuweilen etwas erweitert (*Stapf*, a. a. O.).

Bei Verengerung der Pupillen, Verdunkelung des Gesichts: er kann die Gegenstände in der Entfernung nicht recht mehr erkennen (*Franz*, a. a. O.).

Die Augenlider schmerzen bei der geringsten Bewegung derselben, und wenn er in's Helle sieht, sind sie zu trocken *) und wie wenn man früh zuerst vom Schlafe erwacht (Ders. a. a. O.).

Zuckende Stiche in beiden obern Augenlidern (*Ahner*, a. a. O.).

(40) Klopfen im rechten obern Augenlide (*Franz*, a. a. O.).

An einer kleinen Stelle im linken Jochbeine, ein drückend wühlender Schmerz in Absätzen, die Nacht im Bette (*W. Grofs*, in einem Aufsatze).

Schmerz am Jochbeine, unter dem Auge, als sollte da etwas Böses aufbrechen (*Stapf*, a. a. O.).

Nach dem Bücken, Ohrenbrausen und, auf einen Augenblick, Verminderung des Gehörs, als würden die Ohren zugehalten (*Franz*, a. a. O.).

Taubheit: es war ihm, als wären die Ohren mit Baumwolle verstopft (n. 12 St.) (*Langhammer*, a. a. O.).

(45) Zuckend stechend kneipender Schmerz im äufsern Theile des linken Ohres, welcher durch starkes Reiben nur allmälig verging (*Ahner*, a. a. O.).

Eine Art Ohrzwang im linken Ohre (n. 1 St.) (*Hornburg*, a. a. O.).

Ein ungeheurer Schmerz in den Zähnen verläfst sie plötzlich und nimmt das innere Ohr ein (*Stapf*, a. a. O.).

Im Ohre, eine krabbelnd kitzelnde Empfindung in der Gegend des Trommelfells, wie von einer Federfahne verursacht und durch Einbohren mit dem Finger nicht zu tilgen (n. 1½, 12, 15 St.) (*Hornburg*, a. a. O.).

*) (33.) Vergl. mit (31. 32.)

Beobachtungen Andrer.

Im innern Ohrknochen, ein Wühlen, Nachts (*Groſs*, a. a. O.).

(50) Von Zeit zu Zeit, scharfes Drücken im rechten Ohre — beim Gehen im Freien — als wenn Ohrzwang entstehen wollte, Abends (*Haynel*, a. a. O.).

Eine kratzend stechende Empfindung in der Gegend des Trommelfells (*Hornburg*, a. a. O.).

Klammartiger, drückender Schmerz hinter dem linken Ohre, welcher durch Berührung verschwand, beim Gehen im Freien (n. 34 St.) (*Langhammer*, a. a. O.).

Beim Gehen, eine Empfindung im rechten Ohre, als wenn ein Unke-Frosch drin ertönte (*Hornburg*, a. a. O.).

Kälte-Gefühl im rechten Ohre, wie ein kalter Hauch da hinein (*Stapf*, a. a. O.).

(55) Reiſsen im Warzenfortsatze unter dem rechten Ohre (*Haynel*, a. a. O.).

Eine drückend zusammenziehende Empfindung in den Ohrdrüsen (n. ¾ St.) (Ders. a. a. O.).

Ein eiterndes Blüthchen am rechten Nasenflügelwinkel (n. 3 St.) (*Langhammer*, a. a. O.).

In beiden Lippenwinkeln, Geschwürschmerz, als wäre da ein böser Ausschlag, obwohl nichts Geschwüriges in den Lippenwinkeln zu sehen ist (*Stapf*, a. a. O.).

Ein rothes Blüthchen an der Unterlippe, nahe beim rechten Mundwinkel, welches für sich spannend schmerzt (n. 3½ St.) (*Langhammer*, a. a. O.).

(60) Nach dem Essen, ein sonderbares Gefühl am rechten und linken Ober- und Unterkiefer, wie Klamm, einige Zeit anhaltend (n. 7½ St.) (Ders. a. a. O.).

Im Unterkiefer, eine Empfindung, als ob man den frischen Schorf eines Geschwürs abgerissen hätte, aus Schründen und Wundheit zusammengesetzt (n. 13 St.) (*Hornburg*, a. a. O.).

Braunstein, essigsaurer.

Beobachtungen Andrer.

Stiche im rechten Unterkieferwinkel nach der Ohrdrüse zu (*Haynel*, a. a. O.).

Ein eiterndes Blüthchen am Kinne, welches für sich spannend schmerzt und einen rothen Fleck hinterläfst (n. 4 St.) (*Langhammer*, a. a. O.).

Am Kinne, ein Schmerz, als hätte er sich da mit einem schartigen Barbiermesser geschabt, oder als sollte da etwas Böses und Geschwüriges ausbrechen (*Stapf*, a. a. O.).

(65) Ein eiterndes Blüthchen an der Unterlippe, nahe am rechten Mundwinkel, mit rothem Umkreise, welches schon für sich, doch noch mehr beim Berühren brennend spannend schmerzt (n. 25 St.) (*Langhammer*, a. a. O.).

In einem untern und obern Backzahne, rechter Seite, (schründendes) Zahnweh, durch das geringste kühle Getränk bis zum Unerträglichen erhöht (*Stapf*, a. a. O.).

In einem Backzahne, rechter Seite, ein (ziehender) Schmerz, welcher oft plötzlich verschwindet, und (ziehenden) Schmerzen in andern Theilen, dem Gesichte, dem Halse und rechten Arme Platz macht (Ders. a. a. O.).

Zahnschmerz ungeheurer Art: es fährt jähling in zwei, etwas hohle, einander gegenüber stehende Backzähne — mehr in den obern —, wo es unbeschreiblich schmerzt, von wo es aber bald in den Arm, das Jochbein, den Hals, oder in das Ohr, von Zeit zu Zeit, übergeht und wieder zurükkehrt, mit gänzlicher Abspannung aller Kräfte — er kann kaum gehen, er mufs sich legen, bei ungemeiner, innerer Unruhe, und Beklommenheit; durch einige Schlucke Kaffee ward der Schmerz in seiner höchsten Gröfse augenblicklich getilgt, kehrte aber nach einer Minute in voriger Stärke zurück — bei mehr erweiterten Pupillen; durch Beifsen auf etwas Elastisches, oder Auflegen der Stirne auf den Tisch ward er etwas gemindert, durch aufrecht Sitzen aber sehr vermehrt (Ders. a. a. O.).

Beobachtungen Andrer.

Die Zahnschmerzen dauern vier, fünf Tage, und kommen vorzüglich Vormittags von 10 bis 12 Uhr und Abends; durch eine Art Ziehen (Nutschen) mit der Zunge am schmerzhaften Zahne entsteht ein sehr empfindlicher Ruck darin, worauf sogleich die Schmerzen einige Zeit aufhören (*Stapf*, a. a. O.).

(70) Der Zahn ist bei der gelindesten Berührung sehr schmerzhaft empfindlich (wie innerlich geschwürig), aufser dem Berühren weniger (Ders. a. a. O.).

Im linken Oberkiefer, ein Schmerz, wie nach einem Stofse oder Schlage (n. 2 St.) (*Hornburg*, a. a. O.).

Früh, ziehender Klamm im Muskel am linken Warzenfortsatze, dafs er den Kopf auf die rechte Seite halten mufste (*Franz*, a. a. O.).

Ein ungeheurer Schmerz der Zähne verläfst dieselben plötzlich und nimmt die Halsmuskeln ein; der Hals deuchtet wie geschwollen und steif (*Stapf*, a. a. O.).

Abends, ein klammartiger Schmerz in den Genickmuskeln, bei Bewegung derselben (*Franz*, a. a. O.).

(75) Ziehend spannende Steifheit des Nackens, welche mit Zahnschmerz wechselt (*Stapf*, a. a. O.).

Eine Steifheit des Genicks (*L. E. Rückert*, a. a. O.).

Nachts, ein Wühlen in den innersten Halswirbeln (*Grofs*, a. a. O.).

Trockne Lippen und Gaumen, fast den ganzen Tag (*Franz*, a. a. O.).

Trocken, scharrig und kratzig im Halse, welches ihn oft zum Rahksen nöthigt (*Stapf*, a. a. O.).

(80) Früh, trockner Hals, ohne Durst (*Franz*, a. a. O.).

Zusammenlaufen bitter schmeckenden Wassers im Munde, mit Brecherlichkeit (*Ahner*, a. a. O.).

Zusammenflufs des Speichels im Munde, wie vom Rauchen eines allzu starken Tabaks (n. $4\frac{1}{2}$ St.) (*Hornburg*, a. a. O.).

Braunstein, essigsaurer.

Beobachtungen Andrer.

Speichelflufs *) (*Kapp*, System. Darstell. d. Verbess. d. Arznei d. Chemie).
Früh, nach dem Aufstehn, roch es ihm so erdig, wie Thon aus dem Munde, den Umstehenden, aber nicht ihm selbst bemerkbar (*Stapf*, a. a. O.).

(85) Aufstofsen (*Ahner*, a. a. O.).
Von Zeit zu Zeit, Empfindung im Magen, als wenn er sich erbrechen sollte (*Haynel*, a. a. O.).
Sattheits- und Vollheits-Gefühl; als er aber afs, hatte das Essen einen guten Geschmack und die Vollheits-Empfindung minderte sich durch das Essen (Ders. a. a. O.).
Weder Hunger, noch Appetit; sah er die Speisen, so ekelten sie ihm an und doch schmeckten sie ihm sehr gut (*Wahle*, a. a. O.).
Druck auf der rechten Seite des Magens, als läge aufsen drauf ein Stein (n. 1 St.) (*Hornburg*, a. a. O.).

(90) Beim Aufrichten und Ausdehnen des Körpers, jedesmal Stiche in der Herzgrube an der linken untersten Ribbe (*Franz*, a. a. O.).
Rauhe Empfindung vom Oberbauche bis zum Brustbeine (n. 1½ St.) (*Hornburg*, a. a. O.).
Während des Essens und besonders beim Gehen, ein Drücken unter der Herzgrube, und doch ist die Stelle beim Berühren unschmerzhaft (*Franz*, a. a. O.).
Ziehen in der Magengegend, mit Uebelkeit daselbst, als erweiterte sich auf einmal die Herzgrube von innen (Ders. a. a. O.).
Drücken in der Herzgrube und auf der Brust, was sich durch Berührung verschlimmert **) (Ders. a. a. O.).

(95) Drücken in der Magengegend, während des Essens, welches durch Auflegung der Hände verschwindet (Ders. a. a. O.).

*) Von kochsalzsauerm Braunstein.
**) (94.) Vergl. mit 42. 43.

Braunstein, essigsaurer.

Beobachtungen Andrer.

Während des Essens, ziehend drückendes Bauchweh, was nach Essen gleich verschwindet (*Franz*, a. a. O.).

Ein drückender, mehr spannender Schmerz um und über dem Nabel; hierauf einiger Schmerz, wie von Blähungen, mit Abgang von Winden (*Urban*, a. a. O.).

Im Unterleibe, in der Nabelgegend, ziehend drückendes Bauchweh, früh (*Franz*, a. a. O.).

Beim Tiefathmen, schneidende Schmerzen innerlich in der Gegend des Nabels, 1 Stunde lang (*Haynel*, a. a. O.).

(100) Schneiden in der Nabelgegend vor dem Mittagsessen (Ders. a. a. O.).

Ungemein erhöhetes Drücken im Unterleibe von kaltem Essen (*Franz*, a. a. O.).

Ein unbeschreibliches Weh im Unterleibe (*Stapf*, a. a. O.).

Abends, Schneiden im Unterleibe (*Franz*, a. a. O.).

Schwappern im Unterleibe beim Gehen, als wenn die Gedärme schwapperten (Ders. a. a. O.).

(105) Der ganze Unterleib schmerzt, Abends, für sich, wie geschwürig; dabei Drücken in den Hypochondern (Ders. a. a. O.).

Ein Stich in der linken Seite, der Nierengegend, mit gleich drauf folgendem, zusammenziehendem, zuckungsartigem Schmerze (*Urban*, a. a. O.).

Häufiges Knurren längst dem Mastdarme bis an den After (n. 1 St.) (*Wenzel*, a. a. O.).

Der Stuhlgang erfolgte am ersten Tage gar nicht (*Franz*, a. a. O.).

Leibverstopfung, 48 Stunden lang (*Teuthorn*, a. a. O.).

(110) Seltner, trockner, schwierig abgehender Stuhl (*Haynel*, a. a. O.).

Gelber, grieselichter Stuhl, mit Zwängen und Zusammenschnüren des Afters, nachdem die

Braunstein, essigsaurer.

Beobachtungen Andrer.

Leibesöffnung einen Tag ausgesetzt hatte (*Franz*, a. a. O.).

Einige Minuten vor dem Stuhlgange und dann während des Stuhls, ein Kneipen im Bauche und in der Seite, welches nur durch Zusammenhalten des Unterleibes mit den Händen vergeht, und nach dem Abgange eines mehr lockern und zähen Stuhles gänzlich verschwindet; dabei Schüttelfrost (Ders. a. a. O.).

Sehr blafsgelber und, im Verhältnisse zu dem Genossenen, geringfügiger Stuhlgang, mit etwas kneipendem Leibweh vorher (*Stapf*, a a. O.).

Drang zum Uriniren (*Hornburg*, a. a. O.).

(115) Während des Essens eines (einzigen) Apfels, sogleich Drang zum Uriniren (*Franz*, a. a. O.).

Häufiges Drängen zum Harnen, mit wenigem Urinabgange (n. 2 St.) (*Langhammer*, a. a. O.).

Oefteres Harnen goldgelben Urins — gleich vom Anfange an (*Stapf*, a. a. O.).

Oefterer Drang zum Harnen mit vielem Urinabgange (n. 27 St.) (*Langhammer*, a. a. O.).

Ungeheures Schneiden in der Blasengegend, ohne Harndrang, einige Stunden laug, im Sitzen, beim Aufstehn und Bewegen sehr vermehrt, so dafs er still zu sitzen genöthigt war, Abends; doch konnte er den Harn ohne Beschwerde lassen, als das Schneiden in der Blasengegend noch nicht vorüber war (*Haynel*, a. a. O.).

(120) Wenn er, während des Sitzens, eine stille Blähung läfst, fährt's ihm sehr schmerzlich, wie ein stumpfer Stich, in den hintern Theil der Harnröhre (*Stapf*, a. a. O.).

Schneiden in der Mitte der Harnröhre, aufser dem Harnen (*Haynel*, a. a. O.).

An der Krone der Eichel, wolllüstiges Jücken (n. 3, 5 St.) (*Hornburg*, a. a. O.).

Stiche in der Vorhaut (*Haynel*, a. a. O.).

Beobachtungen Andrer.

Drückend ziehende Schmerzen und Schwäche-Gefühl in den Hoden und im Samenstrange, als würde dieser herausgezogen; dabei Schwäche-Gefühl in den ganzen Zeugungstheilen, 2 Stunden lang (*Haynel*, a. a. O.).

* * *

(125) Früh, beim Aufstehn aus dem Bette, rauher Hals, mit heiserer, hölzerner Stimme (*L. E. Rückert*, a. a. O.).

Früh, rauhe Sprache, ohne Empfindung, im Halse; die Rauhheit vergeht beim Tabakrauchen (*Franz*, a. a. O.).

In freier Luft bekömmt er sogleich trocknen Hals und rauhe Sprache, mit schneidendem Drücken im Unterleibe und Uebelkeit auf der Brust (Ders. a. a. O.).

Stockschnupfen, mit entzündeter, rother und wund schmerzender Nase und Oberlippe, Abends (Ders. a. a. O.).

Oefteres Niesen und Auslaufen wasserhellen, milden Schleims aus der Nase (*Stapf*, a. a. O.).

(130) Im rechten Schlüsselbeine, ein Nagen und Wühlen (n. 36 St.) (*Grofs*, a. a. O.).

Erst, gelinde Wärme, hernach brennende Empfindung in den Backen, welche anfangs ohne äufserlich fühlbare Hitze, zuletzt aber fühlbarer zugegen war, mit Schnupfen und Uebelkeits-Wärme auf der Brust (*Franz*, a. a. O.).

Auf der Brust, widrige Wärme; der Athem ist heifs und brennt in der Luftröhre (Ders. a. a. O.).

Empfindung von fieberhafter Schwäche auf der Brust und widriger Wärme in derselben, mit Schnupfen und verstopfter Nase (Ders. a. a. O.).

Abends, erst innerlicher Frost, ohne äufsere Kälte, dann gelinde Wärme in der Brust und Stockschnupfen, mit heifsem Athem, den er beim Ein- und Ausathmen im Rachen fühlt (Ders. a. a. O.).

Beobachtungen Andrer.

(135) Brennend stechender Schmerz unter der linken zweiten Ribbe, der durch Ausathmen und Bewegung verstärkt wird, in der Ruhe aber und beim Einathmen etwas nachliefs (*Ahner*, a. a. O.).

Innere Wärme, besonders in der Brust; die andern Glieder deuchteten ihm auch warm und waren auch ziemlich warm anzufühlen (n. 7½ St.) (*Hornburg*, a. a. O.).

Zu beiden Seiten des Brustbeins, etwas über der Herzgrube, ein drückend schneidender Schmerz, wie ein Wühlen, Abends (n. 8 St.) (*Grofs*, a. a. O.).

Ein dumpfer Schmerz, wie nach einem Stofse, im Brustbeine, früh (*Wahle*, a. a. O.).

Abends im Bette, Pochen in der rechten Brust, gleich als wäre der Herzschlag daselbst (*Franz*, a. a. O.).

(140) Herzklopfen (Ders. a. a. O.).

Im Sitzen, ein jählinger Stofs in der linken Seite der Brust, von oben herab, bis an die letzte wahre Ribbe (Ders. a. a. O.).

Flüchtige Stiche auf dem obern Theile des Brustbeins (*Urban*, a. a. O.).

Früh, mehre feine Nadelstiche bald auf der linken, bald auf der rechten Brustseite (*Wahle*, a. a. O.).

Heftige, unmittelbar auf einander folgende Stiche in der rechten Brust, neben dem Brustbeine, von der zweiten bis zur vierten, fünften Ribbe, wie von aufsen herkommend, weder durch Bewegung, noch durch Ruhe zu vertreiben, eine halbe Stunde lang (*Wenzel*, a. a. O.).

(145) Hustenreiz: er will los husten was fest sitzt auf dem Kehlkopfe; aber es geht schwer und mehr durch eine gewisse, scharf aushauchende Bewegung der Brust, als durch eigentlichen Husten etwas Schleim los (*Stapf*, a. a. O.).

Laut Lesen und Sprechen erregt einen trocknen Husten; es entsteht eine schmerzhafte Tro-

Beobachtungen Andrer.

ckenheit und Rauhigkeit im Kehlkopfe, welche, verbunden mit einem Zusammenschnüren des Kehlkopfs, einen höchst empfindlichen Husten erregt, wobei erst nach langem Räuspern etwas Schleim losgeht (*Stapf*, a. a. O.).

Frühhusten mit Auswurf (n. 21 St.) (*Hornburg*, a. a. O.).

Er wirft früh, fast ohne Husten, eine Menge mattgrün gelblichen Schleims in Klümpchen aus (*Stapf*, a. a. O.).

Beim Husten, ein stumpfer Schmerz auf der Brust (Ders. a. a. O.).

(150) Tiefer Husten, ohne Auswurf, den ganzen Tag, welcher beim Liegen aufhörte, den folgenden Tag wiederkam, mit fest schleimigem Auswurfe und Erschütterungs-Schmerze in der Herzgrube und in der Brust, Mittags aber schnell verschwand (*L. E. Rückert*, a. a. O.).

Ein trockner Husten, wobei es ihm jedesmal in die Seitentheile des Kopfs fährt (*Stapf*, a.a.O.).

Ueber der linken Beckengegend, nach dem ersten Lendenwirbel hin, ein kleiner Punkt brennenden Schmerzes (n. 4 St.) (*Hornburg*, a. a. O).

Jückend stechender Schmerz in der Mitte des Rückens, nach der linken Seite zu, welcher durch Reiben mit der Hand verging (*Ahner*, a. a. O.).

Reifsender Schmerz im ganzen Rückgrate herab, 6 Stunden lang, in Ruhe und Bewegung (Ders. a. a. O.).

(155) Reifsen in den Muskeln des linken Schulterblattes, beim Sitzen (n. ¾ St.) (*Langhammer*, a. a. O.).

Ziehend spannender Schmerz von beiden Schultern an, über den Nacken herüber, als wäre da ein Band festgeschnürt (*Stapf*, a. a. O.).

Ein nach aufsen bohrend stechender Schmerz an der Inseite des rechten Oberarms, ¼ Stunde lang (*Ahner*, a. a. O.).

Beobachtungen Andrer.

Einzelne Stiche oben im rechten Oberarme, nach der Achsel zu (*Ahner*, a. a. O.).

Ziehend reifsender Schmerz an der innern Seite des linken Oberarms (Ders. a. a. O.).

(160) Plötzlicher zuckender Schmerz in der äufsern Seite des rechten Oberarms (Ders. a. a. O.).

In dem untern Ende der Oberarm-Knochenröhren, ein nagender Schmerz, Nachts (n. 12 St.) (*Grofs*, a. a. O.).

In der Knochenröhre des Oberarms, ein in Absätzen umherwühlender Schmerz, die Nacht, beim Liegen im Bette auf dieser Seite (Ders. a. a. O.).

Jählinges Gefühl von Schwäche im Oberarme, dafs er ihn sinken lassen mufs; dabei Ziehen im zweiköpfigen Muskel (*Franz*, a. a. O.).

Ein ungeheurer Zahnschmerz verläfst ihn plötzlich und fährt in den Arm, der ihm dann wie lähmig schmerzt (*Stapf*, a. a. O.).

(165) Ein spannender Schmerz hie und da in den Gelenken der Hand und der Arme, welcher weder durch Ruhe, noch Bewegung zu erregen oder zu besänftigen ist (Ders. a. a. O.).

Harter Druck in den Muskeln bald des rechten, bald des linken Vorderarms, dicht an dem Handgelenke, in jeder Lage (n. 1 St.) (*Langhammer*, a. a. O.).

Reifsender Schmerz am untern Ende der Speiche des linken Vorderarms, wie im Knochen, der durch nichts geändert wird, drei Minuten lang (*Ahner*, a. a. O.).

Ziehend stechender Schmerz *) auf dem Rücken des rechten Vorderarms (Ders. a. a. O.).

Reifsende Stiche über der rechten Handwurzel, nach dem Vorderarme zu (*Haynel*, a. a. O.).

---

*) (168.) Der ziehend stechende Schmerz scheint mit dem zuckend stechenden in 73. 74. verwandt zu seyn, so wie mit dem reifsenden Stiche (197.)

Beobachtungen Andrer.

(170) Stiche in den rechten Handwurzelknochen, dann Schmerzgefühl, als wenn die Gelenk-Kapsel erweitert und die Knochen gepackt und heraus gezogen würden (*Wahle*, a. a. O.).

Reifsend stechend kneipender Schmerz in der linken hohlen Hand, am Daumenballen, durch nichts zu ändern, 4 Minuten lang (*Ahner*, a. a. O.).

Ein streng ziehend spannender Schmerz in den Knochen der rechten Hand und im Handgelenke, fast wie geschnürt, nach dessen Verschwinden sich eine Hitze über die Hand verbreitete (*Stapf*, a. a. O.).

Klammartiges Reifsen*) in den Muskeln der rechten Hand, besonders denen des Daumens und Zeigefingers, bei Ruhe und Bewegung (n. 2¼ St.) (*Langhammer*, a. a. O.).

Kitzelndes Jücken — mehr Kitzeln, als Jücken — in der linken hohlen Hand, durch Kratzen nur auf einen Augenblick besänftigt, dann aber desto ärger sich erneuernd; nur vom Belecken mit der Zunge minderte es sich dauernd, Abends (*Franz*, a. a. O.).

(175) Beim Ausspreizen der Finger, Spannen in der Haut des Goldfingers (Ders. a. a. O.).

Ziehendes Reifsen im ganzen linken Mittelfinger (*Haynel*, a. a. O.).

Im hintersten Gelenke des linken Zeigefingers, Schmerz, als hätte er einen Schlag drauf bekommen, — ein lähmiger Schmerz, mehr in der Ruhe fühlbar (n. 1 St.) (*Grofs*, a. a. O.).

Schneidender Schmerz in der untersten Phalanx des rechten Zeigefingers, mit Wärmegefühl darin (*Franz*, a. a. O.).

Brennendes Jücken am äufsern Rande des rechten Daumens, das zum Kratzen reizt, worauf

---

*) Das klammartige Reifsen scheint mit dem ziehenden Spannen (156.) und (172.) auch wohl mit (191.) ziemlich überein zu kommen, so auch mit dem klammartigen Ziehen (183.)

Braunstein, essigsaurer.

Beobachtungen Androv.

dann ein rother Fleck entsteht von langer Dauer (n. 11 St.) (*Langhammer*, a. a. O.).

(180) Brennendes Jücken am äufsern Rande des rechten Daumens, welches zum Kratzen nöthigte, worauf dann eine Blase entstand, welche eine Feuchtigkeit enthielt und beim Befühlen beifsend schmerzte (n. 30 St.) (Ders. a. a. O.).

Im linken Daumen, dem Nagel gegen über, ein schnell entstehendes Kältegefühl (*Stapf*, a. a. O.).

In den linken Gesäfsmuskeln, ein brennender Punkt, als ob ein Eiterblüthchen da entstehen wollte, am meisten beim Sitzen (n. 4 St.) (*Hornburg*, a. a. O.).

Links im Hinterbacken, nach dem After zu, ein klammartiges Ziehen, welches beim Ausstrecken des linken Oberschenkels, beim Stehn allein auf diesem Fufse, und während des Niedersetzens sich vermehrt, beim heran Biegen des Fufses aber und im Sitzen fast ganz vergeht; am ärgsten beschwert es beim Aufstehen vom Sitze, so dafs er gar nicht gehen kann, wenn er nicht mit der Hand drauf drückt (*Franz*, a. a. O.).

Mattigkeit in beiden Ober- und Unterschenkeln, mit Schläfrigkeit (*Ahner*, a. a. O.).

(185) In den Untergliedmafsen, Zucken aller Muskeln bei der geringsten Bewegung (*Franz*, a. a. O.).

Früh, lähmige Schwäche im rechten Hüftgelenke und Stiche darin beim Auftreten; er mufs hinken (*Haynel*, a. a. O.).

Stechend kneipender Schmerz an einer kleinen Stelle der äufsern Seite des Oberschenkels, welcher beim Sitzen verging, beim Gehen aber so zunahm, dafs er still stehn mufste (*Teuthorn*, a. a. O.).

Nach dem Gehen, ein Zucken der Muskeln inwendig an den Oberschenkeln, welches ihm Aengstlichkeit und eine ohnmachtartige Empfindung erzeugt, als wenn er zusammensinken sollte (*Franz*, a. a. O.).

Beobachtungen Andrer.

Schmerzhaft, wie zerschlagen, besonders im Sitzen, ist am Kopfe des Oberschenkels der Rand der Hinterbacken-Muskeln (*Franz*, a. a. O.).

(190) An der innern Seite des linken Beins, vom Knie an bis zum Fufsgelenke, eine laulichte, sonderbare Empfindung (n. 7 St.) (*Hornburg*, a. a. O.).

Beim Gehen im Freien, ein besondres Spanngefühl des rechten Beins, als wenn es steif wäre (n. 13 St.) (*Langhammer*, a. a. O.).

Ziehen und Wundheitsschmerz im linken Schienbeine, beim Stehen, als wäre es entzwei; im Sitzen vergeht dieser Schmerz (*Franz*, a. a. O.).

Ziehend reifsender Schmerz auf dem rechten Schienbeine, beim Sitzen, welcher durch Aufstehn verging, in der Ruhe aber nicht zurückkehrte (*Ahner*, a. a. O.).

(Schründende) Empfindung am rechten Schienbeine, als wäre es zerschlagen (*Franz*, a. a. O.).

(195) Abends, im Gehen, Zittern der Kniee und Unstetigkeit derselben (Ders. a. a. O.).

Erstarrung, wie von Kälte und Kälte des rechten Unterschenkels, besonders der Wade und Empfindung darin, beim Sitzen, wie von Schründen, welches beim Aufstehn vom Sitze vergeht; Abends (Ders. a. a. O.).

Reifsender Stich in der linken Wade, beim Sitzen (*Haynel*, a. a. O.).

Hartes Drücken in den Muskeln des linken Unterschenkels, nahe am Fufsgelenke (n. ¾ St.) (*Langhammer*, a. a. O.).

Ziehen auf dem linken Fufsrücken, am Gelenke; es vergeht bei Bewegung (*Franz*, a. a. O.).

(200) Lang anhaltendes Kitzeln in der Höhlung der rechten Fufssohle (*Haynel*, a. a. O.).

Ein dem Zwicken ähnliches Stechen an mehren Theilen des Körpers, besonders im Innern der Oberschenkel (Ders. a. a. O.).

Braunstein, essigsaurer.

Beobachtungen Andrer.

Mattigkeit in allen Gelenken — sie scheinen ihm wie ausgedehnt; dabei Zittern in den Gliedern und zitteriges Gefühl in den Knie- und Arm-Gelenken, mit Aengstlichkeit, als ob's aus mit ihm wäre (*Franz*, a. a. O.).

Alle Theile des Körpers schmerzen bei der geringsten Berührung, wie unterköthig, doch nur während einer fieberhaften Wärme in der Brust und auf den Backen (Ders. a. a. O.).

Uebelbehagen im ganzen Körper, besonders im Magen, mit Verdriefslichkeit (*Ahner*, a. a. O.).

(205) Ein Glucksen und Quellen in verschiednen Muskeltheilen am Körper (*Haynel*, a. a. O.).

Die meisten Beschwerden ereignen sich in der Nacht (*Grofs*, a. a. O.).

Die meisten Beschwerden verschlimmern sich beim Bücken (*Franz*, a. a. O.).

Nächtliche, in mehren Knochen wühlende Schmerzen (*Grofs*, a. a. O.).

Ziehend spannende Schmerzen, wie von einem festgeschnürten Bande, in mehren Theilen des Körpers (*Stapf*, a. a. O.).

(210) Die meisten Stiche vom Braunstein sind stumpf (*Wahle*, a. a. O.).

Abends, nach 8 Uhr, befällt ihn eine so grofse Müdigkeit, dafs er sich nur mit Mühe wach erhalten kann, zwei Abende nach einander (*Haynel*, a. a. O.).

Er träumt gleich, wenn er einschläft (*Teuthorn*, a. a. O.).

Lebhafte Träume in schnellen Abwechselungen der Gegenstände, bei öftern Erwachen mit vollem Bewufstseyn des Geträumten, was ihm aber früh nur noch dunkel vorschwebte (*Franz*, a. a. O.).

Um Mitternacht wurde er halb wach und konnte (ohne besondre Gedanken zu haben) vor ängstlicher peinlicher Unruhe erst gegen Morgen wieder völlig einschlafen; dabei Umherwerfen im Bette (*Haynel*, a. a. O.).

Beobachtungen Andrer.

(215) Die ganze Nacht, verwirrte und selbst mitunter ängstliche, sehr lebhafte Träume (*Franz*, a. a. O.).

Er schläft fest, doch mit ängstlichen Träumen von Soldaten, welche ihn durchschiefsen, wodurch er Lebensgefahr auszustehen glaubt (*Teuthorn*, a. a. O.).

Lebhafter, ängstlicher, fürchterlicher Traum (*Langhammer*, a. a. O.).

Die ganze Nacht, ununterbrochen, sehr lebhafte, aber verwirrte Träume, von einem Orte und von einem Gegenstande zu dem andern überspringend (*L. E. Rückert*, a. a. O.).

Traum ängstlichen, und abwechselnd angenehmen Inhalts (*Langhammer*, a. a. O.).

(220) Er träumte sehr lebhaft von zwei Personen, die den folgenden Tag kommen sollten und welche dann auch wirklich kamen (*Hornburg*, a. a. O.).

Lebhafter Traum von einer Versöhnung (*Langhammer*, a. a. O.).

Unregelmäfsiger und kaum fühlbarer Puls, bald 50, bald 42, bald 62 Schläge in einer Minute (*Ahner*, a. a. O.).

Unregelmäfsiger Puls, bald 70, bald 60, bald 55, bald 49 Schläge in einer Minute (Ders. a. a. O.).

Früh, Schüttelfrost, mit kalten Händen und Füfsen (*Franz*, a. a. O.).

(225) Schauder über den ganzen Körper (*Wahle*, a. a. O.).

Schauder über den Rücken und zugleich Stiche im Kopfe (*Franz*, a. a. O.).

Aengstlichkeit, mit kurzem Athem und starkem Schweifse über und über (*Ahner*, a. a. O.).

Es wird ihm (im Sitzen) auf einmal so heifs am ganzen Rücken, mit bald drauf folgender Schweifs-Ausdünstung, bei sehr verengerten Pupillen (*Stapf*, a. a. O.).

Braunstein, essigsaurer.

Beobachtungen Andrer.

Angenehme Wärme durch den ganzen Körper*)
(*Kapp*, a. a. O.).

(230) Plötzlich, fliegende Hitze und Röthe des Gesichts, vorzüglich beim Stehen, ohne Durst — bald vorübergehend (n. ¼ St.) (*Langhammer*, a. a. O.).

Beim Erwachen aus dem Schlafe, Schweiſs bloſs am Halse (Ders. a. a. O.).

Beim Erwachen, Nachts, Schweiſs über und über (n. 66 St.) (Ders. a. a. O.).

Nachts, beim Erwachen, Schweiſs am ganzen Körper, welcher zu kratzen nöthigte (n. 24 St.) (Ders. a. a. O.).

Beim Erwachen aus dem Schlafe, Schweiſs an den Unterschenkeln, vorzüglich aber an den Unterfüſsen (Ders. a. a. O.).

(235) Gemüth weinerlich (*Franz*, a. a. O.).

Verdrieſslich, nachdenkend, stille vor sich hin, in sich gekehrt, mit Miſsbehagen im ganzen Körper, vier Nachmittage nach einander, von 1 bis 6 Uhr (*Ahner*, a. a. O.).

Verdrieſslich und unzufrieden mit sich selbst und wegen der Zukunft besorgt; er spricht nicht viel, hält sich für sehr geistesschwach und verspricht sich in jeder Rede (*Franz*, a. a. O.).

Anhaltende Gemüthsunruhe, gleich als wenn er eine traurige Nachricht erfahren sollte (*Langhammer*, a. a. O.).

Miſslaunig, so daſs er durch die freudigste Musik nicht aufgeheitert, durch die traurigste aber gleichsam erquickt ward (*Ahner*, a. a. O.).

(240) Früh, gerunzelte Stirne, und mürrisch und ärgerlich über jede Kleinigkeit; selbst das bloſse Sprechen Andrer brachte ihn auf (*Haynel*, a. a. O.).

---

*) (229.) Von kochsalzsaurem Braunsteine.

Beobachtungen Andrer.

Erbittertes Gemüth: er war nicht im Stande, ihm angethanes Unrecht zu vergessen; er hegte länger Groll (*Langhammer*, a. a. O.).

Gemüthsruhe; *) er konnte sich leicht über alles Unangenehme hinaussetzen (Ders. a. a. O.).

---

*) Heilwirkung.

Kapsikum (Capsicum annuum).

(Die reifen Samenkapseln nebst dem Samen gepülvert und mit Weingeiste, im Verhältnisse von 20 Gran des Pulvers zu 400 Tropfen Weingeiste, ohne Wärme, binnen einer Woche, unter täglich zweimaligem Umschütteln zur Tinktur ausgezogen, wovon dann zwanzig Tropfen einen Gran Kapsikum-Kraft enthalten.)

In den beiden Indien, wo der spanische Pfeffer (*Piper indicum, s. hispanicum*), wie man ihn nennt, einheimisch ist, ward er gröfstentheils blofs als Gewürz angewendet, welches man in England, Frankreich und Italien nachahmte, bis er zuletzt auch in Deutschland als Gewürz zu Tütsch-Brühen (Saucen) für den Hochgeschmack leckerer Tafeln eingeführt ward (wofür man auch oft den gepülverten Samen des noch schärfern Capsicum baccatum, Cayennepepper nahm), um den Gaumen zu widernatürlich starker Efslust zu reizen und so — die Gesundheit zu untergraben.

Vom arzneilichen Gebrauche dieser heftigen Substanz hörte man indefs wenig. Blofs *Bergius* (Mat. med. S. 147.) versichert, mehre alte Wechselfieber mit drei zweigranigen Gaben Kapsikum geheilt zu haben, doch auch nicht mit ihm allein; denn die alte Erbsünde des bisherigen Arztthums, die Mischgierde verleitete auch ihn, Lorbeeren dazu zu setzen im

Verhältnisse der letztern zu erstern, wie 20 zu 3. Auch beschreibt er die damit geheilten Wechselfieber nach der Gesamtheit ihrer Symptome nicht, sondern läfst es bei dem Namen „alte Wechselfieber" bewenden, wie die übrige Zunft seiner Kollegen, so dafs die virtus ab usu des Gemisches zu dieser Absicht im Dunkeln bleibt.

Unendlich zweifelloser und sichrer schreitet dagegen der homöopathische Arzt zu Heilungen mit Kapsikum, indem er nach dem Vorgange der eigenthümlichen, reinen Krankheits-Zustände, welche von dieser kräftigen Arzneisubstanz in gesunden Körpern erregt wird (deren mehre ich hier vorlege), nur solche natürliche Krankheiten damit zu heben unternimmt, deren Symptomen-Inbegriff in den Symptomen des Kapsikums in möglichster Aehnlichkeit enthalten ist.

Man findet solche durch Kapsikum heilbare Krankheiten bei Personen von straffer Faser seltener.

Einen sehr kleinen Theil eines Tropfens der trillionfach verdünnten Tinktur — jedes Verdünnungsglas nur zweimal geschüttelt — habe ich als Gabe zu jedem homöopathischen Heilgebrauche völlig hinreichend gefunden, so wie zur Minderung allzu starker Wirkung einer Kapsikum-Gabe bei einigen sehr reizbaren Personen das Riechen an eine gesättigte Kampher-Auflösung als Antidot.

Kapsikum.

Berauschung.
Wenn er aus dem Schlafe erwacht, ist ihm der Kopf so dumm, als wenn er sich selbst nicht kennte.
Früh, beim Erwachen, düselig im Kopfe.
Bei Fieberfrost und Kälte zugleich Aengstlichkeit, Taumlichkeit und Dummheit im Kopfe, wie eine Unbesonnenheit und Ungeschicklichkeit, so dafs sie überall anstiefs.

5 Schwindel, Schwanken von einer Seite zur andern.
Alle Sinne sind schärfer.*)
Bei Bewegung des Kopfs und beim Gehen, Kopfweh, als wenn die Hirnschale zerspringen sollte.
Klopfendes, pochendes Kopfweh in einer der beiden Schläfen.
Pochendes Kopfweh in der Stirne.

10 Ein klopfend pochender Kopfschmerz.
Drückendes Kopfweh in den Schläfen.
Drückender Kopfschmerz in der Stirne, als wenn es vom Hinterhaupte vor zur Stirne heraus drückte, mit einem Schneiden vom Hinterkopfe her (sogleich).
Ein immerwährend drückendes Kopfweh in der Stirne, über der Nasenwurzel und mitunter einige Stiche durch das Ohr und über das Auge.

*) Gegenwirkung der Lebenskraft des Organism's, Nachwirkung, Heilwirkung.

Ein halbseitiger, drückend stechender Kopfschmerz, wie eine hysterische Migräne, welcher bei Aufhebung der Augen und des Kopfs, oder durch Vorbücken des Kopfs sich erhöhet und mit Vergefslichkeit und Uebelkeit begleitet ist.

15 Ein stechender Kopfschmerz.
Ein mehr stechender, als reifsender Kopfschmerz, welcher in der Ruhe schlimmer, bei Bewegung aber gemäfsigter ist.
Ein ausdehnender Kopfschmerz, oder als wenn das Gehirn zu voll wäre.
Ein von einander treibender Kopfschmerz in der Stirne.
Ein ziehender Kopfschmerz in der Stirne.

20 (Reifsendes Kopfweh.)
Auf dem Haarkopfe, ein fressendes Jücken, wie von Ungeziefer, welches zum Kratzen nöthigte; nach dem Kratzen thaten die Haarwurzeln und die Kopfhaut so weh, als wenn die Haare ausgerauft würden.
Gesichtsschmerzen theils als Knochenschmerz, durch äufsere Berührung erregbar, theils als feine, die Nerven durchdringende Schmerzen, welche beim Einschlafen peinigen.
(An der linken Gesichtsseite, Blüthen mit salzbeifsiger Empfindung.)
Im Gesichte, rothe Punkte und an der Stirne, eine Flechte mit fressendem Jücken (n. 2 und 24 St.).

25 Sehr erweiterte Pupillen.
Zum Kopfe herausgetretene Augen mit Gesichtsblässe (n. 16 St.).
Ein drückender Schmerz in den Augen, wie von einem fremden Körper.
Früh, ein Brennen in den Augen, welche roth sind und thränen.
Fein stechender Schmerz in den Augen.*)

*) Vom Dunste.

30 Augen-Entzündung.
Früh, eine Trübsichtigkeit, als wenn eine fremde Substanz auf der Hornhaut schwämme und sie verdunkelte, so dafs man durch Reiben des Auges die Helligkeit auf einige Augenblicke wieder herstellen kann.
Alle Gegenstände erscheinen schwarz vor den Augen.
Sehkraft fast gänzlich erloschen, wie Blindheit.
Reifsen in der Ohrmuschel.

35 Ein jückender Schmerz ganz tief im Ohre (n. 16 St.).
Ein drückender Schmerz ganz tief im Ohre (n. 1 und 8 St.).
Am Felsenbeine hinter dem Ohre, eine bei Berührung schmerzhafte Geschwulst.
Ein Schmerz unter dem Ohre.
(Ein Jücken mit Stichen untermischt in der Nase.)

40 Nasenbluten früh im Bette und dann mehres Blutschneuzen.
Blutiger Nasenschleim.
Schmerzhafte Blüthchen unter den Nasenlöchern.
Geschwüriger Ausschlag an den Lippen — nicht in den Winkeln —, der nur bei Bewegung dieses Theils schmerzt.
Geschwollene Lippen.

45 Schülfrige Lippen.
Schrunden in der Lippe, aufgesprungene Lippen.
Zahnfleisch-Geschwulst.
Ziehender Schmerz im Zahnfleische.
Ein ziehender Schmerz im Zahne, welcher sich jedoch weder beim Befühlen des Zahns, noch beim Essen vermehrt.

50 Die Zähne deuchten ihm wie verlängert und erhöhet, und wie stumpf.
Bluthen-Ausschlag am Innern der Backen.
Auf der Zungenspitze, Blüthchen, welche, wenn sie berührt werden, stechend schmerzen.
Speichelflufs.

Schmerz im Schlucken, wie bei Hals - Entzündung, aber aufser dem Schlingen, ein ziehender Schmerz im Schlunde.

55 Schmerz im obern Theile des Schlundes, aufser dem Schlucken, als wenn die Theile wund wären und krampfhaft zusammen gezogen würden, wie beim Würmerbeseigen.

Blofs beim Husten, ein einfacher Schmerz im Rachen.

In der Gaumdecke, ein Schmerz, als wenn sie von etwas Hartem gedrückt oder geknippen würde, anfangs mehr aufser dem Schlingen, nachgebends mehr während des Schlingens (n. 1½ St.).

Krampfhafte Zusammenziehung des Schlundes.

Trockenheit im Munde.

60 Vorne auf der Zunge, ein Trockenheits - Gefühl, ohne Durst, früh (n. 8 St.).

Durstlosigkeit.

Zäher Schleim im Munde (n. 2 St.).

Geschmack im Munde, wie von verdorbnem (faulen) Wasser.

Fader, lätschiger, erdhafter Geschmack (z. B. der Butter).

65 Wässeriger, fader Geschmack im Munde, dann Soodbrennen.

Soodbrennen.

Aufstofsen aus dem Magen blofs beim Gehen, und bei jedem Aufstofsen, ein Stich in der Seite; beim Sitzen kein Aufstofsen, daher auch kein Stich.

Ein herber, säuerlicher Geschmack im Munde.

Saurer Geschmack im Munde.

70 Saurer Geschmack der Fleischbrühe (n. 2 St.).

Lätschigkeit im Magen (n. 1 St.).

Eine Kälte im Magen: ein Gefühl, als wenn kaltes Wasser darin wäre — hierauf Empfindung, als wenn er zitterte.

Mangel an Hunger, Appetitlosigkeit.

Wenn er essen will, mufs er sich dazu zwingen; er hat gar keinen Appetit, ob ihm gleich die Speisen richtig schmecken.

Kapsikum.

75 Nach dem Essen, häufiges Gähnen.
Verlangen nach Kaffee (n. 8 St.).
Brecherliche Uebelkeit und Speichelspucken nach Kaffeetrinken.
Brecherlichkeit.
Wabblichkeit und Brecherlichkeit in der Herzgrube, früh und nach Mittage (n. 24 St.).

80 Drücken in der Herzgrube, mit Brecherlichkeit.
Nach dem Essen, Vollheit und Aengstlichkeit in der Brust; hierauf saures Aufstofsen, oder Soodbrennen — endlich dünner Stuhlgang.
Nach dem Essen (Mittags), sogleich Stuhlgang, mit Röthe der Wangen (n. 6 St.).
Gleich nach dem Essen, Mittags und Abends, ein Brennen über der Herzgrube.
Ein Brennen im Magen bis in den Mund, nach dem Frühstücke.

85 Tief im Unterleibe, ein mehr brennender als stechender Leibschmerz — zugleich mit Schneiden in der Nabelgegend — beim Bewegen, vorzüglich beim Bücken und Gehen, mit Unmuth über den Schmerz und Unzufriedenheit und Weinerlichkeit über leblose Sachen (nicht über Menschen oder moralische Gegenstände) und bei der Aergerlichkeit, eine Art Bänglichkeit mit Schweifs im Gesichte.
Eine drückende Spannung im Unterleibe, besonders der epigastrischen Gegend, zwischen der Herzgrube und dem Nabel, welche vorzüglich durch Bewegung sich vermehrt, zugleich mit einer drückenden Spannung im Untertheile des Rückens.
Aufgetriebenheit des Unterleibes, zwei Stunden nach dem Essen; hernach ein nach dem Hinterhaupte zu schiefsendes Kopfweh und häufiger Schweifs.
Ein spannender Schmerz von dem Unterleibe nach der Brust zu, wie von Auftreibung des Unterleibes.

Aufgetriebenheit und Härte des Unterleibes; sie konnte keine fest anliegenden Kleider vertragen.

90 Gefühl, als wenn der Unterleib bis zum Zerplatzen aufgetrieben wäre, wodurch der Athem bis zum Ersticken gehemmt wird.

Ein auf- und niederwärts gehendes Kollern im Unterleibe.

Knurren im Leibe von Blähungen (n. 1 St.).

Kneipen im Oberbauche.

Ein Drücken unter den kurzen Ribben und in der Herzgrube.

95 Ein fest drückender, fast stechender Schmerz auf einer kleinen Stelle im linken Unterbauche (n. 1 St.).

Ein Drücken hie und da im Unterleibe.

Drückend kneipendes Bauchweh gleich nach dem Essen, und eingesperrte Blähungen.

Leibweh, wie von Blähungen im Unterbauche.

Die Blähungen gehen schmerzhaft im Bauche herum.

100 Unter schneidendem, sich um den Nabel windendendem Bauchweh, durchfälliger Abgang zähen, zuweilen mit schwarzem Blute untermischten Schleimes; nach jedem Stuhlgange, Durst und nach jedem Trunke, Schauder.

Ein Ziehen und Umwenden im Unterleibe, ohne und mit Durchfall.

Es tritt ein Windbruch mit Gewalt aus dem Bauchringe schmerzhaft hervor.

Nach einiger Blähungskolik im Unterbauche, kleine, öftere Stuhlgänge, welche aus Schleime, zuweilen mit Blut untermischt bestehen und Stuhlzwang erregen.

Schleimige Diarrhöe mit Tenesmus.

105 Sogleich, Durchlauf und gleich drauf, leerer Stuhlzwang.

Kleine Stuhlgänge, die aus lauterm Schleime bestehen.

Kleine Stühle blutigen Schleims.

Stuhlzwang.

Leibverstopfung, als wenn zu viel Hitze im Unterleibe wäre.

110 Brennender Schmerz im After (n. 3, 4, 8 St.).

Jücken im After (n. 3, 4, 8 St.).

Beifsend stechender Schmerz im After, beim durchfälligen Stuhle.

Blinde Hämorrhoiden, Aderknoten am After, welche beim Stuhlgange heftig schmerzen.

Blutader-Knoten am After, welche zuweilen jücken.

115 Blut-Abflufs aus dem After, vier Tage lang.

Harnzwang, Tenesmus des Blasenhalses; es treibet ihn zu öfterm, fast vergeblichem Harnen (n. 4, 8 St.).

Harn geht nur mit grofser Mühe tröpfelnd und schubweise ab (sogleich und lange Zeit hindurch).

Oefterer Drang zum Harnlassen, am meisten im Sitzen, nicht im Gehen (n. 42 St.).

Harnbrennen.

120 Nach dem Harnen, ein brennend beifsender Schmerz in der Harnröhre (n. 7 Tagen).

Ein Brennen in der Mündung der Harnröhre gleich vor, während und eine Minute nach dem Uriniren.

Schmerz in der Harnröhre, vorzüglich Vormittags.

Gleich nach dem Uriniren, ein Feinstechen in der Harnröhrmündung.

Aufser dem Uriniren, Stechen wie mit Nadeln im vordern Theile der Harnröhre (n. 8 St.).

125 Aufser dem Uriniren, starke Stiche in der Harnröhrmündung.

Aufser dem Uriniren, ein schneidender Schmerz in der Harnröhre, rückwärts (n. 6 St.).

Die Harnröhre ist beim Befühlen schmerzhaft (n. 7 Tagen).

Der Urin setzt einen weifsen Bodensatz ab.

Ein immerwährendes Drücken und Brickeln *) in der Eichel, vorzüglich früh und Abends.

*) Als Diminutiv von Brechen wohl cher so, und nicht Prickeln, zu schreiben.

130 Früh, beim Erwachen, Kälte des Hodensacks.
Kälte des Hodensacks und männliches Unvermögen.
Samen-Ergießung, die Nacht.
Ein ziehender Schmerz im Samenstrange und ein klemmender Schmerz im Hoden während des Harnens und einige Zeit hernach (n. 48 St.).
Erektion, Vormittags, Nachmittags, Abends.

135 Steifheit des männlichen Gliedes, früh im Bette, ohne verliebte Gedanken.
Heftige Erektion, früh beim Aufstehn, bloſs durch kaltes Wasser zu dämpfen.
Bei verliebten Tändeleien, ein unbändiges Zittern des ganzen Körpers (n. 24 St.).
Eiteriger Harnröhrfluſs, eine Art Tripper.
(Der Tripper wird gelb und dick) (n. 7 Tagen).

140 Während des monatlichen Blutflusses, Drücken in der Herzgrube mit Brecherlichkeit.

* * *

Kriebeln und Kitzeln in der Nase, wie bei Stockschnupfen.
Stockschnupfen.
Heiserkeit.
Schleim im obern Theile der Luftröhre, welcher von Zeit zu Zeit durch Kotzen und freiwilliges Hüsteln ausgeworfen seyn will (n. 8 St.).

145 Sehr häufiges Hüsteln.
Trocknes, öfteres Hüsteln.
Husten, vorzüglich gegen Abend (von 5 bis 9 Uhr).
Abends, nach dem Niederlegen, ein Kriebeln und Kitzeln im Luftröhrkopfe und trocknes Hüsteln.
Husten, vorzüglich nach Kaffeetrinken.

150 Schmerzhafter Husten.
Bloſs beim Husten, ein Schmerz im Halse, wie von einer einfach schmerzenden Geschwulst.
Bloſs beim Husten-Anfalle, ein drückender Schmerz im Halse, als wenn da ein Geschwür aufgehn wollte.

Kapsikum.

Beim Husten, Kopfweh, als wenn die Hirnschale zerspringen sollte.
Der Husten erregt Brecherlickeit.

155 Nachmittägige Hustenanfälle (um die fünfte Stunde), welche Brecherlichkeit und Erbrechen erregen.
Bei jedem Mal Husten, ein drückender Schmerz im Ohre, als wenn da ein Geschwür aufgehn wollte.
Beim Husten, ein ziehender Schmerz in der Seite der Brust bis nach dem Halse.
Beim Husten, ein tief eindrückender Schmerz an der Seite des Oberschenkels bis in's Knie.
Vom Husten und Niefsen fährt ein Schmerz in dieses oder jenes Glied.

160 Der Hauch aus der Lunge, beim Husten, erregt einen fremden, widrigen Geschmack im Munde.
Der Husten stöfst einen übelriechenden Athem aus der Lunge.
Schmerz der Ribben und des Brustbeins beim Athemholen.
Schmerz an der Brust, unter dem rechten Arme, wenn er die Stelle anfühlt, oder den Arm aufhebt.
(Einfacher Schmerz an einer Ribbe, auf einer kleinen Stelle, welcher am ärgsten beim Befühlen ist, aber weder durch Athmen noch durch Husten erregt wird.)

165 Beim Husten, Schmerz wie Stechen in der Seite der Brust und im Rücken.
Beim Athmen, ein stechender Schmerz zwischen den Schulterblättern und in der Gegend des Magens, und einzelne Stiche in der Seite des Unterleibes, am schwerdförmigen Knorpel und im Brustbeine — Schmerzen, welche jedoch nicht einzudringen, sondern nur oberflächlich zu seyn scheinen.
Beim Athmen, während des Gehens, ein Stich in der Seite der Brust; beim Sitzen nicht.

In der Gegend des Herzens, mehre starke Stiche, dafs er hätte schreien mögen.

Aengstlichkeit, die ihn tief zu athmen nöthigt.

170 Ein unwillkürliches, starkes Athem-Ausstofsen.

Er mufs oft einen einzigen, recht tiefen Athemzug holen, wodurch er sich in Allem, was ihn beschwert, Erleichterung zu verschaffen wähnt.

Tiefes Athmen, fast wie ein Seufzer.

Ein Schmerz in der Brust beim Sitzen, als wenn die Brust zu voll und nicht Raum genug darin wäre.

Engbrüstigkeit selbst in der Ruhe, mit Steifigkeit des Rückens, welcher beim Vorbücken weh thut, wobei von Zeit zu Zeit ein seufzerartiges tief Athmen und trockner Husten statt findet.

175 Asthma, Gefühl von Vollheit der Brust.

Engbrüstigkeit, welche aus dem Magen zu kommen scheint.

Von Tage zu Tage leichteres Athmen. *)

Engbrüstigkeit, mit Gesichtsröthe, Aufstofsen, und Empfindung, als wenn die Brust aufgetrieben wäre.

Engbrüstigkeit bei Ruhe und Bewegung.

180 Er kann nur mit aufgerichtetem Körper Odem holen — Orthopnöe.

Schmerz, als wenn die Brust zusammengeschnürt wäre, welcher den Odem beengt und sich, selbst bei geringer Bewegung, vermehrt.

Ein Schmerz, wie Drücken auf der Brust, beim tief Athmen und Wenden des Körpers.

Engbrüstigkeit beim Gehen.

Ein klopfender Schmerz in der Brust.

185 Ein drückender Schmerz in der Seite der Brust, auf welcher sie liegt.

Im Kreuze, ein herabziehender Schmerz im Stehen und Bewegen, mit Zerschlagenheits-Schmerz.

---

*) Rückwirkung der Lebenskraft des Organism's, Nachwirkung, Heilwirkung.

Kapsikum.

Rücken-Schmerz beim Bücken.
Ziehender Schmerz im Rücken.
Ziehend drückender Schmerz im Rücken.

190 Steifigkeit im Nacken, welche durch Bewegung sich mindert.
Schmerzhafte Steifigkeit im Nacken, die man nur bei Bewegung desselben spürt.
Ein zuckender Schmerz im Nacken.
Ein Schmerz äufserlich am Halse.
Schweifs unter der Achsel (n. 8 St.).

195 Das Achselgelenk schmerzt, wie ausgerenkt.
(Ziehend lähmiger Schmerz über und unter dem Ellbogengelenke.)
Fein stechender Schmerz in der Haut der Handwurzel. *)
Kühler Schweifs in den Händen (n. 3 St.).
Ein ziehender Schmerz im Hüftgelenke (ein Schmerz wie beim steifen Genicke), welcher sich durch Berührung und beim Zurückbiegen des Rumpfes vermehrt.

200 Vom Hüftgelenke bis zu den Füfsen, ein stechend reifsender Schmerz, vorzüglich beim Husten.
In den Oberschenkel-Muskeln, Schmerz, wie Drücken und verrenkt.
Spannender Schmerz im Knie.
Strammen in den Waden beim Gehen.
(Zerschlagenheitsschmerz des Ferseknochens, als wenn die Ferse durch einen grofsen Sprung erböllt und zerstofsen wäre, zuweilen in ein Reifsen übergehend, anfallsweise (n. 2 St.).

205 Stechen zu den Spitzen der Zehen heraus.
Vielstündige, überhin gehende, ziehende Schmerzen hie und da in den Gliedern, im Rücken, im Genicke, in den Schulterblättern und in den Händen, welche durch Bewegung erregt werden.
Knacken und Knarren der Gelenke der Kniee und Finger.

*) Von Dunste.

In allen Gelenken, Empfindung von Steifheit und einfacher Schmerz, im Anfange der Bewegung am schlimmsten, durch fortgesetzte Bewegung aber gemildert — bei einem Katarrhe zähen Schleims in der Luftröhre.

Früh, beim Aufstehn, ist er in allen Gelenken wie gerädert, ein lähmiger Steifigkeits-Schmerz beim Anfange der Bewegung, besonders in den Knieen und Fufsgelenken, bei fortgesetzter Bewegung gemindert (n. 10 St.).

210 Wenn er gelegen hat, sind alle Gelenke wie steif, und früh beim Aufstehn aus dem Bette ist er in allen Gelenken, wie gerädert, vorzüglich ist die Lähmung in den Knieen und Fufsgelenken nach der Ruhe weit stärker, als wenn er in Bewegung ist.

Alle Gelenke schmerzen wie ausgerenkt, mit der Empfindung, als wenn sie geschwollen wären.

Klamm zuerst im linken Arme und dann im ganzen Körper; die Arme waren steif, sie konnte sie nicht grade machen, auch waren die Füfse, nach dem Sitzen, beim Aufstehn, steif, wie eingeschlafen und kriebelnd.

Bald in diesem, bald in jenem Theile, überhin gehend drückende Schmerzen.

Ein Krabbeln hie und da in der Haut des Körpers, wie von einer Fliege.

215 Empfindung über den ganzen Körper, als wenn alle Theile einschlafen wollten. *)

Kriebelnde Empfindung in den Armen und Beinen vom Fufse an bis in den Schlund.

Ein Jücken hie und da in der Haut, am meisten aber im Gesichte und an der Nase.

(Jücken blofs nach dem Anrühren der Stelle.)

Jücken in den Haaren auf dem Kopfe und auf kleinen Punkten am übrigen Körper, welches durch gelindes Kratzen vergeht.

220 (Rothe, runde Flecke am Unterleibe und an den Dickbeinen.)

---

*) Eingeathmeter Schwefeldampf half schnell davor.

Kapsikum.

Eine im Körper auf- und niederwärts fahrende, schmerzlose Empfindung, bei Röthe auf den Backen.

Lässigkeit in den Gliedern, doch mehr in der Ruhe und beim Sitzen.

Grofse, doch nicht zum Schlafe einladende Müdigkeit (n. 2 St.).

Früh, gröfsere Müdigkeit, als Abends.

225 Zitternde Schwäche in den Füfsen.

Gänzliche Abspannung der Kräfte.

Er scheut alle Bewegung.

Traumvoller Schlaf.

Träume trauriger Art aus der Vergangenheit; er wufste beim Erwachen nicht, ob es Wirklichkeit gewesen sey, oder nicht.

230 Träume voll Hindernisse.

Schlaf, von Schreien und Aufschrecken unterbrochen, als wenn er von der Höhe herab fiele.

Im Schlafe schnarcht er beim Einathmen durch die Nase, als wenn er durch dieselbe keine Luft kriegen könnte und es ihm den Athem versetzte (n. 1 St.).

Er wacht nach Mitternacht mehrmal auf.

Volles Erwachen nach Mitternacht, und später.

235 Er ist in der Nacht munter und kann nicht schlafen (n. 5, 9 St.).

Der Widerwillen gegen Alles und die Verdriefslichkeit vergehen durch den Schlaf. *)

Gähnen, fast ununterbrochen (n. ¼ St.).

Kühle Luft, und vorzüglich Zugluft, ist ihm zuwider, er kann sie nicht vertragen (n. 12 St.).

Allmälig verminderte Wärme des Körpers.

240 Kälte am ganzen Körper; die Gliedmafsen sind kalt, ohne Schauder.

So wie die Kälte des Körpers zunimmt, **) nimmt

---

*) Gegenwirkung der Lebenskraft des Organism's, Heilwirkung.

**) Ich habe sie von Kapsikum 11 Stunden lang steigen sehn, wo sie dann wieder 12 Stunden brauchte zum Abnehmen und völligen Verschwinden.

auch die Mifsmüthigkeit und die Verengerung der Pupillen zu.

Nach jedesmaligem Trinken, Schauder und Frostschütteln.

Abends, nach dem Niederlegen, ungemeiner Frost, worauf Schnupfen folgte (n. 72 St.).

Abendfrost.

245 Er friert bei geringem Lüften des Bettes.

Beim Gehen in freier Luft, Gefühl an den Oberschenkeln, als ob sie mit kaltem Schweifse überzogen wären (wie wenn kalte Luft einen schweifsigen Theil berührt) und doch schwitzten die Oberschenkel nicht.

Er zittert vor Schauder.

Abends, Schauder und Frost im Rücken, worauf keine Hitze, kein Durst, wohl aber gelinder Schweifs folgte.

(Fieberschauder, Abends, mit Durst (ohne Hitze und ohne Gähnen oder Dehnen), mit grofser Mattigkeit, kurzem Athem, Schläfrigkeit und Verdriefslichkeit; bei der kleinsten Bewegung, Schauder, ohne Kälteempfindung und ohne kalt zu seyn — doch war es ihm auch in einer heifsen Stube nicht zu warm.)

250 Die erste Nacht, Frost und Kälte; die folgende Nacht, Schweifs über und über.

Früh, Schweifs über und über.

Nach allgemeiner Hitze und Schweifs, ohne Durst, welches etliche Stunden dauerte, Schauder des Abends 6 Uhr, mit Schütteln und Zähneklappen — dabei war er durstig und kalt über und über, unter Aengstlichkeit, Unruhe, Unbesinnlichkeit und Unleidlichkeit des Geräusches — gleicher Schauder, Frostschütteln und Kälte, mit Durste, den folgenden Abend, um 7 Uhr.

Hitze, und zugleich Schauder, mit Wasserdurst.

Hitze im Gesichte und Röthe, mit Zitterigkeit der Glieder (sogleich).

255 Mittags, nach dem Essen, glühende Wangen, bei kalten Händen und Füfsen, ohne Schauder — zwei Tage um dieselbe Zeit wiederkehrend.

Kapsikum.

Rothe Backen.
Abwechselnd ist das Gesicht bald blaſs, bald, nebst den Ohrläppchen, roth, mit einer Empfindung von Brennen, ohne daſs man jedoch mit der Hand besondre Hitze fühlt.
(Brennen an den Händen, Füſsen und Backen, welche letztere geschwollen sind.)
Heiſse Ohren und heiſse, rothe Nasenspitze, gegen Abend.

260 (Innere Hitze, mit kaltem Stirnschweiſse.)
Er ist still in sich gekehrt.
Er ist gegen alles gleichgültig.
Er ist still, mürrisch und hartnäckig.
Widerwillen und Verdrieſslichkeit.

265 Widerstreben, mit Heulen (n. 3 St.).
Er macht Vorwürfe und nimmt die Fehler Andrer hoch auf; er nimmt Kleinigkeiten übel und tadelt sie.
Mitten im Spaſsen nimmt er die geringste Kleinigkeit übel.
Er kann sich sehr leicht erzürnen.
Eine unruhige Uebergeschäftigkeit.

270 Schreckhaftigkeit (n. 2 St.).
Launen; bald immerwährendes Lachen, bald wieder Weinen.
Späſse, Witzeleien.
Er ist zufriedenen Gemüths, ist spaſshaft und trällert und ist dennoch, bei der mindesten Veranlassung, geneigt, böse zu werden (n. 4 St.).
Zufriedenheit. *)

275 Standhafter, kummerloser Sinn. **)

*), **) Heilwirkungen, Gegenwirkung des Organism's.

Beobachtungen Andrer.

Benebelung des Kopfs (*J. Ch. Hartung*, in einem Aufsatze).

Leerheit und Dummheit im Kopfe (n. 12 St.) (*Gust. Ahner*, in einem Aufsatze).

Düsterheit und Eingenommenheit des Kopfs (Ders. a. a. O.).

Drückender Schmerz in der Schläfegegend (*Hartung*, a. a. O.).

(5) Ziehend reifsende Schmerzen im Stirnbeine, mehr rechter Seite (n. 6, 7 St. und n. 3 Tagen) (*Ahner*, a. a. O.).

Ziehend reifsender Schmerz in der linken Kopfseite (n. 17, 48 St.) (Ders. a. a. O.).

Heftiges, tief eindringendes Stechen im Scheitel (Ders. a. a. O.).

Leiser Schauder über den behaarten Theil des Kopfs, worauf ein brennendes Jücken der Kopfbedeckungen folgt, welches nach dem Kratzen sich zwar mindert, dann aber mit verstärkter Kraft zurückkehrt (n. 2 St.) (*Hartung*, a. a. O.).

Ungewöhnliche Röthe des Gesichts, ohne Hitze, nach einer halben Stunde aber, ein elendes, blasses Ansehn (n. 3 St.) (Ders. a. a. O.).

(10) Auf der Stirne, Schweifs (*Ahner*, a. a. O.).

Grofse Erweiterung der Pupillen (Ders. a. a. O.).

Es drückt ihn auf die Augen, so dafs er sie nicht weit genug öffnen kann (Ders. a. a. O.).

Reifsender Schmerz hinter dem linken Ohre (n. 6 St.) (Ders. a. a. O.).

Zusammenziehend zuckende Schmerzen in der linken Nasenseite, über das linke Auge hin (n. 5 St.) (Ders. a. a. O.).

(15) Brennend spannende Empfindung am linken Nasenloche, als wollte da ein Blüthchen entstehn (*Th. Mofsdorf*, in einem Aufsatze).

Brennen in den Lippen (Ders. a. a. O.).

Schmerzen auf der linken Seite des Unterkiefers, wie von einer Beule oder einem Geschwüre, $\frac{3}{4}$ Stunden lang (*Ahner*, a. a. O.).

Kapsikum.

Beobachtungen Andrer.

Zuckend reifsender Schmerz in den rechten Halsdrüsen (*Ahner*, a. a. O.).
Feine, schnelle Stiche in der Herzgrube (n. etlichen Min.) (*W. E. Wislicenus*, in einem Aufsatze).

(20) Drückender Schmerz auf die Herzgrube (*Ahner*, a. a. O.).
In der Herzgrube, ein kneipender, nach aufsen bohrender Schmerz, vorzüglich beim Krummsitzen, 8 Minuten stark anhaltend (n. 1½ St.) (Ders. a. a. O.).
Ungewöhnlich starkes Pulsiren der Blutgefäfse des Unterleibes (*Hartung*, a. a. O.).
Erhöhete innere Wärme des Darmkanals (Ders. a. a. O.).
Unschmerzhaftes Kollern im Unterleibe (Ders. a. a. O.).

(25) Viel Blähungen (*Ahner*, a. a. O.).
Bei drückendem Schmerze auf die Eingeweide, treibt es ihn zum Stuhle; aber er ist hartleibig (Ders. a. a. O.).
Stuhlzwang. (*Browne*, bei *Murray*, Appar. Medic. I., Edit. sec. S. 703.).
Nach Trinken mufs er, bei aller Hartleibigkeit, zu Stuhle; es geht aber nur Schleimiges fort (*Ahner*, a. a. O.).
Sobald er etwas getrunken hat, ist es ihm, als sollte Durchfall kommen; es geht aber jedesmal nur wenig fort (Ders. a. a. O.).

(30) Brennen am After (*Browne*, a. a. O.).
Krampfhaftes Zusammenziehn, mit schneidendem Schmerze, am Blasenhalse — nicht eben als Drang zum Harnen — zuweilen aussetzend, zuweilen wiederkehrend, früh im Bette; durch Lassen des Urins scheint es etwas beschwichtiget zu werden (n. 24 St.) (*Wislicenus*, a. a. O.).
Ein feines, jückendes Stechen an der Eichel, wie Mückenstich (*Ahner*, a. a. O.).

Beobachtungen Andrer.

Harnröhr - Tripper *) (*Fordyce*, bei *Murray*, App. Med. I., Edit. sec. S. 704.).

* * *

Brennendes Kriebeln in der Nase, mit starkem Niefsen und Schleim - Ausflusse **) (sogleich) (*Wislicenus*, a. a. O.).

(35) Heftiges, erschütterndes Niefsen mit Ausflufs dünnen Schleims aus der Nase (sogleich) (*Mofsdorf*, a. a. O.).

Gefühl von Rauhheit im Halse, fast zwei Tage lang (Ders. a. a. O.).

Kitzelnde Empfindung in der Luftröhre, so dafs er einige Male heftig niefsen mufs (*Ahner*, a. a. O.).

Anhaltende Stiche im Halse, in der Gegend des Kehldeckels, welche trocknen Husten erregen, ohne dafs sie dadurch vergehen (*Mofsdorf*, a. a. O.).

Während des Hustens und einige Zeit nachher, ein Pressen nach der Blase zu und einige von innen nach aufsen zu gehende Stiche in der Gegend des Blasenhalses (Ders. a. a. O.).

(40) Ein einzelner Stich in der linken Brustseite, zwischen der dritten und vierten Ribbe, wie mit einer stumpfen Nadel (*Ahner*, a. a. O.).

Stiche in der linken Seite, bei der fünften und sechsten Ribbe (n. 1 St.) (Ders. a. a. O.).

Einzelne Stiche in der linken Brustseite, zwischen der zweiten und dritten Ribbe (n. 5 St.) (Ders. a. a. O.).

Stechen in der linken Seite, was ihm den Athem versetzt (n. 10 St). (Ders. a. a. O.).

---

*) Vom Tragen eines mit dem Pulver der Samen des capsicum baccatum angefüllten, leinenen Beutels auf dem blofsen Unterleibe.

**) Vom Dunste.

Kapsikum.

Beobachtungen Andrer.

Stechen in der linken Brustseite, beim Athemholen, zwischen der dritten und vierten Ribbe (*Ahner*, a. a. O.).

(45) Ziehend reifsender Schmerz in und neben dem Rückgrate (Ders. a. a. O.).

Plötzlich, ziehend stechender Schmerz in der Mitte des Rückgrates (Ders. a. a. O.).

Gefühl von Schwäche über den ganzen Nacken, als sey er belastet (n. 4 St.) (*Hartung*, a. a. O.).

Ziehend reifsender Schmerz, der sich vom rechten Schlüsselbeine über den ganzen rechten Arm bis in die Fingerspitzen erstreckt, 3 Minuten lang (*Ahner*, a. a. O.).

Stechen im linken Ellbogengelenke, welches bis in die Hand mit fliegender Hitze fuhr, wovon dann der Arm wie eingeschlafen war (Ders. a. a. O.).

(50) Dröhnender Schmerz im linken Unterarme (Ders. a. a. O.).

Zuckend fippernde, schmerzhafte Empfindung in der linken hohlen Hand (n. 8 St.) (Ders. a. a. O.).

Zusammenziehender Schmerz im linken Zeigefinger (Ders. a. a. O.).

Heftige, tiefe Stiche im Ballen des linken kleinen Fingers (*Hartung*, a. a. O.).

Zerschlagenheitsschmerz im rechten Oberschenkel, beim Gehen verschwindend, in der Ruhe aber zurückkehrend (*Ahner*, a. a. O.).

(55) Verrenkungsschmerz im rechten Oberschenkel; wenn er den Schenkel mehr nach aufsen streckt, so ist der Schmerz heftig da, sonst aber nicht (Ders. a. a. O.).

Konvulsives Rucken und Zucken bald des Oberschenkels, bald des Unterarms (*Hartung*, a. a. O.).

Reifsender Schmerz an der innern Seite des linken Oberschenkels (*Ahner*, a. a. O.).

Ziehend stechend wühlender Schmerz in der Mitte der hintern Fläche des linken Oberschenkels, durch Bewegung vergehend (Ders. a. a. O.).

Kapsikum.

Beobachtungen Andrer.

Ein innerlicher, aus Ziehen und Stechen zusammengesetzter Schmerz im linken Unterschenkel (*Hartung*, a. a. O.).

(60) Einzelne Stiche in der rechten grofsen Zehe, durch Stampfen des Fufses aufhörend (*Ahner*, a. a. O.).

Aetzendes Brennen an mehren, zarten Theilen (Lippen, Mund, Nase, Nasenspitze, Nasenflügeln, Augenlidern, u. s. w.) *) (*Wislicenus*, a. a. O.).

Stechend brennendes Jücken über den ganzen Körper, am meisten aber auf der Brust und im Gesichte (*Hartung*, a. a. O.).

Mattigkeit und Schwere der Gliedmafsen, worauf Zittern der Obergliedmafsen und Kniee erfolgte; die Hände versagten ihm zum Schreiben ihre Dienste (n. 7 St.) (Ders. a. a. O.).

(Glucksendes Schnell-Klopfen in einigen grofsen Adern (n. 24 St.) (Ders. a. a. O.).

(65) Hitze in den Händen, aber nicht an den übrigen Theilen des Körpers (*Ahner*, a. a. O.).

Die Füfse sind, bis über die Knöchel herauf, kalt und lassen sich gar nicht erwärmen, bei übrigens gewöhnlicher Körperwärme, des Morgens (n. 12 St.) (*Wislicenus*, a. a. O.).

Angst und Bangigkeit bis zum Sterben (*Pelargus*, Obs. Tom. II. S. 206.).

Unlust zu arbeiten und zu denken (*Hartung*, a. a. O.).

Ruhige Stimmung des Gemüths **) (Ders. a. a. O.).

---

*) Vom Dunste.
*) Gegenwirkung des Organism's, Heilwirkung.

Königs-Kerze (Verbascum Thapsus).

(Der frisch ausgepreſste Saft des Krautes, zu Anfange des
Blühens, mit gleichen Theilen Weingeist gemischt.)

Wer sollte glauben, daſs die bisherige Arzneischule, statt ernsthaft zu erforschen, welche wahren, eigenthümlichen, dynamischen Kräfte diese Pflanze auf das Befinden des Menschen erfahrungsmäſsig äuſsere, sich bloſs damit begnügt hat, aus dem weichlichen Geruche ihrer Blume und, wenn sie mit den Fingern zerquetscht wird, aus dem Schleimigen ihres Saftes eine erweichende, auflösende und schmeidigende Arzneikraft derselben im lebenden menschlichen Körper vermuthungsweise (fälschlich) anzunehmen und sie so, mit andern, arzneilich unbekannten Kräutern gemischt, in Gurgel-Brühen, Umschlägen und Klystiren blindhin zu solchen Vermuthungs-Zwecken zu gebrauchen?

Beigehende reine Symptome und Krankheits-Zustände, welche durch diese Pflanze im Befinden gesunder Personen zuwege gebracht worden, werden zeigen, wie sehr sich das bisherige Arztthum in seiner leichtsinnigen Vermuthung geirrt, und zu welchen wahren Heilzwecken sie dagegen mit sicherm Erfolge bei natürlichen Krankheits-Zuständen anzuwenden sey, welche den von ihr eigenthümlich erregten Symptomen an Aehnlichkeit entsprechen.

Ein kleiner Theil eines Tropfens von erwähntem Safte ist für den homöopathischen Behuf zur Gabe hinreichend.

Königs-Kerze.

Zerstreutheit: es drängen sich verschiedenartige Gedanken-Reihen und Phantasien zu (n. 8 Tagen).
Es ist ihm dumm und wüste vor dem Kopfe, als wenn alles zur Stirne heraus wollte.
In der rechten Schläfe, ein drückender Schmerz (sogleich).
Dumpf schmerzende Schwere im Kopfe (n. ¾ St.).
5 Drückender Kopfschmerz im Wirbel des Hauptes.
Pressender Schmerz im Hinterkopfe (n. ⅛ St.).
Drücken in der linken Schläfe von hinten vor.
Ein Stich im linken Hinterkopfe (n. 1½ St.).
Hitze in den Augen und Empfindung von Zusammenziehn der Augenhöhle (n. ½ St.).
10 Vor dem rechten Ohre, an der Backe, ein Blüthchen, welches bei Berührung stechend schmerzt (n. 24 St.).
Reifsendes Stechen vorne am linken Ohre, runterwärts (sogleich).
Ein reifsender Stich im linken Ohre (während des Essens) (n. 2 St.).
Am Halse, neben dem Schildknorpel, ein grofser, rother Knoten, welcher beim Aufdrücken schmerzt, 2 bis 3 Tage lang (n. 2 Tagen).
(Salziges Wasser läuft ihm im Munde zusammen.)
15 Viel leeres Aufstofsen.
Schlucksen (n. ½ St.).
Drücken im Magen.
Ein reifsendes Stechen im Unterleibe, runterwärts.
Ein weicher Stuhlgang, mit Drängen (n. 3 St.).

20 Oefterer Drang zum Harnlassen; der Harn ging in gröfserer Menge ab (n. 2 St.).
Nächtliche Samen-Ergiefsungen.
Gleich nach dem Niederlegen, Abends im Bette, sogleich ein schmerzliches Spannen über die Brust, mit Stichen in der Gegend des Herzens.
Reifsen in der linken Ellbogen-Röhre, runterwärts.
Jücken am Unterarme (n. ¼ St.).

25 Spannender Schmerz in der linken Handwurzel, bei Ruhe und Bewegung (n. 20 Min.).
Reifsendes Stechen in der hohlen Hand.
Taubheit und Gefühllosigkeit des Daumens.*)
Reifsen im Unterschenkel, runterwärts.
Dehnen in den Gliedmafsen (n. ½ St.).

30 Schlaf nur bis 4 Uhr früh, voll Träume von Krieg und Leichen, mehre Nächte.
Schauder, vorzüglich auf der einen Seite des Körpers, von den Achseln bis auf die Oberschenkel, als wenn kaltes Wasser dran herunter gegossen würde.
Aufgeregtheit der Phantasie, vorzüglich zu üppigen Bildern, mehre Tage lang.

*) Vom äufsern Bestreichen mit dem Safte.

Königs-Kerze. 109

Beobachtungen Andrer.

Schwindel-Anfälle, wenn die linke Backe gedrückt und so der Kopf unterstützt wird (*W. Grofs*, in einem Aufsatze).
Plötzlicher Schwindel, wie von einem Drucke mitten auf den ganzen Kopf (Ders. a. a. O.).
Eingenommenheit des Kopfs (n. 5 St.) (*Th. Mofsdorf*, in einem Aufsatze).
Vermindertes Gedächtnifs: es kostet ihm Mühe, kurz vorher gehabte Ideen zu erneuern (n. 4 St.) (Ders. a. a. O.).

(5) Heftiger Druck in der ganzen Stirne (*Grofs*, a. a. O.).
Heftig drückender, aber schnell vorüber gehender Schmerz, nach aufsen zu, in der ganzen rechten Hirnhälfte, welcher allmälig wieder abnimmt (n. 4 St.) (*Franz Hartmann*, in einem Aufsatze).
Immerwährendes Pressen in der Stirne nach aufsen, vorzüglich zwischen den Augenbrauen (n. 3 St.) (Ders. a. a. O.).
Heftig drückender Schmerz in der Stirne, nach aufsen zu, welcher durch Bücken verschwindet (n. 2½ St.) (Ders. a. a. O.).
Zuckendes Drücken in der linken Hirnhälfte (n. 5 St.) (*Mofsdorf*, a. a. O.).

(10) Heftiges, betäubendes, tiefes Drücken im rechten Stirnhügel, beim Uebergange von der Kälte in die Wärme (*Grofs*, a. a. O.).
Betäubender Druck auf die ganze linke Seite des Kopfs und Gesichts (der Backe) (Ders. a. a. O.).
Drückend betäubendes Kopfweh, was vorzüglich die beiden Stirnseiten ergriff, in jeder Lage (n. ½ St.) (*Chr. Fr. Langhammer*, in einem Aufsatze).
Heftiges Hineindrücken in die linke Seite des Stirnbeins, wie eine Betäubung (*Grofs*, a. a. O.).
Drückend betäubendes, mehr äufserliches Kopfweh, vorzüglich in der Stirne, in allen Lagen (n. ¼ St.) (*Langhammer*, a. a. O.).

Beobachtungen Andrer.

(15) Starkes Drücken im rechten Hinterhaupts Hügel (n. 4½ St.) (*Hartmann*, a. a. O.).
Reifsendes Drücken in der rechten Hirnhälfte (n. 4 St.) (Ders. a. a. O.).
Mehr drückender, als reifsender Schmerz über der linken Augenhöhle (n. 2¼ St.) (Ders. a. a. O.).
Ein absetzendes Drücken und Pucken neben dem linken Stirnhügel (*Grofs*, a. a. O.).
Ein langsames Hämmern im linken Stirnhügel (sogleich) (Ders. a. a. O.).

(20) **Empfindung, als würden die beiden Schläfen mit einer Zange zusammengeknippen** (Ders. a. a. O.).
Heftiges, absetzendes, tiefes Stechen hinter dem linken Scheitelbein-Höcker (Ders. a. a. O.).
Heftiger, langsam entstehender und langsam vergehender Stich im linken Stirnhügel, nach aufsen zu (n. 2 St.) (*Hartmann*, a. a. O.).
Sticheln in der linken Stirnhöhle (n. 5 St.) (*Mofsdorf*, a. a. O.).
Betäubendes, tief eindringendes Stechen in der rechten Schläfe, während des Essens, durch äufserlichen Druck vermehrt; es zieht sich nach einigen Stunden bis in die obern Zähne dieser Seite, als ein Reifsen (*Grofs*, a. a. O.).

(25) **Drückender, sich lang ziehender Stich durch die linke Gehirnhälfte, von hinten nach vorne** (n. 2 St.) (*Hartmann*, a. a. O.).
Gleich über der rechten Schläfe, scharfe, betäubende Messerstiche (*Grofs*, a. a. O.).
Tiefe, scharfe, absetzende Stiche zwischen dem linken Stirnhügel und dem Scheitelbein-Höcker (Ders. a. a. O.).
Absetzende, feine Nadelstiche in der rechten Stirnseite (n. 1¾ St.) (*Langhammer*, a. a. O.).
Betäubendes Ziehen im linken Stirnhügel, in der Zugluft (n. 72 St.) (*Grofs*, a. a. O.).

Königs-Kerze.

Beobachtungen Andrer.

(30) Brennen und Brickeln in der linken Schläfe (n. 8 Min.) (*Grofs*, a. a. O.).

Beim Gehen dröhnt es im Kopfe (n. 4½ St.) (*Mofsdorf*, a. a. O.).

Spannen auf der linken Seite des Scheitels, welches allmälig zum scharfen Drucke wird, wobei zugleich der linke Ast des Unterkiefers gegen den Oberkiefer angedrückt gefühlt wird (*Grofs*, a. a. O.).

Stechendes Zucken äufserlich erst an der linken Schläfe (n. 1 St.), dann an der rechten, äufserlich (*Mofsdorf*, a. a. O.).

Erweiterte Pupillen (n. 7⅓ St.) (*Langhammer*, a. a. O.).

(35) Ein Kurzsichtiger ward noch weit kurzsichtiger (trübsichtiger?); er konnte eine Elle weit entfernte Gegenstände vor floriger und wässeriger Trübsichtigkeit kaum erkennen; die Gegenstände schienen beim undeutlich Werden sich zu vergröfsern, und überhaupt schien die Tages-Helle abgenommen zu haben, was doch nicht der Fall war (n. 8½ St.) (Ders. a. a. O.).

Heftiges Drücken auf das rechte Jochbein (n. 36 St.) (*Grofs*, a. a. O.).

Stumpf drückend stechende Empfindung am linken Jochbogen (n. 2⅓ St.) (*Hartmann*, a. a. O.).

Betäubendes, absetzendes Drücken am obern Rande des linken Jochbeins (*Grofs*, a. a. O.).

Ein absetzendes, fürchterliches Stechen im linken Jochbeine (Ders. a. a. O.).

(40) Spannen im linken Jochbeine, im Gelenk-Höcker des Schläfebeins und am Stirnhügel beim Zugange der Luft und in Zugluft (Ders. a. a. O.).

Stumpfer Druck am Gelenkhöcker des Schläfebeins, durch Zusammenbeifsen der Zähne schmerzhaft erhöhet (Ders. a. a. O.).

An dem stumpfen Drucke im linken Kiefergelenke nimmt der ganze Ba-

Beobachtungen Andrer.

cken Theil und der Druck wird zu einem betäubenden Spannen (*Grofs*, a. a. O.).

Empfindung, als wenn man auf das linke Jochbein bis zum Ohre hin heftig drückte, durch Druck mit der Hand verschlimmert, öfters am Tage, Abends vor dem Einschlafen und früh beim Erwachen (Ders. a. a. O.).

Empfindung, als würden beide Gelenkhöcker der Schläfebeine mit einer Zange gewaltsam gepackt und zusammengeknippen (Ders. a. a. O.).

(45) Stumpfer Druck am Gelenk-Höcker des Schläfebeins, gleich vor dem linken Ohre (Ders. a. a. O.).

Schnell entstehender, mit einem starken Stiche sich erhebender Druck hinter dem rechten Ohre, welcher allmälig wieder verschwindet (n. ¼ St.) (*Hartmann*, a. a. O.).

Heftiges Reifsen im Innern des rechten Ohres (*Grofs*, a. a. O.).

Schmerzhaftes Reifsen und Ziehen im linken Ohre hineinwärts (Ders. a. a. O.).

Empfindung, als wenn das linke Ohr hinein gezogen würde (Ders. a. a. O.).

(50) Empfindung, als wenn es ihm vor die Ohren gefallen wäre, erst vor das linke, dann vor das rechte (Ders. a. a. O.).

Er ist wie taub auf dem linken Ohre (Ders. a. a. O.).

Beim laut Lesen, Gefühl von Verstopftheit der Nase, des Kehlkopfs und der Ohren, was aber das Gehör nicht erschwerte (n. 8 St.) (*Langhammer*, a. a. O.).

Ein drückend klemmender Schmerz auf der rechten Seite des Unterkiefers (n. ¼ St.) (*Hartmann*, a. a. O.).

Starke Spannung in den Bedeckungen des Kinnes, der Kaumuskeln und des Halses, wobei sich

Königs-Kerze.

Beobachtungen Andrer.

doch die Kinnladen gut bewegen lassen (n. 10 Min.) (*Grofs*, a. a. O.).

(55) Reifsen in den grofsen Backzähnen des rechten Unterkiefers (Ders. a. a. O.).

Absetzendes Reifsen in den kleinen Backzähnen des linken Unterkiefers (Ders. a. a. O.).

Braungelbe, mit zähem Schleim belegte Zunge, ohne übeln Geschmack, gleich nach dem Mittagsessen (Ders. a. a. O.).

Früh, beim Aufstehn, und Vormittags ist die Zungenwurzel braun, ohne übeln Mundgeschmack (Ders. a. a. O.).

Braune Zungenwurzel, mit fadem, ekeligem Geschmacke, Vormittags (Ders. a. a. O.).

(60) Fader Geschmack, einige Zeit nach Tische (Ders. a. a. O.).

Fader Geschmack, mit widrigem Geruche des Athems, bei braungelb belegter Zunge, früh (n. 96 St.) (Ders. a. a. O.).

Leeres Aufstofsen (sogleich) (*Langhammer*, a. a. O.).

Aufschwulken einer geschmacklosen Feuchtigkeit (n. 5 Min.) (*Hartmann*, a. a. O.).

Bittres, brecherliches Aufstofsen (sogleich) (*Mofsdorf*, a. a. O.).

(65) Oefteres Schlucksen (n. 2¼ St.) (*Langhammer*, a. a. O.).

Den Tag über, Hunger ohne Appetit; es schmeckt ihm nichts und doch will er essen (*Grofs*, a. a. O.).

Absetzende, stumpfe Nadelstiche links neben dem Schwerdknorpel (Ders. a. a. O.).

Links neben dem Schwerdknorpel, unter den letzten Ribben, ein absetzendes, betäubendes, fürchterliches Schneiden (Ders. a. a. O.).

In der linken Seite, wo die Ribben aufhören, ein so heftiger, tiefer, scharfer Stich, dafs er zusammenbebt (Ders. a. a. O.).

Beobachtungen Andrer.

(70) In der Gegend unter den rechten Ribben (Hypochondrium), ein stechendes Kneipen (n. ¼ St.) (*Hartmann*, a. a. O.).

In der Herzgrube, Empfindung einer grofsen Leere, die sich durch ein Knurren in der Gegend unter den linken Ribben verlor (Ders. a. a. O.).

Aufgeblasenheit des Unterleibes, und hierauf mehrmaliges Knurren in der Gegend unter den linken Ribben, welches einige Mal ein lautes, starkes Aufstofsen zuwege brachte (n. 4 St.) (Ders. a. a. O.).

Immerwährendes Knurren und Kollern in der Gegend unter den linken Ribben (n. 5 St.) (Ders. a. a. O.).

Gluckern im Unterbauche (n. ¼ St.) (*Grofs*, a. a. O.).

(75) Spitzige, absetzende Stiche links über dem Nabel (Ders. a. a. O.).

Rechts beim Nabel, absetzende, stumpfe Nadelstiche (Ders. a. a. O.).

Absetzendes, stumpfes Stechen links unter dem Nabel, durch Vorbeugen des Körpers vermehrt, nach Tische (n. 3 St.) (Ders. a. a. O.).

Beim tiefen Einathmen und Vorbücken, Stiche wie von vielen Nadeln in der ganzen Nabelgegend bis hinten herum und auch in den Rückenwirbeln (Ders. a. a. O.).

Empfindliche, tiefe Messerstiche rechts im Unterbauche, über den Schambeinen (Ders. a. a. O.).

(80) Kneipen im Unterleibe, wie von versetzten Blähungen, in jeder Lage (n. 1¼ St.) (*Langhammer*, a. a. O.).

Ein schneidendes Kneipen im ganzen Unterleibe, mit mehrmaligem Aufstofsen (*Hartmann*, a. a. O.).

Schneidend kneipendes Leibweh bald hie, bald dort, doch immer nach den Ribben hin steigend, wo es sich festsetzt (n. 3 St.) (Ders. a. a. O.).

Der bis tief herab sich erstreckende Bauchschmerz

Königs-Kerze.

Beobachtungen Andrer.

bewirkt ein krampfhaftes Zusammenziehn des After-Schliefsmuskels und einen überhin gehenden Drang zum Stuhle (*Hartmann*, a. a. O.).

Schmerzhafter harter Druck, wie von einem Steine auf dem Nabel, durch Vorbiegen des Körpers verschlimmert (*Grofs*, a. a. O.).

(85) Gefühl, als wären die Gedärme, beim Nabel, am Bauchfelle angewachsen und würden gewaltsam heraus gezogen, was durch äufsern Druck vermehrt ward (Ders. a. a. O.).

Zusammenschnüren des Unterbauchs in der Nabelgegend, zu verschiednen Zeiten (Ders. a. a. O.).

Aufsenbleiben des Stuhlgangs den ersten Tag (*Mofsdorf*, a. a. O.).

Es geht wenig Koth in kleinen harten Stückchen ab, wie Schaflorbern, unter Pressen (n. 15 St.) (*Langhammer*, a. a. O.).

Er mufs sehr oft und viel Harn lassen (n. ½ St.), **aber nach 36 Stunden geht ungewöhnlich wenig Harn ab** (*Hartmann*, a. a. O.).

(90) Oefteres Drängen zum Harnen, mit wenigem Urinabgange (n. 7 St.) (*Langhammer*, a. a. O.).

Nächtliche Samen-Ergiefsung, ohne geile Träume (Ders. a. a. O.).

* * *

Beim laut Lesen, Heiserkeit (Ders. a. a. O.).

Scharfer Druck gleich unter der linken Brustwarze (*Grofs*, a. a. O.).

Unter der linken Brustwarze mehrmals ein heftiger Stich, beim Einathmen, welcher langsam verschwand, wodurch wieder ein tiefes Einathmen verursacht ward (n. 4 St.) (*Hartmann*, a. a. O.).

(95) Drückend stechender Schmerz in der vorletzten falschen Rippe, wo sie in den Knorpel über-

Beobachtungen Andrer.

geht, welcher durch Druck von aufsen schnell verschwindet, aber auch gleich zurückkehrt (*Hartmann*, a. a. O.).

In der Gegend des ersten und zweiten Ribben-Knorpels, ein betäubender, beklemmender, Athem versetzender Stich (n. 5 Min.) (*Grofs*, a. a. O.)

Ein ganz feiner, anhaltender Stich im letzten Rückenwirbel, beim krumm Sitzen (n. ¼ St.) (*Hartmann*, a. a. O.).

In der Mitte zwischen der rechten Lende und dem Rückgrate, absetzende, tiefe, scharfe Messerstiche, ganz im Innern der Eingeweide (*Grofs*, a. a. O.).

Scharfe, absetzende Stiche im linken Schulterblatte (Ders. a. a. O.).

(100) Auf der rechten Achsel-Höhe, ein mehr drückender, als reifsender Schmerz, welcher durch Bewegung vergeht (n. 5¼ St.) (*Hartmann*, a. a. O.).

Klammartiger Druck am linken Ellbogen bis in den Vorderarm, in allen Lagen (n. 8½ St.) (*Langhammer*, a. a. O.).

Stumpfes Stechen im äufsern Knöchel der hohlen Hand (*Grofs*, a. a. O.).

Einige stumpfe Stiche in dem Gelenke, wo sich der Handwurzel-Knochen des Daumens mit der Speiche vereinigt, wie eine Art (Lähmung, oder) Verstauchung (Ders. a. a. O.).

Scharfes Stechen im hintern Gliede des linken Daumens (Ders. a. a. O.).

(105) Beim Bewegen der Arme, klammartiger Druck bald auf der rechten, bald auf der linken Mittelhand, welcher in der Ruhe verging (n. 2¼ St.) (*Langhammer*, a. a. O.).

Im dicken Fleische, zwischen dem Mittelhandknochen des rechten Daumens und dem des Zeigefingers, ein heftiges Stechen, wie mit einem stumpfen Messer (*Grofs*, a. a. O.).

Beobachtungen Andrer.

Jückend kriebelndes Kitzeln an der einen Seite des linken Mittelfingers, zum Kratzen reizend (n. 8½ St.) (*Langhammer*, a. a. O.).

Im mittelsten Gelenke des Zeigefingers, ein heftiges Picken (absetzendes, stumpfes Stechen) (*Grofs*, a. a. O.).

Klammartiger Druck am hintern Gliede des rechten Daumens, welcher bei Bewegung wieder verging (n. 7 St.) (*Langhammer*, a. a. O.).

(110) Lähmungsartiges Ziehen im ganzen linken Zeigefinger (*Grofs*, a. a. O.).

Heftig reifsender Stich durch den ganzen, kleinen Finger der linken Hand (n. 4 St.) (*Hartmann*, a. a. O.).

Lähmungsartiger Schmerz der Finger der linken Hand, besonders in den Gelenken, die sie mit ihrem Mittelhandknochen verbinden (*Grofs*, a. a. O.).

Heftiges, absetzendes, stumpfes Stechen im vordern Gliede des Zeigefingers; bei Bewegung des Fingers zieht sich der Schmerz in das hinterste Gelenk (Ders. a. a. O.).

Schmerz an der äufsern Seite des Mittelhand-Knochens des rechten und linken kleinen Fingers, wie von einer Quetschung — nur bei Berührung fühlbar (Ders. a. a. O.).

(115) Auf dem Rücken der rechten Hand, ein mehr drückender, als reifsender Schmerz (n. 1 St.) (*Hartmann*, a. a. O.).

Beim Auf- und Niedersteigen der Treppe, eine sehr grofse Schwere in den Untergliedmafsen, als wenn ein Gewicht dran hinge (n. 2 St.) (Ders. a. a. O.).

Beim Gehn im Freien, schwankender Gang, als wenn die Untergliedmafsen den übrigen Körper vor Schwäche nicht tragen könnten (n. 4 St.) (*Langhammer*, a. a. O.).

Beim übereinander Schlagen des rechten Oberschenkels über den linken, eine Schwäche und Müdigkeits-Empfindung im rechten Unter-

Königs - Kerze.

Beobachtungen Andrer.

schenkel-Knochen, die er aber im Gehen nicht fühlt (n. 3½ St.) (*Hartmann*, a. a. O.).

Auf der innern Seite des rechten Oberschenkels, ein lähmungsartiger Schmerz bei angezogenem Beine, in sitzender Stellung — beim Auftreten schmerzhaft (wie Stechen) nach dem Kniee zu (*Grofs*, a. a. O.).

(120) Ziehend drückende Empfindung von der Mitte des rechten Oberschenkels bis zum Kniee (im Sitzen) (n. 3 St.) (*Hartmann*, a. a. O.).

Beim Gehen im Freien, ein klammartiger Schmerz in den Muskeln des rechten Oberschenkels (n. 4½ St.) (*Langhammer*, a. a. O.).

Ueber dem rechten Knie, ein drückend krampfhafter Schmerz in den Muskeln, beim Sitzen und Stehen (n. ¼ St.) (*Hartmann*, a. a. O.).

Stumpfe Stiche gleich über der linken Kniescheibe, blofs beim Auftreten (n. 24 St.) (*Grofs*, a. a. O.).

Die Kniee zittern ihm, wie wenn man einen grofsen Schreck gehabt hat (n. 2½ St.) (*Hartmann*, a. a. O.).

(125) Plötzlicher Schmerz durch das rechte Knie, im Stehen, Sitzen und Gehen (n. 36 St.) (Ders. a. a. O.).

Klammartiger Druck am linken Unterschenkel, nahe beim Fufsgelenke (n. 2¼ St.) (*Langhammer*, a. a. O.).

Heftiges, absetzendes, stumpfes Stechen in dem Mittelfufs-Knochen der grofsen und folgenden Zehe am linken Fufse, in der Ruhe (*Grofs*, a. a. O.).

Beim Stehn, ein klammartiger Druck an der rechten Fufssohle, welcher beim Gehen wieder verging (n. 2¼ St.) (*Langhammer*, a. a. O.).

Müdigkeit der Untergliedmafsen (n. 5¼ St.) (*Mofsdorf*, a. a. O.).

Königs-Kerze.

Beobachtungen Andrer.

(130) Unlust zur Arbeit (n. 8 St.) (*Hartmann*, a. a. O.).

Trägheit und Schläfrigkeit, früh, nach dem Aufstehn (*Grofs*, a. a. O.).

Oefteres Gähnen und Dehnen, als wenn er nicht ausgeschlafen hätte (n. 2 St.) (*Langhammer*, a. a. O.).

Gleich nach Tische kann er sich des Schlafs nicht erwehren, die Augenlider fallen ihm zu (n. 7 St.) (*Mofsdorf*, a. a. O.).

Unruhiger Nachtschlaf, er warf sich von der einen Seite zu der andern (*Langhammer*, a. a. O.).

(135) Geringe, vorüber gehende Kälte im ganzen Körper, auch äufserlich an den Händen und Füfsen fühlbar (*Grofs*, a. a. O.).

Unersättlicher Durst (n. $2\frac{1}{2}$ St.) (*Hartmann*, a. a. O.).

Gleichgültigkeit gegen ihm sonst merkwürdige Dinge (n. 4 St.) (*Mofsdorf*, a. a. O.).

Sehr grofse Verdriefslichkeit und mürrisches Wesen, ohne vorhergegangene Veranlassung dazu; dabei dennoch Lust und Trieb zur Arbeit; auch findet er Vergnügen daran, Menschen um sich zu haben und mit ihnen zu sprechen (n. $2\frac{1}{2}$ St.) (*Hartmann*, a. a. O.).

Den ganzen Tag, ärgerliches Gemüth, welches sich jedoch gegen Abend etwas erheiterte (*Langhammer*, a. a. O.)

(140) Den ganzen Tag, zaghaftes Gemüth; alles Bemühen und Hoffen hielt er für fruchtlos (Ders. a. a. O.).

Uebertriebne Lustigkeit, mit Lachen (n. 24 St.) (*Hartmann*, a. a. O.).

Kohle, Holzkohle (Carbo ligni).

(Die wohl ausgeglühete Kohle jeder Art Holzes zeigt sich in den Wirkungen auf das menschliche Befinden gleichförmig nach gehöriger Aufschliefsung, und Entwickelung (Potenzirung) ihres inwohnenden, arzneilichen Geistes durch Reiben mit einer unarzneilichen Substanz (z. B. Milchzucker) auf die Weise, wie ich weiter unten bei Thierkohle angegeben habe. Ich bediente mich der Kohle von Birkenholz. Zu einigen Versuchen Andrer diente Kohle von Rothbuche.)

Von jeher hielten die Aerzte die Kohle für unarzneilich und kraftlos. Blofs die Empirie setzte zu ihren höchst komponirten Pulvern gegen Fallsucht, Lindenkohle, ohne Beweise für die Wirksamkeit dieser einzelnen Substanz anführen zu können. Erst in den neuern Zeiten, als *Lowitz* in Petersburg die chemischen Eigenschaften der Hölzkohle, besonders ihre Kraft, den fauligen und moderigen Substanzen den übeln Geruch zu benehmen und die Flüssigkeiten davor zu bewahren, gefunden hatte, fingen die Aerzte an, sie äufserlich anzuwenden. Sie liefsen den übelriechenden Mund mit Kohlenpulver ausspühlen und die alten faulen Geschwüre damit belegen und der Gestank liefs in beiden Fällen fast augenblicklich nach. Auch innerlich zu einigen Quentchen auf die Gabe eingenommen nahm es den Gestank der Stühle in der Herbstruhr weg.

Kohle, Holzkohle. 121

Doch diefs war nur ein chemischer Gebrauch der Holzkohle, welche dem faulen Wasser schon ungepülvert und in ganzen Stücken beigemischt, ihm den stinkenden Geruch benimmt und zwar in groben Stücken am besten.

Diese medicinische Anwendung war, wie gesagt, blofs eine chemische, keine dynamische, in die innere Lebens-Sphäre eindringende. Der damit ausgespühlte Mund blieb nur einige Stunden geruchlos — der Mundgestank kam täglich wieder. Das alte Geschwür ward davon nicht besser und der chemisch vor der Hand ihm benommene Gestank erneuerte sich immer wieder. Das in Herbstruhr eingenommene Pulver nahm nur auf kurze Zeit den Gestank der Stühle chemisch hinweg; die Krankheit blieb und der ekelhafte Geruch der Stühle kam schnell wieder.

In solcher gröblichen Pulvergestalt kann auch die Kohle fast keine andre, als eine chemische Wirkung äufsern. Man kann eine ziemliche Menge Holzkohle in gewöhnlicher, rohen Gestalt verschlucken, ohne die mindeste Aenderung im Befinden.

Einzig durch anhaltendes Reiben der Kohle (so wie vieler andern, todt und kraftlos scheinenden Substanzen) mit einer unarzneilichen Substanz, wie der Milchzucker ist, wird seine, innen verborgne und im rohen Zustande gebundene (latente) und gleichsam schlummernde und schlafende, dynamische Arzneikraft zum Erwachen und zum Leben gebracht, und schon durch ein einstündiges Reiben eines Grans (Holzkohle) mit 100 Granen Milchzucker, aber noch lebendiger und kräftiger entwickelt, wenn von diesem Pulver wieder ein Gran eben so lange mit 100 Granen Milchzucker gerieben wird und noch weit wirksamer gemacht (potenzirt), wenn von letzterm

Pulver ein Gran abermals mit 100 Granen frischem Milchzucker eine Stunde lang gerieben wird und so eine millionfache Pulververdünnung entsteht, wovon ein sehr kleiner Theil eines Grans, mit einem Tropfen Wasser angefeuchtet, eingenommen, grofse arzneiliche Wirkungen und Umstimmung des menschlichen Befindens hervorbringt.

Beifolgende, eigenthümliche, reine Wirkungen der Holzkohle auf das menschliche Befinden erfolgten auf die Einnahme einiger wenigen Grane dieser millionfachen Pulververdünnung der Holzkohle. Ihre Arzneikräfte lassen sich in noch weit höherm Grade entwickeln durch weiter fortgesetzte Reibung mit hundert Theilen frischem Milchzucker; doch bedarf man zum homöopathisch arzneilichen Gebrauche einer stärkern Potenzirung der Holzkohle, als die millionfache Verdünnung ist, auf keine Weise.

Die bei empfindlichen Kranken schon auf eine kleine Gabe dieses Präparats zuweilen erfolgende allzu starke Wirkung wird durch einige Mal wiederholtes Riechen in eine gesättigte Kampher - Auflösung in Weingeist bald gemindert oder, öfterer wiederholt, wie es scheint, ganz hinweg genommen.

Die mit (*Ad.*) bezeichneten Symptome sind von dem russischen Arzte, Herrn D. *Adam*; die mit (*Gff.*) bezeichneten vom Herrn Regierungsrathe, Freiherrn *von Gersdorff* in Eisenach und die wenigen mit (*C.*), vom Herrn D. *Caspari* in Leipzig.

Kohle, Holzkohle.

Drehend im Kopfe (n. 24 St.).
Schwindel bei schneller Bewegung des Kopfs (n. 4 Tagen).
Es ist ihr den ganzen Tag drehend.
Schwindel, dafs er sich anhalten mufste (n. 15 Tagen).
5 Beim Gehen, Schwindel und Schwanken.
Schwindel beim Bücken, als ob der Kopf hin und her wackelte.
Schwindel im Bette, nach Erwachen aus dem Schlafe.
Abends, nach Schlafen im Sitzen, war es ihm schwindlicht, mit Zittern und Girren im ganzen Körper und, beim Aufstehn vom Sitze, wie ohnmächtig, was selbst dann im Liegen noch eine Viertelstunde anhielt.
(Schmerz aus dem Magen in den Kopf aufsteigend, was ihr die Besinnung, auf kurze Zeit, raubte.)
10 Schwindel, blofs im Sitzen, als ob der Kopf hin und her wankte.
Plötzlicher Mangel des Gedächtnisses; er konnte sich nicht besinnen, was er so eben mit Jemand gesprochen und dieser ihm erzählt hatte (*Ad.*).
Langsamer Gang der Ideen, welche sich immer um einen Gegenstand herumdrehen; dabei Gefühl, als wenn der Kopf zu fest gebunden wäre (n. 2 St.) (*Ad.*).
Kopf-Eingenommenheit; das Denken fällt ihm schwer.

Früh, gleich beim Aufstehn, starke Eingenommenheit des Kopfs; er kann nicht gut denken und muſs sich mit Mühe, wie aus einem Traume herausreiſsen; nach dem wieder Niederlegen verging es (*Gff.*).

15 Eingenommenheit des Hinterhaupts, wie nach einem Rausche (*Ad.*).

Kopfweh, düselig wie nach einem Rausche, was sich vom Hinterhaupte herüber bis nach vorne zu verbreitet, gegen Abend sich mehrt und den ganzen Kopf einnimmt, auch durch Gehen sich verschlimmert (*Ad.*).

Eingenommenheit des Hinterhaupts, mehr wie eine Spannung nach auſsen (n. ½ St.) (*Ad.*).

Dummlichkeit im Kopfe nach Erwachen aus dem Mittagsschlafe (*Ad.*).

Empfindung im Kopfe, wie bei Entstehung eines Schnupfens.

20 Kopfschmerz nahm die ganze rechte Seite des Kopfs und Gesichtes ein (bei Frost, Kälte und Zittern des Körpers und der Kinnladen).

Es liegt wie dumpf und schwer vor der Stirne (*Gff.*).

Ein dumpfer Kopfschmerz am Hinterhaupte (*Gff.*).

Schwere im Kopfe.

Schmerz im Kopfe, wie zu voll.

25 Druck im Hinterhaupte, vorzüglich nach dem Abendessen (*Ad.*).

Am und im Hinterkopfe, ganz unten, heftig drückender Schmerz (*Gff.*).

Anhaltendes, drückendes Kopfweh oben auf dem Scheitel, wobei die Haare bei Berührung weh thun (*Gff.*).

Schmerz im Wirbel des Kopfs, mit Schmerzhaftigkeit der Haare beim Berühren (*Gff.*).

Drückender Kopfschmerz im obern Theile des rechten Hinterhauptes, bei Drücken in den Augen (*Gff.*).

30 Drückender Kopfschmerz in der Stirne, besonders dicht über den Augen, welche beim Bewegen weh thun, den ganzen Nachmittag (*Gff.*).
Drücken oben auf dem Kopfe, alle Nachmittage.
Drückendes Kopfweh über den Augen, bis in die Augen herein (*Gff.*).
Drücken in beiden Schläfen und oben auf dem Kopfe.
Drücken von innen nach aufsen in der linken Schläfe, mehre Stunden anhaltend (*Ad.*).

35 Ein Druck oben auf dem Kopfe, dann Ziehen im ganzen Kopfe herum, doch mehr auf der linken Seite.
Druck und Ziehen im Kopfe, absatzweise.
Drückender Kopfschmerz auf einer kleinen, ehemals verwundeten Stelle, an der rechten Stirne (n. 4 St.) (*Gff.*)
Zusammendrückender Kopfschmerz.
Ein-Druck, als läge etwas auf dem Scheitel, oder als wenn die Kopfbedeckungen zusammengeschnürt würden, was sich hierauf bis über die Stirne verbreitet (*Ad.*).

40 Kopfweh, wie ein Zusammenziehn der Kopfbedeckungen, vorzüglich nach dem Abendessen (*Ad.*).
Kopfweh, wie von einem Zusammenziehn der Kopfbedeckungen.
Zusammenziehender Schmerz im Kopfe, besonders bei Bewegung.
Der Hut drückt auf dem Kopfe, wie eine schwere Last, und, wenn er ihn abnimmt, behält er doch das Gefühl, als sey der Kopf mit einem Tuche zusammen gebunden (*Ad.*).
Krampfhafte Spannung im Gehirne.

45 Andrang des Blutes nach dem Kopfe.
Drang des Blutes nach dem Kopfe, heifse Stirne und Wüstheit im Kopfe.
Fünftägige arge Kopfschmerzen; beim Bücken wollte es heraus im Hinter- und Vorderkopfe.

Nach Tische, pulsirender Kopfschmerz in der Stirne und Druck im Hinterkopfe, bei Hitze im Kopfe und Aufstofsen.

Klopfender Kopfschmerz, Abends im Bette, mit schwerem Athem.

50 Nach Erwachen aus dem tiefen, langen Mittagsschlafe, ein Klopfen in den Schläfen und Vollheit des Gehirns (*Ad.*).

Nachmittags, klopfender Kopfschmerz.

Zuckender Kopfschmerz.

Sehr heftiger Kopfschmerz, wie unterköthig puckend im Hinterkopfe, von früh bis Abend (n. 9 Tagen).

Bei einem anhaltenden Kopfschmerze, eine handgrofse Stelle auf dem Kopfe, welche ganz heifs anzufühlen war (n. 4 Tagen).

55 Abends, im Bette, heftiges pressendes und brennendes Kopfweh, besonders auf dem Wirbel und nach vorne zu, bis an die Stirne (*Gff.*).

Früh, beim Erwachen, im Bette, in der rechten Kopfhälfte, worauf er lag, und am Hinterkopfe, ein heftiger Kopfschmerz beifsend drückender Art, wie der Schmerz in der Nase, bei versagendem Niefsen, — ein Schmerz, welcher blofs beim Aufrichten des Kopfes nachliefs, durch Aufstehn aus dem Bette aber ganz verschwand (*Gff.*).

Schneidender und klemmender Kopfschmerz über und hinter dem linken Ohre (*Gff.*).

Kneipender Kopfschmerz im Hinterhaupte.

Allgemeine Schmerzhaftigkeit der Hirnoberfläche, mit Stichen hie und da, einwärts.

60 Stechen im Kopfe, nach den Schläfen zu, in die Höhe.

Einige Stiche in der Stirne, über dem rechten äufsern Augenwinkel (n. 2 St.) (*Ad.*).

Brennendes Stechen auf einer kleinen Stelle am Hinterhaupte (*Gff.*).

Schmerzhaftes Bohren unter der linken Schläfe.

Ziehende Schmerzen hie und da am Kopfe (n. 2 St.) (*Gff.*).

65 Ziehendes Kopfweh hie und da, besonders in der Stirne bis über die Nasenwurzel (*Gff.*).
Am rechten Hinterkopfe, ein oft wiederholter, kurzer Ziehschmerz (n. 2½ St.) (*Gff.*).
Reifsendes Ziehn, oben auf dem vordern Theile des Kopfs (*Gff.*).
Am linken Hinterkopfe, auf einer kleinen Stelle, ein Reifsen durch den Kopf (*Gff.*).
Ziehen und Reifsen im linken Hinterkopfe (n. 6 St.) (*Gff.*)

70 Reifsender Schmerz an der linken Kopfseite, über der Schläfe (n. 12 St.) (*Gff.*).
Oeftere Anfälle reifsenden Schmerzes im Innern des Kopfs, nach der rechten Schläfe zu (*Gff.*).
Reifsen in der linken Kopfhälfte, von der linken Nasenhälfte ausgehend (*Gff.*).
Anfälle von dumpf reifsendem Kopfweh auf dem Scheitel und in den Schläfen (*Gff.*).
Reifsen an der alten Narbe einer Hiebwunde am linken Oberkopfe (*Gff.*).

75 Reifsen am rechten Hinterhaupte (n. 4 St.) (*Gff.*).
Reifsen in der linken Kopfhälfte, zugleich mit einem rheumatischen Ziehn im linken Arme (*Gff.*).
Reifsen in den Schläfen, was in die Backzähne zieht (*Gff.*).
Heftiges Reifsen auf einer kleinen Stelle in der Stirne, neben der Schläfe (*Gff.*).
Reifsen in den Knochen des Kopfs, vier Tage lang (n. 24 St.).

80 Kriebeln auf den Hinterhauptbedeckungen, als wenn sich die Haare bewegten (*Ad.*).
Die Kopfhaare fallen sehr aus.
Auf der Stirne bei den Kopfhaaren, ein rothes Bückelchen, welches blofs beim Aufdrücken wundartig schmerzt (*Gff.*).
Auf der Stirne, hie und da, Ausschlagsblüthen, welche roth, glatt und unschmerzhaft sind (*Gff.*).
Jücken im Gesichte, besonders um die Augen herum,

85 Jücken im innern Winkel des linken Auges (*Gff.*),
Beifsend jückende Empfindung besonders im äufsern Winkel des rechten Auges (*Gff.*).
Jücken im linken Auge und nach dem Reiben, Beifsen darin, besonders im innern Winkel (*Gff.*).
Beifsen im innern linken Augenwinkel (*Gff.*).
Jücken des rechten Auges, mit grofser Trockenheit des Lides (n. 14 Tagen).

90 Im rechten Auge, starkes Thränen und Beifsen (n. 24 St.) (*Gff.*).
Beifsen im rechten Auge, mit Wundheitsgefühl, besonders in den Winkeln und Drücken im Auge, wie von einem Sandkorne (*Gff.*).
Drückend beifsende Empfindung im äufsern Winkel des rechten Auges (*Gff.*).
Drücken in den Augen, bei Eingenommenheit des Kopfs (n. 6½ St.) (*Gff.*).
Auf dem linken Auge, ein reifsendes Drücken (*Gff.*).

95 Empfindlicher Druck auf dem rechten Augapfel, von oben her (n. ½ St.) (*Gff.*).
Bei Bewegung in freier Luft, ein Druck in den obern Augenlidern und in der obern Hälfte beider Augäpfel (*Ad.*).
Stumpfer Schmerz im linken Auge (*Gff.*).
Geschwulst des linken Auges.
Das linke Augenlid deuchtet ihm wie zugeklebt, was es doch nicht ist.

100 Nachts konnte sie die Augenlider nicht öffnen, als sie nicht einschlafen konnte.
Entzündung des rechten Auges.
Die Augen schwären früh zu.
Die Augenmuskeln schmerzen beim in die Höhe Blicken (*Gff.*).
Ziehn im rechten Augenlide (n. 13 Tagen).

105 Ziehn über dem rechten Auge durch den Kopf.
(Bei Kopfschmerz, Schmerz im Auge, als sollte es herausgerissen werden.)
Fippern des linken Augenlides (n. 9 Tagen),

Kohle, Holzkohle.

Grofse Kurzsichtigkeit; erst auf ein paar Schritte kann er einen Bekannten erkennen (n. 3 Tagen).
Schwarze Flecke vor den Augen.

110 Flimmern vor den Augen, gleich früh beim Aufstehn, ¼ Stunde lang (*Gff.*).
Es liegt ihm schwer auf den Augen, so dafs er beim Lesen und Schreiben sich sehr anstrengen mufs, um es zu erkennen.
Nachmittags, starke Gesichtsblässe (n. 9 Tagen).
Viele Ausschlagsblüthen im Gesichte und an der Stirne (n. 3 Tagen) (*C.*).
Ein weifses Blüthchen unten am Backen.

115 Backengeschwulst.
Ziehender Schmerz im Backen, zwei Tage lang (n. 24 St.).
Schmerz in der linken Backenseite, als brennte und bohrte es drin herum, ruckweise, in Absätzen (n. 6 Tagen).
Feiner, reifsender Stich an der rechten Backe (n. 3 St.) (*Gff.*).
Weh der Gesichtsknochen, der Ober- und Unterkiefer.

120 Reifsen im Gesichte.
Reifsender Schmerz am linken Mundwinkel und von da aus im Backen (*Gff.*).
Ruckweises Reifsen im rechten Oberkiefer.
Ziehschmerz im rechten und linken Ober- und Unterkiefer, bei Ziehen im Kopfe und Eingenommenheit desselben (n. 2½ St.) (*Gff.*).
Reifsender Schmerz in dem Grübchen hinter dem rechten Ohre (*Gff.*).

125 Heftiges, ruckweises Reifsen im linken Jochbeine, vor dem linken Ohre, Abends im Bette (*Gff.*).
Einzelne Stiche, oder reifsende Rucke im rechten innern Gehörgange (*Gff.*).
Reifsen im Innern des rechten Ohres (*Gff.*).
Ohrenzwang im linken Ohre (*Gff.*).
Eine Art Ohrenzwang im rechten Ohre, Abends (*Gff.*).

130 Eine Art Zwängen zu beiden Ohren heraus (n. 17 Tagen).

Heftiges, kriebelndes Jücken im innern, rechten Ohre, was nach Einbohren mit dem Finger dennoch wieder kam (*Gff.*).

Feines Kneipen im linken Ohre (*C.*).

Ohrklingen.

Klingen im linken Ohre, mit drehendem Schwindel.

135 Ohrbrausen.

Arges Sausen vor beiden Ohren (n. 86 St.).

Das laute Sprechen ist dem Gehöre empfindlich und sehr unangenehm (*Ad.*).

Es liegt ihm schwer vor den Ohren, wie zwei vor dem Gehörgange liegende Sandsäckchen (*Ad.*).

Es liegt ihm schwer in und vor den Ohren; sie deuchten ihm wie verstopft (doch ohne Gehörverminderung (n. ¼ St.) (*Ad.*).

140 Alle Abende wird ihm das linke Ohr heiſs und roth.

Reiſsend brennender Schmerz am linken Ohrläppchen (*Gff.*).

Jücken hinter dem Ohre.

Groſse Geschwulst der Ohrdrüse zwischen dem Backen und dem Ohre, bis zum Winkel des Unterkiefers.

Gefühl von Schwerheit der Nase.

145 Nasenbluten, Nachts, mit Wallung im Blute (n. 52 St.).

Früh, im Bette, sehr starkes Nasenbluten, und gleich darauf Brustschmerz.

Arges Nasenbluten, was kaum zu stillen war (n. 48 St.).

(Ausschläge am Winkel des Nasenflügels.)

Grindige Nasenspitze.

150 Geschwulst der Oberlippe und Backe, mit zuckendem Schmerze.

Zucken in der Oberlippe.

Schmerzhafter Ausschlag an der Oberlippe; das Rothe der Oberlippe ist voll Blüthen.

Kohle, Holzkohle.

Ziehen vom rechten Mundwinkel nach dem Kinne zu.
Krampfiger Schmerz am Unterkiefer (n. 13 Tagen).
155 Wehthun der Wurzeln der Zähne, oben und unten.
Ziehender Schmerz im hohlen Zahne.
Ziehender und reifsender Zahnschmerz in den obern und untern Backzähnen (n. 4½, 5, 16, 26 St.) (*Gff.*).
Ziehender Schmerz in dem einen, obern Schneidezahne (*Gff.*).
Leises Ziehen in den rechten Backzähnen, mit heftigen Rucken untermischt (*Gff.*).
160 Heftig ziehender Ruck in dem einen hohlen Backzahne (*Gff.*).
Kitzelnd stechendes Ziehen in dem ersten, linken obern Backzahne (n. 26 St.) (*Gff.*).
Klemmender Schmerz in den rechten untern Backzähnen (*Gff.*).
Drückendes Zahnweh, links, in den obern Backzähnen.
Beifsender Ziehschmerz in den obern und untern Schneidezähnen — mehr im Zahnfleische (*Gff.*).
165 Zahnweh in den vordern, gesunden Schneidezähnen (*Ad.*).
Nagender und ziehender Schmerz im hohlen Zahne, mit Geschwulst des Zahnfleisches.
Das Zahnfleisch ist schmerzhaft empfindlich beim Kauen.
Der obere, erste, linke Backzahn thut öfters wie wund weh, mit Ziehschmerz darin (*Gff.*).
Das Zahnfleisch thut (am Tage) wund weh.
170 Das Zahnfleisch ist am hohlen Zahne geschwollen (n. 21 Tagen).
Das Zahnfleisch ist los von den Zähnen und empfindlich.
Abtreten des Zahnfleisches von einigen untern Schneidezähnen.
Am Zahnfleische, eine Eiterblase.
Nach Saugen am Zahnfleische, blutiger Speichel (n. 2 Tagen) (*C.*).

175 Beim Ziehn mit der Zunge bluten die Zähne und das Zahnfleisch stark (*Gff.*).
Mehre Tage, öfteres Bluten der Zähne und des Zahnfleisches (*Gff.*).
Die Zunge ist weifs belegt.
Die Zunge ist mit gelbbraunem Schleime belegt (*Gff.*).
Die Zungenspitze ist heifs und trocken (*C.*).

180 Links, an der Zungenwurzel, Klammschmerz (n. 3 St.) (*Gff.*).
Es fiel ihm schwer, zu sprechen, gleich als wenn die Zunge schwer beweglich wäre (*Ad.*).
Feiner, reifsender Schmerz auf der rechten Seite der Zunge (*Gff.*).
Trockenheit im Munde, ohne Durst.
Früh, beim Erwachen, sehr trockner Mund.

185 Hinten am Gaumen, ein drückender Schmerz (*Gff.*).
Brennen oben im Rachen (*Gff.*).
Oefteres Brennen und Beifsen im Rachen und Gaumen (*Gff.*).
Drückender Schmerz hinter dem Gaumen, im Schlunde.
Beifsendes Gefühl hinten im Rachen, wie beim Anfange eines Schnupfens, doch beifsender (*Gff.*).

190 Reifsender Druck hinten im Rachen und an der linken Seite der Zungenwurzel (*Gff.*).
Im Halse und Rachen, ein sehr heftiges Kratzen und Kriebeln, durch Räuspern nur auf kurze Zeit zu erleichtern (*Gff.*)
Scharrig im Halse.
(Empfindung von Kälte im Halse hinunter.)
Unschmerzhafte Verhinderung im Schlingen; der herabgeschluckte Speichel geht nicht gut auf einmal hinunter, sondern nur nach und nach (*Gff.*).

195 Die Speisen lassen sich nicht hinunter schlingen; der Hals ist wie durch einen Krampf zugeschnürt, doch ohne Schmerzen.
Der Hals ist inwendig wie angeschwollen und wie zugezogen.

Kohle, Holzkohle.

Auch aufser dem Schlucken, ein drückendes Gefühl oben im Schlunde, als sey er daselbst verengert oder zusammengezogen (*Gff.*).
Halsweh, wie von Geschwulst am Gaumen — schmerzhaftes Schlingen, vier Tage lang.
Halsweh; beim Essen thuts im Halse wund weh.

200 (Halsweh, entzündeter und geschwollener Zapfen und Stechen im Halse.)
Eine Art von Vollheit und Drücken im Schlunde herab, bis in den Magen — fast wie Sood.
Aufstofsen (n. 1½ St.) (*C.*).
Arges, fast stetes Aufstofsen.
Oefteres, leeres Aufstofsen, den ganzen Tag, wenigstens den ganzen Nachmittag über (*Gff.*).

205 Oefteres, leeres Aufstofsen, nach kurzem Kneipen im Unterleibe (n. 3½, 4¼ St.) (*Gff.*).
Es stöfst ihr süfs auf.
Bittres und kratziges Aufstofsen.
Würmerbeseigen.
Salziger Geschmack im Munde, den ganzen Tag (n. 48 St.).

210 (Saures Aufstofsen, nach Milchgenufs.)
(Wie stetes Soodbrennen; es kam immer Säure in den Mund herauf.)
Vormittags, öftere Empfindung, als steige etwas Heifses und Scharfes in dem Schlunde herauf.
Bitterkeit im Munde und Aufstofsen.
Bitterlicher Geschmack im Munde, vor und nach dem Essen.

215 Geringer Appetit und kein Geschmack, wie beim Schnupfen.
Geringe Efslust, bei Hitze im Munde und Rauheit und Trockenheit an der Zungenspitze (n. 42 St.) (*C.*).
(Appetitlosigkeit und Uebelkeit, auch nüchtern; nach dem Essen noch übler, bei Aengstlichkeit, Düseligkeit, Finsterwerden vor den Augen und

weifser Zunge; gegen Abend mufste er sich legen, ohne Schläfrigkeit) (n. 6, 7 Tagen).

Mangel an Hunger; er hätte ohne Essen bleiben können (*Gff.*),

Geringer Appetit; sie ist gleich satt; es wird ihr wie weh in der Herzgrube und wie zu leer im Magen, eine halbe Stunde lang.

220 Appetitlosigkeit und öfteres Aufstofsen (bei Eingenommenheit des Kopfs).

Gegen Mittag, Appetit-Verminderung und Uebelkeit (n. 3 Tagen).

Früh, eine Stunde nach dem Erwachen, Uebelkeit, und wie weichlich im Magen.

Die Nächte, Uebelkeit.

Oft Brecherlichkeit; doch erbrach er sich nicht.

225 Beständige Uebelkeit, ohne Appetit und ohne Stuhlgang.

Widerwille gegen Butter.

Nach dem Essen, ein im Schlunde schmerzhaftes Schlucksen (*Ad.*).

Nach mäfsigem Mittagsessen, mehrmaliges Schlucksen (*C.*).

(Nach dem Essen, starkes Herzklopfen.)

230 Bei dem Essen und nach demselben, Kneipen im Unterleibe (*Gff.*).

Alle Nachmittage, nach dem Essen, grofse Schwere in den Unterfüfsen, acht Tage lang.

Nach wenigem Essen, Aufgetriebenheit und Vollheit des Unterleibes und Kollern darin (*Gff.*).

Nach mäfsigem Frühstück, gleich voll und satt (n. 68 St.) (*C.*).

Nach Essen, Kopfschmerz.

235 Wenig Wein erhitzt sehr (*Gff.*).

Nach mäfsigem Frühstück, allgemeiner Schweifs (*C.*).

Nach dem Essen, saurer Geschmack im Munde.

Magenkrampf und unaufhörliches Aufstofsen, welches ganz sauer im Munde war.

Im Magen, ein fast brennendes Gefühl.

Kohle, Holzkohle.

240 Ein krallendes Gefühl im Magen bis zum Halse herauf, wie Soodbrennen.
Klopfen in der Herzgrube.
Aengstlicher Druck in der Herzgrube (n. 4 Tagen).
Ein anhaltender, schmerzhafter Druck in der Herzgrube und im Oberbauche, wie im Magen, Abends, nach 7 Uhr (*Gff.*).
Ein Drücken, wie auf etwas Böses am Magen; beim Betasten, schlimmer.

245 Abends, Weh in der Herzgrube, die selbst beim Berühren schmerzhaft war; dabei ward es ihr übel und fing ihr an zu ekeln, wenn sie nur an Essen dachte.
Die Magengegend ist sehr empfindlich.
(Der Magen ist schwer und wie Zittern darin.)
(Der Magen ist beim Gehen und Stehen wie schwer und hängend schmerzend.)
Zusammenziehende Empfindung unter dem Magen.

250 Zusammenziehender Schmerz neben der Herzgrube, rechts, früh und Nachmittags.
Unter der Herzgrube, ein schnürender Schmerz, welcher vom Drucke des Fingers sich erhöhet (*Ad.*).
Kurzer, aber heftiger Schmerz in der rechten Seite unter den kurzen Ribben (*Gff.*).
Dicht unter der Herzgrube und von da nach beiden Seiten, ein hinter den Ribben hinstrablendes, sehr schmerzhaftes, stechendes Reifsen (*Gff.*).
Heftiges Stechen in der Lebergegend (n. 48 St.).

255 Anhaltend drückend kneipende Empfindung im Oberbauche (*Gff.*).
Leibschneiden.
Leibweh, wie nach Verkältung; es erhöhet sich vor Abgang einer Blähung und hält noch nachgehends an.
Schneiden im Leibe, nur auf Augenblicke, aber sehr oft.
Leibschneiden, was wie ein Blitz durch den Leib fährt.

260 Abends, Schneiden im Bauche, wie Kolik.
Schmerz, wie vom Verheben, im Unterleibe, selbst wenn sie nur etwas mit der Hand verrichtet, wobei der Arm etwas in die Höhe gereckt wird; auch beim Berühren des Unterleibes entsteht derselbe Schmerz.
Auf der Seite darf sie nicht liegen, sonst bekömmt sie denselben Schmerz, wie durch's Verrenken oder Verheben, am meisten in der linken Seite des Unterleibes.
Nach Tische, Schlaf, und beim Erwachen, Spannen in der Lebergegend, als wäre es da zu kurz.
Stets gespannter Unterleib (*Gff*.).
265 Tag und Nacht, wie überfüllt von Speisen und wie voll und geprefst im Unterleibe, mit Aufstofsen.
(Grofse Angst im Unterleibe.)
Im linken Oberbauche, unter den kurzen Ribben, nach dem Rücken zu, ein klemmender Schmerz von aufgestaueten Blähungen (*Gff*.).
Oefteres klemmendes Leibweh, besonders in der rechten Seite des Unterleibes (*Gff*.).
Klemmender Druck tief im Unterbauche (*Gff*.).
270 Klemmender Leibschmerz, im Unterbauche (*Gff*.).
Gefühl, als hinge ihr der Leib schwer herab; sie mufs ganz krumm gehen (n. 3 Tagen).
Drückendes Leibweh im Unterbauche (sogleich) (*Gff*.).
Drückender Schmerz unter den kurzen Ribben, nach dem Frühstück (*Gff*.).
Dumpf drückender Schmerz im Unterleibe, rechter Seite, auf einer kleinen Stelle (*Gff*.).
275 Druck in der rechten Schoofsgegend (*Gff*.).
Drückendes Leibweh, mit etwas Stuhldrang und Abgang heifser Blähungen, die es mindern (n. 26 St.) (*Gff*.).
Drückender Schmerz im After (n. 48 St.) (*Gff*.).
Unter dem Steifsbeine, drückender Wundheitsschmerz (*Gff*.).

Kohle, Holzkohle.

Drückendes Leibweh mit Kollern und Abgang geruchloser, feuchtwarmer Blähungen, worauf das Leibweh aufhört (n. ¾ St.) (*Gff.*).

280 Drückender Schmerz im linken Unterleibe; es geht ihm im Leibe herum, mit Kneipen (*Gff.*).

Kneipender Druck, tief, im rechten Unterbauche, gegen die Hüfte zu (n. 3½ St.) (*Gff.*).

Beim krumm Sitzen, feines Leibkneipen (*C.*).

Nach Genufs weniger, unschädlicher Speise, heftiges Kneipen um die Nabelgegend, was durch Aufstofsen und einigen Abgang von Blähungen schnell vergeht (*Gff.*).

Kneipender Schmerz in der rechten Schoofsgegend (n. 10 St.) (*Gff.*).

285 Leibkneipen bei gutem Stuhlgange.

Kneipende, stumpfe Stiche, wie von unten heraus im Unterleibe (n. 3½ St.) (*Gff.*).

Stechende und kneipende Schmerzen im linken Unterbauche (*Gff.*).

Stechend kriebelnd laufender Schmerz tief im Unterbauche (n. 28 St.) (*Gff.*).

Stechender, beim Athemholen verstärkter Schmerz in der linken Seite des Unterleibes (und der Brust) (*Gff.*).

290 Reifsender Stich im Unterbauche bis an den Nabel (*Gff.*).

Reifsendes Weh im Unterbauche, nach dem Nabel herauf (n. 48 St.) (*Gff.*).

Brennen im Unterleibe.

Brennen um die Nabelgegend (*Gff.*).

Brennender Schmerz in der Haut, neben dem Nabel — oft erneuert (n. 4 St.) (*Gff.*).

295 Unter dem Nabel, eine wund schmerzende Stelle (*Gff.*).

Wundheitsschmerz am Unterbauche, auch beim Befühlen merkbar (n. 4¾ St.) (*Gff.*).

Blähungs-Aufstauung im linken Oberbauche, mehr nach dem Rücken zu.

Blähungs-Bauchweh, mit Abgang geruchloser Blähungen (*Gff.*).

Blähungs-Bauchweh; die Blähungen gehen im Bauche herum und es giebt bald hie, bald da, besonders in der linken Seite nach dem Rücken hin, einzelne Stiche (*Gff.*).

300 Es geht ihm im Leibe herum (sogleich) (*Gff.*).
Es geht ihm im Unterleibe herum, tief im Unterbauche (*Gff.*).
Es gehet ihm im Bauche herum und mehre, theils laute, theils sachte, und etwas feuchte Blähungen gehen ab (*Gff.*).
Gluckern in der linken Unterbauch-Seite (*Gff.*).
Hörbares Kollern geht langsam im Leibe herum (n. 3½ St.) (*Gff.*).

305 Hörbares Kollern in der Nabelgegend (*Ad.*).
Hörbares Kollern im Bauche, mit etwas Kneipen (*Ad.*).
Nach dem Kollern, Abgang vieler Blähungen (*Ad.*).
Hörbares Kollern im Unterbauche, mit Abgang sachter, fast geruchloser (feuchtwarmer — auch wohl, heifser) Blähungen (*Gff.*).
Winde gehen im Bauche herum und einige gehen geruchlos ab (n. ¼ St.) (*C.*).

310 Früh, beim Erwachen, ungeheurer Abgang von Blähungen, ohne Geruch.
Selbst das sonst leicht Verdauliche erzeugt viel Blähungen und Auftreibung des Unterleibes.
Blähungen faulen Geruchs (n. 1¼ St.) (*Gff.*).
Unter leibwehartigem Drängen nach dem Kreuze zu und von da nach dem Unterleibe, Abgang sehr fauliger, endlich feuchter Blähungen (n. 2 St.) (*Gff.*).
Der Stuhldrang vergeht durch lauten Blähungsabgang (*Gff.*).

315 Blähungsabgang mit Brennen im After und Gefühl, als sollte Stuhlgang kommen (*Gff.*).
Brennen, rechts am After (n. 6 St.) (*Gff.*).
Breiiger Stuhl, welcher Brennen im Mastdarme verursacht.
Beim Stuhlgange wenigen, harten, nicht zusammenhängenden Kothes, Brennen im After (*C.*).

Kohle, Holzkohle.

Quer durch den Unterleib ziehender Schmerz vor dem Stuhlgange (*C.*).

320 Abends, ein paar heftige Stiche im After (*C.*).
Bei dem Stuhlgange, Schneiden im After (*C.*).
Der harte Stuhlgang geht mit einem schneidenden Schmerze im After ab (*Gff.*).
Beim Stuhlgange sticht's im Mastdarme, wie mit Nadeln.
Jücken am After und nach Reiben, Brennen drin (*Gff.*).

325 Jücken am After, früh im Bette, durch Kratzen vermehrt und drauf Brennen (*C.*).
Beifsen am After (*Gff.*).
Plötzliches Gefühl von Vollheit im Mastdarme, wie zum Stuhlgange — welches bald verging (*Ad.*).
Der Stuhldrang vergeht durch lauten Blähungs-Abgang (*Gff.*).
Leib- und Kreuzschmerz, wie Noththun zum Stuhle (*Gff.*).

330 Eine Art Hämorrhoidal-Kolik: heftiger Stuhldrang, Kriebeln im After und heftiger Druck auf die Blase und nach dem Kreuze zu, in Absätzen krampfhaft wiederkehrend; es scheint ungeachtet des starken Dranges doch kein Stuhlgang kommen zu wollen, dagegen entstehen heftige, wehenartige Schmerzen im Unterbauche nach vorne und hinten zu, mit Brennen im After und einem Gefühle, als sollte Durchfall kommen; beim Versuche zum Stuhle kömmt nach einer solchen Wehe und nach vieler Anstrengung etwas, aus weichen Stücken bestehender Koth hervor, womit sogleich Stuhldrang und Leibweh vorüber sind (*Gff.*).
Nach dem Frühstücke, Noththun zum Stuhle, welcher, obgleich nicht hart, doch nur mit vielem Pressen abgeht (*Gff.*).
Starkes Nöthigen zum Stuhle, wovon doch nur wenig und hart abgeht (n. 50 St). (*Gff.*).
Harter Stuhlgang (n. 62 St.) (*Gff.*).
Harter Stuhlgang und weit später abgehend, als

gewöhnlich, mit viel Anstrengung (n. 36 St.) (*Gff.*).
335 Vergebliches Nöthigen zum Stuhle (n. 80 St.) (*Gff.*).
Die erste Woche geht beim Stuhlgange voraus Schleim, dann folgte harter, dann weicher Koth und hinterdrein schneidender Bauchschmerz.
Stuhl, mit viel Schleimabgang.
Abgang vielen Schleims aus dem Mastdarme, mehre Tage hindurch.
Der Stuhlgang ist mit gelblichem, fadenartigem Schleime umwunden, welcher am letzten Theile des Kothes völlig blutig ist (*Ad.*).

340 Andrang des Blutes nach dem After.
Bei jedem Stuhlgange, Blutabfluſs.
Geschwollene After-Blutknoten (blinde Hämorrhoiden,) welche schmerzen (n. 2 Tagen).
Der letzte Theil des Stuhlgangs ist mit Blut gefärbt (*Ad.*).
Aus dem Mastdarme geht eine scharfe, beizende Feuchtigkeit (n. 24 St.).

345 Scharfer Stuhlgang, bei belegter Zunge.
Nachts dringt eine klebrige, dumpf riechende Feuchtigkeit in Menge aus dem After.
Nachts, Feuchten des Mittelfleisches, vom After bis zum Hodensacke, mit Jücken und Wundheit.
Wundheit am Mittelfleische; bei Berührung jückt die Stelle schmerzhaft.
Wundheit am After.

350 Stichschmerz im Mittelfleische, nahe am After (n. 2½ St.) (*Gff.*).
Nach dem Stuhlgange, mehrmaliges Leibweh nach dem Kreuze zu und nach der Blase hin, fast wie nach Rhabarber (*Gff.*).
Nach dem Stuhlgange, drängendes Leibweh (*Gff.*).
Nach dem Stuhlgange, klemmendes Leibweh (*Gff.*).
Früh, nach hartem, wenigem Stuhlgange, ein kneipendes Stechen in der linken Unterbauchseite und unvollkommne Anregungen zum Stuhle, wie ein Druck auf den Mastdarm, den ganzen Tag über (n. 4 Tagen) (*Gff.*).

Kohle, Holzkohle.

355 Nach dem Stuhlgange, gänzliche Leerheit im Unterleibe, vorzüglich beim Gehen bemerkbar (*C.*).
Der Urin ist röthlich und trübe (*Gff.*).
Der Harn ist dunkelfarbig.
Rother, dunkler Urin, bei Rauhheit der Kehle (*Gff.*).
Dunkelrother Harn, als wäre er mit Blut gemischt (n. 2 Tagen).

360 Röthlicher, trüber Urin.
Rother Harnsatz.
Urin sehr strengen Geruchs.
Nach wenigem Trinken, viel Urinabgang (n. 6 St.) (*Gff.*).
Der Urin geht viel sparsamer ab (n. 48 St.) (*Gff.*).

365 Er muſs Nachts mehrmals zum Harnen aufstehn und es geht mehr Urin ab; es drückt dabei auf die Blase.
Oft am Tage, Pressen auf die Blase; doch konnte sie den Harn aufhalten.
Beim Harnen, oft ein Reiſsen in der Harnröhre; die letzten Tropfen bestehn aus Schleim und ziehen schmerzhaft ab.
Früh, nach dem Uriniren, Reiſsen und Ziehn in der Harnröhre (*Gff.*).
An der Vorhaut, ein Jücken und Wundseyn.

370 An der Vorhaut, ein starkes Jücken und innerhalb, ein Bläschen und eine wunde Stelle.
Kriebeln in den Hoden und im Hodensacke.
J ü c k e n n e b e n d e m H o d e n s a c k e, o b e n a m O b e r s c h e n k e l; die Stelle feuchtet (n. 24 St.).
Geschwulst des Hodensacks, welche hart anzufühlen ist.
Eine, die Nerven heftig und schmerzhaft erschütternde Pollution, worauf ein äuſserst heftiges Brennen vorne in der Harnröhre erfolgte und beim Harnen, ein arges Schneiden und Brennen, was lange anhielt und bei leisem, äuſserm Drucke sich erneuete (*Gff.*).

375 Beständige Ruthe-Steifigkeit, die Nacht, ohne wohllüstige Empfindung oder Phantasie (*Gff.*).

Gänzlich mangelnder Geschlechtstrieb, früh, selbst durch sinnliche Vorstellungen nicht erregbar (n. 24 St.) (*Gff.*).

Starke Wundheit an der weiblichen Scham, nach vorne zu, Abends.

Brennen an der weiblichen Scham.

Ein schründender Schmerz an der weiblichen Scham, unter vielem Abgange von Weifsflufs, zwei Tage lang, drauf Ausbruch des Monatlichen, was viele Monate vorher ausgeblieben war, drei Tage lang fliefsend, doch ganz schwarz; hinterdrein nur sehr wenig Weifsflufs, ohne Schründen.

380 Regel, fünf Tage zu früh (n. 21 Tagen).

Gleich vor Ausbruch der Regel, Leibweh, wie Krämpfe, von früh bis Abend.

Bei der Regel, sehr heftiger Kopfschmerz, was ihr die Augen ganz zusammenzog.

Schneiden im Unterbauche, beim Monatlichen.

Arges Jücken einer Flechte, vor Eintritt des Monatlichen.

385 Früh, beim Aufstehn, viel, ganz dünner Weifsflufs und dann den ganzen Tag nicht wieder.

Abgang weifsen Schleimes aus der Scheide (n. 4 Tagen).

* * *

Verstopfung des linken Nasenlochs, eine Stunde lang (*Gff.*).

Das linke Nasenloch ist verstopft (n. 1½ St.) (*C.*).

Niefsen, mit drauf folgender Verstopfung des linken Nasenlochs (*Gff.*).

390 Stockschnupfen.

Oefteres Niefsen mit stetem und heftigem Kitzeln und Kriebeln in der Nase und katarrhalischer Rauhheit in der Nase und oben in der Brust, Nachts im Bette (*Gff.*).

Sehr häufiges Niefsen, ohne Schnupfen (*Gff.*).

Niefsen, mit Thränen des linken Auges, welche im innern Winkel Beifsen verursachen (*Gff.*).

Heftiges Niefsen mit nachherigem, stark beifsendem Schmerze über und in der Nase und Thränen der Augen, wie wenn arger Schnupfen ausbrechen will; auch beim Schauben entstand dieser Schmerz in der Nase (*Gff.*).

395 Kriebeln im rechten Nasenloche, Auslaufen des Nasenschleims, dann heftiges Niefsen, Thränen des rechten Auges, Schnupfen (*Gff.*).

Unvollkommner, versagender Reiz zum Niefsen, bald stärker, bald schwächer wiederkehrend (*Gff.*).

Niefsen, welches Stiche im Unterleibe hervorbringt (*Gff.*).

Niefsen, was ein Brennen auf einem grofsen Theile des rechten Unterleibes zur Folge hat (*Gff.*).

In der Nasenwurzel, das Gefühl eines anfangenden Schnupfens (*Ad.*).

400 Pressender Schmerz in der Nasenwurzel und in den Nasenknochen, wie bei einem starken Schnupfen; doch hatte er Luft durch die Nase (*Ad.*).

Vergeblicher Reiz zum Niefsen, unter Kriebeln in der linken Nasenhälfte; dann ward sie feucht und nach dem Ausschnauben blieb das rechte Nasenloch verstopft; dabei etwas Schnupfengefühl — ein Kriebeln und Beifsen an der linken Gaumseite (n. 5 St.) (*Gff.*).

Fliefsschnupfen mit Niefsen (fast sogleich) (*Gff.*).

Mehre Tage, Nachts und früh beim Erwachen, Schnupfenreiz, der sich (zuweiliges Niefsen ausgenommen) am Tage verlor (*Gff.*).

Starker Fliefsschnupfen.

405 Schnupfen und Katarrh (n. 7 Tagen).

Heiser, Abends (n. 12 Tagen).

Katarrh, dafs er kaum laut sprechen konnte (n. 8 Tagen).

Abends, plötzlich grofse Heiserkeit, so dafs er fast keinen Laut von sich geben konnte, mit starker Engbrüstigkeit, so dafs er beim Gehen im Freien fast keinen Athem hatte (n. 6 Tagen).

Rauhheit und Heiserkeit der Kehle; ohne grofse Anstrengung konnte sie nicht laut sprechen.

410 Starke Rauhheit der Kehle; die Stimme ist tief und rauh und wenn er dieselbe anstrengt, versagt sie — doch ohne Schmerz im Halse beim Schlingen (*Gff.*).
Rauhheit auf der Brust und öfterer Hustenreiz (*Gff.*).
Abends und Morgens, Kratzen im Halse, was sie zum trocknen Husten reizt.
Kratzig im Halse, mit etwas Husten, wobei besonders das linke Auge thränt (n. 3½ St.) (*Gff.*).
Kriebeln im obern Theile der Luftröhre, als säfse da etwas fest, zum Husten reizend (n. 3 St.) (*Gff.*).

415 Jücken in der Kehle, zum Husten reizend (mit zähem, salzigem Auswurfe), Abends bei Schlafengehn und früh, eine Stunde nach dem Aufstehn (*C.*).
Hustenreiz, wie von Schwefeldampfe, mit Würgen.
Oeftere Anstöfse kurzen Hustens (n. 3¾ St.) (*Gff.*).
H u s t e n r e i z hinten im Halse, mit kurzem Husten, öfters wiederkehrend (*Gff.*).
Starkes Kriebeln im Halse, durch Räuspern auf kurze Zeit zu tilgen, mit viel Speichelzuflufs (*Gff.*).

420 Stetes Rauhheitsgefühl im Halse, mit Kriebeln und öfterm, halbwillkürlichem, rauhem Husten, welches Schmerz im obern Theile der Brust verursacht (*Gff.*).
Nach Kriebeln und Reiz im Halse, einige tiefe Hustenstöfse, wovon die Brust wie eingedrückt schmerzt (*Gff.*).
(Beim Husten, Schmerz auf der Brust, wie rohes Fleisch.)
Beim Hustenreize, Abends, ein Frösteln und ein Ziehen in den Backen.
Husten, Abends im Bette.

Kohle, Holzkohle.

425 Krampfhusten täglich in 3, 4 Anfällen.
(Abends, Husten, welcher Erbrechen und Würgen hervorbringt.)
Bei Engbrüstigkeit und Brennen auf der Brust, ein angreifender Husten.
Schleimauswurf aus dem Kehlkopfe durch Kotzen oder kurzen Husten.
Auswurf ganzer Stücke grünen Schleims.

430 Reifsend drückender Schmerz auf (in) der linken Brust (n. 26 St.) (*Gff.*).
Früh im Bette, Reifsen von der Brust nach dem Rücken zu, (in die Arme und das linke Ohr), mit innerer Hitze, besonders im Kopfe.
Ziehender (rheumatischer) Schmerz auf den rechten kurzen Ribben (*Gff.*).
Reifsen in der rechten Brust (*Gff.*).
Rheumatischer Schmerz von den linken kurzen Ribben bis zur Hüfte (*Gff.*).

435 Drückend rheumatischer Schmerz in der rechten Seite auf den kurzen Ribben, eine Viertelstunde lang (*Gff.*).
Schmerzliches Ziehn in der Brust, den Schultern und den Armen, mehr auf der linken Seite, mit Hitzgefühl und Blutdrang nach dem Kopfe, wobei sie sich kalt anfühlt.
Stumpfer Schmerz erst in der linken, dann in der rechten Brust, beim Ausathmen fühlbarer, als beim Einathmen (*Gff.*).
Stumpfer Schmerz auf der rechten Brust (n. 6 St.) (*Gff.*).
Stumpfer Stich in der linken Brust, gegen die kurzen Ribben zu (*Gff.*).

440 Stumpf stechender, beklemmender Schmerz in der Herzgegend, welcher durch hörbares Kollern in der linken Seite, wie von einer eingesperrten, nun aufgelösten Blähung, vergeht (n. 3¼ St.) (*Gff.*).
Stechender, beim Athemholen verstärkter Schmerz in der rechten Seite der Brust (und des Unterleibes) (*Gff.*).

Bei Schlafengehn, einige sehr empfindliche Stiche durch die Brust, die den Athem hemmten (*Gff.*).

Beim tief Athemholen, ein tiefer Stich in die rechte Brust (*Gff.*).

Heftige, stumpfe Stiche, wie herausstofsend, tief unten in der rechten Brust (*Gff.*).

445 Starke Stiche unter der linken Brust (ohne Frost, oder Hitze); sie konnte davor nicht schlafen und nicht gehen; auch im Sitzen hielten sie an.

Mehr brennende, als stechende Schmerzen in der Herzgegend.

Arges Brennen in der Brust, wie von glühenden Kohlen (fast ununterbrochen).

Brennender Schmerz neben der Herzgrube und auf der linken Brust.

Brennen und Andrang des Blutes in der Brust.

450 Es war ihr immer, als stiege ihr das Blut nach der Brust, wobei es ihr im Körper kalt war.

Blutdrang nach der Brust früh, beim Erwachen und belegte Zunge.

Herzklopfen, am meisten beim Sitzen.

Oefteres Herzklopfen, einige rasche Schläge.

Abends, bei Schlafengehn, Herzklopfen und aussetzender Puls (n. 16 Tagen).

455 Ungeheures Herzklopfen, mehre Tage.

Krampfhafte Beklemmung und Zusammenziehung der Brust, zu 3, 4 Minuten lang.

Schmerz in der Brust, wie von versetzten Blähungen.

Beengung auf der Brust und kurzer Athem, wie von herauf drückenden Blähungen (n. 48 St.) (*Gff.*).

Beklemmungs-Gefühl auf der Brust, was nach Aufstofsen gleich vergeht.

460 Früh, nach Aufstehn aus dem Bette, Brust und Schultern wie zusammen geprefst.

(Schmerz bei Ausdehnung der Brust.)

Abends, beim Liegen im Bette, schwerer Athem und Klopfen im Kopfe.

Kohle, Holzkohle.

(Der Athem ist ganz kalt; auch Kälte im Halse, dem Munde und den Zähnen.)
Schwieriges Athmen, mehr beim Sitzen.

465 Oeftere Anfälle von Zusammenschnürung der Brust, die den Athem auf Augenblicke hindert.
Oefters, beklemmend drückendes Gefühl auf der Brust (*Gff.*).
Drücken auf der linken Brust (*Gff.*).
D r u c k s c h m e r z oben in d e r rechten B r u s t bis durch in das rechte Schulterblatt (*Gff.*).
Auf dem Brustbeine, gleich über der Herzgrube, ein beim Vorbücken und auch beim Betasten erregbarer, dumpfer Schmerz auf einer kleinen Stelle (*Gff.*).

470 G e f ü h l v o n S c h w ä c h e u n d A n g e g r i f f e n - h e i t d e r B r u s t.
Beim Erwachen fühlt er die Brust wie ermüdet.
Jücken inwendig in der Brust.
Stechendes Jücken in der Gegend des Steifsbeins, Abends im Bette (*C.*).
Im Kreuze, Gefühl von Kälte, Taubheit und Spannung.

475 Spannschmerz und Steifheit im Kreuze.
(Arger Kreuzschmerz; sie kann nicht sitzen, es ist dann wie ein Pflock im Rücken; sie muſs ein Kissen unterlegen.)
Reiſsender Druck im Kreuze (*Gff.*).
Drückend reiſsender Schmerz in der linken Seite bis in den Rücken, neben der linken Hüfte (*Gff.*).
Heftiges, äufserliches Brennen auf der rechten Hüfte (*Gff.*).

480 Reiſsen unten im Rücken, neben dem Kreuze (*Gff.*).
Schwere im Rücken und Beklommenheit auf der Brust.
Ziehen im Rücken, am meisten beim Sitzen.
Druckschmerz neben dem untersten Theile des Rückens (n. 8 St.).
Klemmender Druckschmerz neben dem untern Theile des Rückgrats.

485 Schmerz in der Seite des Rückens, wie zerschlagen.

Muskelhüpfen im linken Rücken (*Gff.*).

Brennen auf dem obern Rücken, linker Seite.

(Stechen zwischen den Schulterblättern, zum Athem Versetzen, Nachts.)

Nach (gewohntem) Waschen mit nicht kaltem Wasser, rheumatischer Schmerz oben am linken Schulterblatte (n. 26 St.) (*C.*).

490 Rheumatisches Gefühl im ganzen linken Schulterblatte, beim Schreiben (n. 6 St.) (*C.*).

Beim Zurückbiegen des linken Arms, heftiges Reifsen im linken Schulterblatte (*Gff.*).

Brennende Empfindung auf dem rechten Schulterblatte (*Gff.*).

Brennen auf der rechten Achsel (*Gff.*).

Brennen auf dem Schultergelenke (n. 3 St.) (*Gff.*).

495 Ziehender Schmerz im linken Schultergelenke (*Gff.*).

Zieh-Schmerz in der Achsel und Schulter.

Rheumatisches Ziehn in der rechten Achsel (*Gff.*).

Heftig reifsender Schmerz im rechten Achselgelenke, besonders bei Bewegung, mit Ziehn in den Armröhren (*Gff.*).

Lähmiges Reifsen im rechten Achselgelenke, oft wiederkehrend.

500 Lähmige Schwäche der rechten Schulter und des rechten Arms (n. ¼ St.) (*C.*).

Stechen in der rechten Achsel, bei Tag und Nacht.

Reifsen in den hintern Halsmuskeln (*Gff.*).

Drückend reifsender Schmerz in den Halsmuskeln (*Gff.*).

In den Muskeln am Halse (rechts) heftig drückender Schmerz (*Gff.*).

505 Druckschmerz am Halse (n. 6 Tagen).

Stechendes Jücken am Halse und Nacken und rothe Flecke daselbst (n. 38 St.) (*C.*).

Ein drückend ziehender Schmerz unter der rechten Achselhöhle, besonders beim Bewegen fühlbar (*Gff*).

Kohle, Holzkohle.

Brennender Schmerz in der rechten Achselhöhle (*Gff.*).
Jücken, Feuchten und Wundseyn in den Achselgruben.
510 Zerschlagenheitsschmerz des rechten Arms.
Ziehn im rechten Arme.
Klamm in den Armen.
An der innern Seite des linken Oberarms, dumpfes Ziehn (n. 4 St.) (*C.*).
Der Oberarm ist ihm vorzüglich schwer (*C.*).
515 Ziehschmerz mit Brennen am Oberarme (n. 48 St.) (*Gff.*).
Brennen oben am Oberarme, erst dem linken, dann dem rechten (n. 5 St.) (*Gff.*).
Reifsen im linken Oberarme (n. 4 St.) (*Gff.*).
Ein grofser Blutschwär auf dem Oberarme und viele jückende Blüthchen umher (n. 7 Tagen).
Brennen am rechten Ellbogen (*Gff.*).
520 Ziehschmerz in der Ellbogenröhre nach der Handwurzel zu (n. 20 Min.) (*C.*).
Ziehend reifsender Schmerz an der obern Seite des linken Unterarms, nahe am Ellbogen, wo auch die Stelle beim Drücken auf die Knochenröhre ebenfalls schmerzt (n. 3½ St.) (*Gff.*).
Brennendes Jücken am Unterarme beim Ellbogen (*Gff.*).
Reifsendes Ziehn vom linken Ellbogen bis (zur) in die Hand (n. 48 St.) (*Gff.*).
Lähmigkeitsschmerz beim Bewegen in der Handwurzel.
525 Arme und Hände schlafen ihr ein, vorzüglich Nachts, so dafs sie im Bette nicht weifs, wo sie sie hinlegen soll; auch am Tage schlafen sie ihr ein.
Neigung der Hände zum Taubwerden.
Früh, beim Waschen der Hände ist es, als ob sie einschlafen wollten.
Eiskalte Hände (n. 48 St.) (*Gff.*).
Bei gewissen Bewegungen, Empfindung im linken Handgelenke, als wären die Sennen zu kurz.

530 Gefühl in den Händen, als ob die Muskelkraft geschwächt wäre, besonders beim Schreiben fühlbar (n. 6 St.) (*Gff.*).
Schreiben geht langsam und beschwerlich von statten (n. 1½ St.) (*C.*).
Reifsen in der rechten oder linken Handwurzel (*Gff.*).
An den Händen, ein jückender, feiner Ausschlag.
Zerschlagenheits- Schmerz auf dem linken Handrücken (*Gff.*).

535 Ziehen in den rechten Mittelhandknochen (n. ¼ St.) (*C.*).
Starkes Jücken in den Handtellern, Nachts.
Reifsen im Innern der linken Hand, von der Wurzel des kleinen Fingers herein (*Gff.*).
Heftiges Reifsen im hintersten Gelenke des linken Zeigefingers (n. 28 St.) (*Gff.*).
Reifsender Schmerz in den Fingern der rechten Hand (n. 6 St.) (*Gff.*).

540 Feines Reifsen im vierten und fünften Finger der rechten Hand (*Gff.*).
Feines Reifsen im Mittelgelenke des rechten Zeigefingers (*Gff.*).
Feines, brennendes Reifsen in der Spitze des rechten Daumens (*Gff.*).
Reifsen in der Spitze und unter dem Nagel des linken, vierten Fingers (n. 48 St.) (*Gff.*).
Reifsen in den Gelenken des vierten und fünften Fingers (*Gff.*).

545 Reifsen unter dem Daumennagel (*Gff.*).
Reifsen im rechten kleinen Finger, durch Bewegung vermehrt (*Gff.*).
Ein Ziehn im rechten Zeigefinger vor, nach der Spitze.
In der innern Seite des Mittelgelenks des linken Zeigefingers, in der Ruhe, ein bohrender Schmerz, beim Biegen aber, ein feinstichlicher, wie von einem Splitter, 6 Stunden lang (*Ad.*).

Kohle, Holzkohle.

Bohrender Schmerz im hintersten Gelenke des Mittelfingers und im hintersten Daumengelenke, in der Ruhe (*Ad.*).

550 Ein langsam klopfender Schmerz im vordern Daumengliede (*Ad.*).
Pulsiren auf dem Rücken des Daumens, einige Minuten und wiederholt (*C.*).
Klopfender Schmerz im Mittelhandknochen des Mittelfingers (*Ad.*).
Reifsendes Stechen in den Mittelgelenken der Finger.
Stich im hintersten Gelenke des linken Mittelfingers (n. ¾ St.) (*C.*).

555 Stechen wie von einem Splitter im vordern Gliede des vierten Fingers (*C.*).
Stechen in einem Finger, beim Aufstehn vom Sitze.
Stechen im Daumballen vom Handgelenke aus.
Feine Stiche in der Haut des rechten Zeigefingers, durch Beugung des Arms erneuet (n. 2 St.) (*C.*).
Kältendes Brennen im hintersten Gelenke des rechten Mittel- und Ringfingers (*Gff.*).

560 Heftiges Jücken an der äufsern Seite des linken Daumens (*Gff.*).
Reifsen in der rechten Hüfte (*Gff.*).
Reifsend drückender Schmerz unter und neben der linken Hüfte, nach dem Rücken und Kreuze zu, oft wiederholt (n. 2 St.) (*Gff.*).
Starker, lähmig ziehender Schmerz vom Unterleibe ausgehend, in's linke Bein herab (*Gff.*).
Muskel-Hüpfen am obern hintern Theile des linken Oberschenkels, früh im Bette (*Gff.*).

565 Stumpfer Stich oben am Oberschenkel (*Gff.*).
Brennen am Oberschenkel, die Nacht, im Bette.
Brennende Empfindung an der äufsern Seite oben am Oberschenkel.
Im linken Oberschenkel, rheumatisches Ziehn, Abends im Bette, durch Liegen auf diesem Schenkel gemildert (*Gff.*).

Reifsender Schmerz in der Mitte des Oberschenkels, öfters wiederkehrend (*Gff.*).

570 Unten, auswärts am linken Oberschenkel, Klammschmerz beim Gehen, besonders beim Heben des Oberschenkels und Treppensteigen; die Stelle ist auch beim Befühlen schmerzhaft (n. 35 St.) (*C.*).
Beim Gehen, Taubheit der Oberschenkel.
Strammen in den Oberschenkeln über dem Knie, früh beim Aufstehn.
Strammen und Ziehen im linken Oberschenkel, wie gelähmt und verrenkt (die ersten vier Tage).
Unruh-Gefühl im rechten Ober- und Unterschenkel, was ihn immer anders zu sitzen nöthigt (*C.*).

575 Schmerz in beiden Beinen, besonders den Unterschenkeln, beim Sitzen und Liegen; er weifs nicht, wo er sie hinlegen soll.
Reifsen im rechten Ober- und Unterschenkel (*Gff.*).
Reifsen im linken Ober- und Unterschenkel (n. 29 St.) (*Gff.*).
Schwere in den Beinen (n. 5 Tagen).
In den Beinen, Taubheit und Gefühllosigkeit.

580 Ziehschmerz in den Knieen, beim Stehen.
In den Knieen und den Fufsgelenken, Spannung (n. 5 Tagen).
Lähmiger Schmerz im Knie beim Sitzen und Aufstehn vom Sitze und in der Nacht, beim Liegen, wenn sie sich umwendet, oder das Knie ausstreckt.
Bei mäfsigem Anstofsen an's Knie, thut's sehr weh im Knochen.
Beim Ersteigen einer Treppe, Schmerz in den Knieen.

585 Mattigkeits- und Unfestigkeits-Gefühl in den Knieen, beim Gehen und Stehen (*Gff.*).
Schwäche und Steifheit im Knie.
Starkes Brennen auf dem rechten Knie (*Gff.*).
Nach Aufstehn vom Sitze, Stechen in der Kniescheibe und Empfindung, als wäre das Knie geschwollen.

Kohle, Holzkohle.

In beiden Knieen, drückendes Reifsen und eben so in den Unterschenkeln.

590 Ziehendes Gefühl in den Beinen, besonders vom Knie an, den Unterschenkel herab (*Gff.*).

Reifsen im rechten Unterschenkel (*Gff.*).

Reifsen im Unterschenkel von der Wade herab bis zum innern Fufsknöchel (*Gff.*).

Ziehen und Knibbern in beiden Unterschenkeln; er kann sie nicht ruhig liegen lassen und mufs sie bald ausstrecken, bald an sich ziehen, eine halbe Stunde lang, Nachmittags.

Lähmiges Gefühl im linken Unterschenkel.

595 Unten an der Wade, eine geschwollene und bei Berührung schmerzende Stelle.

An den Waden, jückende Queddeln.

Arger Klamm im Unterschenkel, besonders in der Fufssohle, beim Gehen im Freien.

Arger Klamm, Nachts im Bette, im ganzen Unterschenkel, besonders in der Fufssohle.

Klamm in der rechten Fufssohle, Abends, nach dem Niederlegen; es zog ihm die Zehen krumm.

600 Reifsen im Knochen über dem innern Knöchel des linken Unterfufses (n. 4 St.) (*Gff.*).

Ziehen in den Unterfüfsen, am meisten beim Sitzen.

Reifsender Schmerz unter den ersten Zehen des rechten Fufses, vermehrt beim Gehen (*Gff.*).

Reifsen in den mittlern Zehen des rechten Fufses (*Gff.*).

Arges Reifsen unter Zehnägeln, von Abend bis in die Nacht; es erstreckte sich bis in die Fufssohlen (die ersten 4 Tage).

605 Schmerz in der rechten grofsen Zehe, unter dem Nagel (*Gff.*).

Beim Auftreten, Schmerz in den Mittelfufsknochen, als würden sie zerrissen.

Unruhe im linken Unterfufse; er mufste ihn hin und her bewegen.

Brennen in den Fufssohlen, nach Stehen.
Starker Fufsschweifs (n. 9 Tagen).

610 (Bei den Schmerzen, grofse Angst und Hitze.)
(Nach den Schmerzen, grofse Mattigkeit.)
Zerschlagenheit aller Glieder (n. 24 St.).
Früh, nach dem Aufwachen, im Bette, grofses Zerschlagenheits-Gefühl in den Gelenken, wobei das Strecken der Glieder wohl thut, nach dem Aufstehn allmälig vergehend (*Gff.*).
Jedes Glied am Leibe thut weh, so auch der Rücken (mit vielem Kopfweh und grofser Schwäche).

615 Eingeschlafenheit der Glieder.
Die Glieder, auf denen er liegt, schlafen leicht ein.
Kriebeln im ganzen Körper.
Früh, im Bette, ein Stechen unter den linken Ribben, welches strahlend in den Unterleib, in die Herzgrube, und in die linke und rechte Brust herauf fuhr, am Kehlkopfe in Drücken ausartete, beim Ausathmen sich verstärkte, und als es verging, durch Drücken auf den Unterleib erneuert wurde (*Gff.*).
Jückende Stiche auf der Seite, worauf er liegt, Abends im Bette.

620 Flohstichartiges Jücken an mehren Stellen des Körpers (*C.*).
Jücken und Stechen an mehren Theilen des Körpers (*C.*).
Nessel-Ausschlag, einige Wochen lang (n. 4 Tagen).
Jücken und Brennen an verschiednen Stellen des Körpers, am Rücken, auf der Brust, am Nabel, an den Oberschenkeln, u. s. w. (*Gff.*).
Brennen an verschiednen Stellen des Körpers, die Nacht im Bette.

625 Hie und da, auf dem Rücken und in den Seiten, so wie in der rechten Unterleibsseite, eine bren-

nende Empfindung auf der Haut, wie von Senf-
pflaster (n. 12 St.) (*Gff.*).
Strammen in den Knieen und Hüftgelenken, früh,
beim Erwachen.
Spannen in den Knieen und der linken Hand, als
wären sie angestrengt worden durch zu starke
Bewegung.
Ziehschmerz in den Gliedern.
Ziehende und reifsende Schmerzen an verschied-
nen Stellen des Körpers (*Gff.*).

630 Ziehen im Rücken und den Unterfüfsen, blofs
beim Sitzen.
Ziehen in den Gelenken der Hand, des Ellbogens
und der Schulter, was durch Bewegung vergeht. *)
Reifsen in verschiednen Theilen des Körpers, die
Nacht im Bette.
Rheumatisches Gefühl im ganzen Körper, mit Kälte der Hände und Füfse (*Gff.*).
Früh, beim Erwachen, reifsende Empfindung in
der linken Schulter, dann in der rechten Hand,
dann im rechten Oberkiefer, in den Schneidezähnen (*Gff.*).

635 Oefters, reifsende Schmerzen hie und da, z. B.
in der linken Gesichtshälfte, dann wie im linken Hinterkopfe, im linken Oberschenkel, der
linken Schulter, zugleich mit starkem Drucke
in den Armen und Beinen (*Gff.*).
(Ein geheiltes Geschwür bricht wieder auf und
giebt, statt Eiter, Lymphe von sich, mit Blut
gemischt; die Stelle ist hart und schmerzt beim
Anfassen.)
Der Eiter des Geschwürs wird stinkend, wie Aas.
Das Geschwür der Fontenelle giebt eine fressende
Feuchtigkeit von sich.
Nach langem Sitzen fühlt er sich, beim Aufstehn
vom Sitze, in den Gliedern schwer und steif,
was sich nach einigem Gehen legt.

*) Vorzüglich beim Morgenwinde.

640 Unaufgelegt zu körperlichen Anstrengungen (*C.*).
Mangel an Energie der Muskelbewegungen (n. 1 St.) (*C.*).
Mattigkeit (*Ad.*).
Mattigkeit, früh im Bette (n. 48 St.) (*Gff.*).
Grofses Müdigkeits-Gefühl, früh im Bette, besonders in den Gelenken, was durch Aufstehn aus dem Bette vergeht (*Gff.*).

645 Früh, matt, träge, zitterig in den Gliedern und leicht schwitzend (n. 2 Tagen) (*C.*).
Zitterigkeit im Körper, mit Hinfälligkeit.
Früh, Gefühl von grofser Mattigkeit, mit Zittern in den Gliedmafsen und um den Magen herum, wie nach vielem Weintrinken (n. 24 St.) (*Gff.*).
Anfälle von jählinger Ohnmachts-Schwäche.
Sehr ofte, nur momentane Anfälle von Ohnmacht, zum Hinsinken, auch wohl mit Schwindel — drauf Leibschneiden und Greifen im Bauche, wie zu Durchfall — doch kam nur gewöhnlicher Stuhl (n. 24 St.).

650 Mattigkeit nach kurzem, langsamen Spaziergange in freier Luft (*Gff.*).
Während Spazieren im Freien entstand jählinge Müdigkeit, die sich aber bald verlor (n. 3 Tagen).
Mattigkeit besonders in den Beinen (*Gff.*).
Vormittags, Schwäche, wie von Betäubung.
Mattigkeit, Abends.

655 Abends, Trägheit, Schläfrigkeit, Unaufgelegtheit.
Gähnen (*Ad.*).
Viel Dehnen und Gähnen (n. 2 St.) (*Gff.* und *C.*).
Schläfrigkeit und häufiges Gähnen (*Gff.*).
Schläfrigkeit Vormittags, im Sitzen (und beim Lesen), die durch Bewegung vergeht (*Ad.*).

660 Nach dem Mittagsessen, Schlafneigung, ohne schlafen zu können.

Kohle, Holzkohle.

Nach Tische, Stunden langer, ununterbrochner, aber von ängstlichen Träumen beunruhigter Schlaf (*Ad.*).
Nach dem Essen, Schlaftrunkenheit.
Sehr zeitig, Abends, Neigung zu Schlafe.
Abendliche Schlaftrunkenheit.

665 Wenn er, Abends, in's Bett kömmt, überfällt ihn eine Angst, dafs er kaum liegen bleiben kann (n. 19 Tagen).
Spätes Einschlafen — erst um 1 Uhr.
Nachts, obgleich die Augen voll Schlaf sind, kann er doch nicht einschlafen.
Sie kann die Nacht nicht einschlafen, aber auch die Augen nicht öffnen.
Abends, sehr kalte Füfse und Hände.

670 Abends, vor dem Einschlafen, ein arger, innerlicher Schüttel-Schauder, ohne Frost und zu gleicher Zeit viel Aufstofsen.
Sie erwacht die Nacht öfters, mit Kälte in den Beinen und Knieen.
Abends, nach dem Niederlegen, im Bette, thaten ihm die Augen weh.
Die Nacht, Schwere in den Beinen und im Rücken, wie Müdigkeit.
Abends, vor dem Einschlafen, eine ziehende Empfindung in beiden Beinen.

675 Die Nacht, im Bette, schmerzen die Hüneraugen drückend.
Er kann, die Nacht, nicht anders ruhig bleiben, als beide Beine an den Unterleib herangezogen.
Die Nacht erwacht er mehrmal, wegen Pulsiren im Kopfe und Aengstlichkeit, als würde ihn der Schlag rühren; einige Augenblicke nach dem Erwachen war er bei sich, und fühlte, dafs es eine Täuschung sey, denn das Schlagen im Kopfe war nicht mehr da; als er's aber versuchte, im Schlummer selbst abzuwarten, was ihm geschehen werde, zogen sich seine Beine und Knice herauf nach dem Oberkörper und der Rücken krümmte sich — beides unwillkürlich —,

und er fühlte, daſs wenn er länger mit dem Erwachen gewartet hätte, er in Ohnmacht gefallen seyn würde.

Abends, nach dem Einschlafen, im Bette, erwacht er, in mehren Anfällen, mit einer Empfindung wie Blutdrang nach dem Kopfe, mit Sträuben der Haare, einer von Schauder begleiteten Aengstlichkeit und einem Gefühle über den Körper, als ob man ihn mit einer Hand striche und wie Ameisen-Laufen in der Haut, bei jeder Bewegung im Bette — dabei das Gehör so empfindlich und übermäſsig scharf, daſs das geringste Getön im Ohre wiederhallte.

Abends, im Schlafe, Gehörtäuschung; er wähnte jemand gehen zu hören, der an sein Bett träte; dieſs erweckte ihn mit Aengstlichkeit.

680 Nachts, fuhr er von Geräusch zusammen, mit Schauder im Rücken.

Viel zusammenhängendes Sprechen im Traume, worüber er aufwacht, sich des Geträumten erinnernd.

Sehr traumvolle Nächte (n. 16 St.) (*Gff.*).

Nachts, lebhafte, aber unerinnerliche Träume (*Gff.*).

Schreckhafte Träume.

685 Aeuſserst ängstliche Träume (*Gff.*).

Unruhiger Schlaf, ängstliche Träume und Nachts, ein Druck unter dem Magen.

Unruhiger Schlaf, öfteres Erwachen und früh im Bette, Kopfweh, mit Brennen hie und da am Körper (*Gff.*).

Unruhiger Schlaf unter vielen Träumen, bis nach 3 Uhr. wo er mit heftig klemmendem und wehenartigem Leibweh erwachte, welches besonders auf das Kreuz und auch etwas auf die Blase drückte, unter Kollern im Bauche (*Gff.*).

Sehr unruhiger, mit beängstigenden Träumen erfüllter Schlaf, bis 1 Uhr (*Gff.*).

690 Unruhiger Schlaf, ohne Erquickung; früh war er in Ausdünstung.

Kohle, Holzkohle.

Fieberhafte Kälte, Abends; er spürt keine Ofenwärme (n. 48 St.).
Aengstlichkeit, in Gestalt eines Fiebers, die Hände werden kalt und sie zittert dabei.
Abends, grofse Angst und Hitzempfindung, ob sie gleich über und über kalt anzufühlen war.
(Schwacher, matter Puls.)

695 Oefteres Frösteln; vorzüglich die Nächte, Frösteln und Kälte.
Abends, Müdigkeit und Fieberschauder und, noch vor Schlafengehn, fliegende Hitze (n. 10 Tagen).
Frösteln und Hitze, gegen Abend (n. 12 Tagen).
Den ganzen Tag, viel Hitze, aber dabei stets kalte Füfse.
Nachts, Hitze im Bette.

700 Sie konnte die Nacht nicht schlafen, wegen Hitze im Blute.
Warmer Frühschweifs (n. 29 St.) (*C.*).
Sauer riechender Schweifs (n. 8 Tagen).
Verstimmt (nach Tische) (*Ad.*).
Gleichgültig, untheilnehmend (*Ad.*).

705 Musik, die er liebt, spricht ihn den ganzen Tag nicht an (*Ad.*).
Aengstlich, wie beklommen, mehre Tage.
Sehr beklommen und voll.
Abends, Unruhe.
Abends, mehre Stunden lang steigende Angst, mit vieler Hitze im Gesichte.

710 Grofse Reizbarkeit.
Ueberreiztheit, als wäre sie übereilt, oder in Geschäften übertrieben worden.
Reizbarkeit, Empfindlichkeit (*Ad.*).
Mifslaunig, leicht empfindlich (n. 4¼ St.) (*Gff.*).
Aergerlich, ungeduldig und desperat, dafs er sich erschiefsen möchte.

715 Aergerlich reizbare Stimmung, mit Eingenommenheit des Kopfs (*Gff.*).

Reizbares, heftiges Gemüth.
Unwillkürlich zornige Aufwallungen (n. 36 St.).
Empfindliche, weinerliche Gemüthstimmung.
Empfindliche, leicht gereizte Stimmung, welche aber auch, bei Veranlassung, in läppische Lustigkeit auszuarten pflegt, welche, beim Lachen, Abspannung, besonders der Muskeln des Arms und der Hände mit sich führt (*Gff*).

720 Uebermäfsig heiter, doch leicht verstimmbar (*Ad.*).

Kohle, Thierkohle (Carbo animalis).

(Um die Thierkohle zu bereiten, legt man ein Stück dickes Rindsleder zwischen glühende Kohlen, läfst es so weit verbrennen, bis das letzte Flämmchen eben vollends verschwunden ist und bringt dann das glühende Stück schnell zwischen zwei steinerne Platten, damit es sogleich verlösche, sonst glimmt es an freier Luft fort und zerstört seine Kohle gröfstentheils. Ein Gran davon wird mit 100 Gran Milchzucker in der porcellänenen Reibeschale eine Stunde lang (jede 10 Minuten auf 6 Minuten Reiben und 4 Minuten Aufscharren eingetheilt) gerieben, von dem Produkte ein Gran wieder mit 100 Granen frischem Milchzucker auf gleiche Art gerieben und von dem so entstandnen Pulver endlich nochmals ein Gran mit 100 Granen frischem Milchzucker auf gleiche Weise eine Stunde lang gerieben, damit eine millionfache potenzirte Verdünnung ($\frac{1}{I}$) der Thierkohle entstehe.)

So viele Aehnlichkeit auch die Thierkohle mit der Holzkohle in ihrer Wirkung auf das menschliche Befinden zeigen mag, so finden sich doch auch so viel Abweichungen von den Aeufserungen der letztern bei ihr, und so viele besondre Symptome, dafs ich, was ich davon beobachten konnte, hier beizufügen, für nützlich hielt.

Einige Symptome wurden von einem russischen Arzte, Herrn D. *Adam* betrachtet, welche mit der Chiffre (*Ad.*). bezeichnet sind.

Ein sehr kleiner Theil eines Grans der millionfachen (I) Pulverdünnung ist zur Gabe gewöhnlich völlig hinreichend und wirkt wenigstens drei Wochen in chronischen Uebeln. Kampher erwiefs sich als Antidot und Minderungsmittel ihrer allzu heftigen Wirkung bei allzu empfindlichen Personen.

Kohle, Thierkohle.

Schwindel: es wird ihr schwarz vor den Augen.
Beim Wiederaufrichten nach Bücken, Schwindel mit Uebelkeit.
Schwindel: gegen Abend (7 Uhr), wenn sie den Kopf aufrichtete, so ging Alles mit ihr im Kreise herum; sie mußte immer gebückt sitzen und wenn sie aufstand, taumelte sie hin und her; es war ihr wie düster im Kopfe und als wenn sich alle Gegenstände bewegten; im Liegen spürte sie auch die ganze Nacht hindurch nichts — blofs früh wieder, beim Aufstehn.
Empfindung im Kopfe, wie wenn man aus groſser Kälte in das Zimmer kömmt und gleich vor den heiſsen Ofen tritt — ein Gefühl, als hätte man etwas Beschwerendes in der Stirne, oder, wie man sagt, ein Bret vor dem Kopfe.
5 Früh, beim Erwachen, Kopfschmerz, wie nach einem Weinrausche.
Schwere des Kopfs (*Ad.*).
Der Kopf, besonders das Hinterhaupt (und die linke Schläfe) ist schwer und eingenommen (*Ad.*).
Andrang des Blutes nach dem Kopfe, bei Kopf-Eingenommenheit.
Drückendes Kopfweh im Hinterhaupte (*Ad.*).
10 Drückender Schmerz auf einer Stelle am Hinterkopfe.
Kopfschmerz: Drücken in beiden Schläfen.
An dem untern Theile der Schläfe, ein kneipender Schmerz (*Ad.*).

Bohrender Schmerz im Schläfebeine bis in's Jochbein (*Ad.*).

Bohrend ziehende Schmerzen am Kopfe und Risse dabei; wenn's kühl am Kopfe wird, wird es schlimmer, besonders nach dem Ohre zu (n. 7 Tagen).

15 Stechen im Kopfe, besonders in der Schläfe.

Arges Reifsen in den äufsern Kopftheilen.

Reifsen auf der rechten Kopfseite.

Die linke Seite des Kopfs ist schmerzhaft, wie unterschworen.

Alles, was er auf dem Kopfe hatte, drückte ihn; auch das Halstuch beschwerte ihn (n. 18 Tagen).

20 Nachts, Schmerz am Kopfe und Halse, als wenn beide eingeschlafen und verrenkt wären.

Ausfallen der Haare (n. 12 Tagen).

Gefühl, als wenn etwas in der Stirne, über den Augen, läge, dafs sie nicht aufwärts sehen könne (n. 6 St.).

Von oben nach unten drückend stechender Schmerz über dem linken Auge, dem Augenlide und der obern Hälfte des Augapfels (*Ad.*).

(Stechen in den Augen.)

25 Drücken in den Augen, Abends, bei Lichte.

Drücken im innern Augenwinkel (n. 72 St.).

Abends werden die Augen vom Lichte beleidigt.

Schwäche in den Augen.

Im äufsern Augenwinkel, schründend brennender Schmerz.

30 Unangenehme Empfindung im linken Auge, als wäre etwas hinein geflogen, was ihn am Sehen hindert; er mufste immer wischen; dabei ist die Pupille äufserst erweitert mit grofser Langsichtigkeit — er konnte nichts nahe Gehaltenes deutlich erkennen.

Kupfer-Ausschlag im Gesichte (s. *Rust's* Magaz. f. d. gesammte Heilk. B. XXII. H. I. S. 198.) *).

---

*) Der Verf. bereitete seine Thierkohle etwas anders. Er nahm irgend eine, von Fette gereinigte Fleischsorte, setzte ein Drittel an Gewichte Knochen dazu und röstete die Mischung in einer gewöhnlichen Kaffeetrommel.

Kohle, Thierkohle.

Gesichtsblüthen in Menge, ohne Empfindung.
Ausschlag auf den Backen, wie rothe Flecke.
Oft fliegende Hitze in den Backen mit Röthe.

35 Nachmittags, Gesicht- und Kopf-Hitze.
(Schmerzhaftigkeit der Haut an den Backen, um den Mund und am Kinne (nach Rasiren) (*Ad.*)
Klammschmerz im Innern des linken Ohres (*Ad.*).
Ohrenklamm bis hinunter nach dem Schlunde, links, wovon das Schlingen erschwert ward (*Ad.*).
Ziehen im Ohre.

40 Nachts, beständiges Ohrklingen.
Hinter dem rechten Ohre, eine Art Beinhautgeschwulst, worin es alle Abende, von 5 Uhr an, sticht.
Anschwellungen in den Ohren-Drüsen (s. *Rust's Magaz.* a. a. O.).
Nasenbluten (früh, im Sitzen).
Nase und Mund, geschwollen.

45 Blasen an der Unterlippe.
Aufgesprungene Lippen.
Steifheit an der linken Halsseite.
Die Drüsen im Halse sind angeschwollen.
Das Zahnfleisch ist roth und geschwollen und ist sehr schmerzhaft.

50 Schmerz im untern Zahnfleische und Lockerheit der untern Zähne.
Lockerheit der Zähne und Reifsen darin, am heftigsten Abends im Bette.
Grofse Lockerheit der Zähne, dafs sie die weichsten Speisen ohne Schmerz nicht kauen kann (n. 12 Tagen).
Die obern und untern Zähne wackeln und sind zu lang.
Der hohle Zahn ist dumpf empfindlich, und als wäre er hervorragend; er schmerzt beim Beifsen und stärker noch Abends im Bette, mit vielem Speichel im Munde.

55 In den Zähnen zieht's hin und her, auch in den vordern.

Ziehn in den Zähnen, mit fliegender Hitze im Gesichte.

Bläschen auf der Zunge, welche wie verbrannt schmerzen.

Blasen im Munde, welche Brennen verursachen (n. 21 Tagen).

(Brenn-Empfindung im Halse.)

60 Ein Drücken im Halse und Trockenheit auf der Zunge.

Drücken im Halse, blofs beim Schlingen.

Inneres Drücken im Schlunde bis in den Magen.

Uebler Mundgeruch.

Bittergeschmack alle Morgen.

65 Zuweilen Bitterkeit im Munde.

Bitterlich fauler Geschmack im Munde.

Bitter saurer Geschmack im Munde.

Saurer Geschmack im Munde (n. 5 Tagen).

(Der Appetit vergeht schnell beim Essen.)

70 Beim Anfange des Essens, innerlicher Frost.

Nach wenigem Essen, bei gutem Appetite, bald Vollheit des Magens (*Ad.*).

Nach Essen, Drücken im Magen.

Nach Essen, Engbrüstigkeit.

Bald nach Essen, Angst und Unruhe im Rücken, ohne Schmerz.

75 Nach dem Essen, Herzklopfen.

Aufstofsen nach dem Geschmacke der lange vorher genossenen Speise.

Mehrmaliges Aufstofsen (*Ad.*).

Gegen Abend wird es ihm wabblicht im Unterleibe, mit aufsteigender Hitze (n. 10 Tagen).

Nach vielem Gehen entsteht, wenn er zum Sitzen kömmt, Uebelkeit.

80 Drücken im Magen, auch nüchtern.

Arges Drücken im Magen, Abends, nach dem Niederlegen, im Bette; sie mufste, um sich zu erleichtern, mit der Hand auf die Magengegend drücken (n. 16 St.).

Beim Tiefathmen, ein schneller, kurzer Druckschmerz in der Herzgrube (*Ad.*).

Kohle, Thierkohle.

In der Herzgrube, Schmerz, wie nach heftigem Husten (wie zerschlagen) (n. 6 Tagen).
Gluckern im Magen (*Ad.*).
85 Hörbares Kollern im Magen, früh beim Erwachen (*Ad.*).
Druck in der Leber, selbst beim Liegen.
Ein arg drückender Leberschmerz, fast wie Schneiden; die Gegend that auch äufserlich, beim Betasten weh, wie wund.
Es liegt ihm schwer im Unterleibe, wie ein Klump, auch nüchtern — mehre Tage.
Schmerzhaftes Spannen im Unterleibe, mit Schmerz unter den Ribben, beim Befühlen, als wenn darin etwas Böses und die Stellen wie unterköthig wären (n. 18 Tagen).
90 Starkes Leibauftreiben.
Der Unterleib ist immer sehr aufgebläht.
Er ist sehr mit Blähungen geplagt.
Beim Gehen, Brennen im Unterleibe.
Leibschneiden, Vormittags.
95 Leibweh, als wenn Durchfall ausbrechen wollte (*Ad.*).
Hörbares Kollern im Bauche und dem Magen (sogleich) (*Ad.*).
Hörbares Knurren und Kollern in den dicken Gedärmen, welches dann bis unter den Magen stieg und wieder herabging (*Ad.*).
Nach Trinken (warmer Milch), Kollern und Knurren im rechten Unterbauche, bald oben, bald unten, mit vergeblicher Neigung zu Blähung-Abgang (*Ad.*).
(Gähren in den Gedärmen.)
100 Der Bruch tritt heraus und ist schmerzhaft beim Gehen, Bewegen und Anfühlen.
Knurren im Mastdarme (*Ad.*).
Häufiger Abgang stinkender Blähungen (beim Spazieren, nach dem Abendessen) (*Ad.*).
Oft Pressen auf den Mastdarm; es kommen aber nur Blähungen und dann kehrt das Pressen gleich wieder zurück.

Oefterer, aber vergeblicher Drang im untern Theile des Mastdarms zum Stuhlgange (*Ad.*).

105 Nach 24 Stunden, nur wenig Stuhl, hart und stückig.

Vor dem Stuhlgange, ein Ziehn vom After durch die Scham (n. 22 Tagen).

Beim Stuhlgange, Reifsen von der Scham innerlich im Leibe herauf (n. 22 Tagen).

(Beim Abgange des Stuhls, nadelstichige Schmerzen im After) (*Ad.*).

Nach dem zweiten Stuhlgange an demselben Tage, eine grofse Schwäche und Schmerz in den Gedärmen, als würden sie zusammen geschraubt.

110 Schmerzliches Zusammenziehn des Afters (n. 27 Tagen).

Nach erfolgtem Stuhlgange, drängte es sie auf den Urin (welcher sehr stark roch), drauf ward sie ganz matt und zeitig schläfrig, nach dem Niederlegen aber konnte sie nicht schlafen; sie zuckte gleich wieder auf und nach dem Aufwachen hatte sie Klingen in den Ohren, als sollte sie ohnmächtig werden; drauf Schüttelfrost.

Aus dem Mastdarme dringt eine klebrige, geruchlose Feuchtigkeit.

Eine klebrige, geruchlose Feuchtigkeit schwitzt hinter dem Hodensacke, vom Mittelfleische in Menge aus.

(Er reitet sich leicht am Gesäfse durch; es entstehen grofse Blasen.)

115 Am After entsteht ein Blutschwär (n. 16 Tagen).

Starke Anschwellung der After-Blutknoten, welche beim Gehen brennend schmerzen.

Reifsen quer über das Schambein und dann durch die Scham bis zum After (n. 14 Tagen).

Drücken auf die Blase, Nachts.

Plötzlicher Andrang zur Harn Entleerung (*Ad.*).

120 Der Abgang des Urins wird weit stärker.

Früh, nach dem Erwachen, sehr starker Harnabgang (n. 13 Tagen).

Bei leichtem Druck geht der Urin fast wider seinen Willen ab (n. 16 Tagen).

Nächtlicher Samen-Ergufs — nach sehr langer Zeit zum ersten Male — mit wohllüstigen Träumen, ohne Ruthensteifigkeit und nach dem Erwachen, ein krampfhafter Schmerz längs der Harnröhre, vorzüglich an ihrem hintern Theile (*Ad.*).

Weifsflufs (n. 14 Tagen).

125 Scheide-Flufs, welcher die Wäsche gelb färbt (n. 21 Tagen).

* * *

Fliefsschnupfen (n. 10 Tagen).

Stockschnupfen, er kann keine Luft durch die Nase holen.

Ueber der Nase, Gefühl, wie beim Anfange eines Schnupfens — nach dem Essen; Abends nahm diese Empfindung zu (*Ad.*).

In der Luftröhre, Schmerz, wie nach vielem Husten.

130 Früh, Trockenheit des Halses und davon Husten; sobald Schleim ausgeworfen ist, ist der Husten weg.

Husten mit Auswurf.

(Husten, welcher den Athem versetzt, als wenn der Athem ausbleiben wollte.)

Abends, Kotzhusten, besonders Abends im Bette.

Früh, Beängstigung auf der Brust.

135 Nach dem Essen, Engbrüstigkeit.

Beim Sitzen und Schreiben bekömmt sie Stechen unter der rechten Brust, dafs sie dabei nicht still sitzen kann; nach dem Aufstehn vergeht's.

Abends, im Bette, stundenweise ein Röcheln und Piepen auf der Brust.

Schmerzhafte Knoten in den Brüsten (*Rust's* Magaz. a. a. O.).

Empfindung von Kälte in der Brust (n. 7 Tagen).

140 Abends, Herzklopfen ohne Aengstlichkeit (n. 24 Tagen).
Am Steifsbein, Schmerz und bei Berührung der Stelle entsteht ein brennender Schmerz.
Im Kreuzbeine, ein starker Stich.
Beim Tiefathmen, Stechen über dem Kreuze.
Unten im Rücken, Schmerz.

145 Spannung im Nacken.
Steifheit im Genicke.
Beide Achselhöhlen geben sehr viel Feuchtigkeit von sich (n. 22 Tagen).
Starkes Jücken in der rechten Achselgrube.
(Ein Wühlen in dem Arme herab, als wenn's in den Knochen arbeitete; wenn sie sich auf diesen Arm legt, empfindet sie weniger.)

150 Ziehender Schmerz in den Armen und Händen.
Das Handgelenk ist wie verrenkt.
Schmerz in den Handgelenken, wie Strammen, bei Bewegung derselben.
Täglich, Eingeschlafenheit der Hand.
Die linke Hand ist früh, im Bette, taub, was nach dem Aufstehn vergeht.

155 Eingeschlafenheit erst der Finger, dann auch der ganzen Hand.
Reifsen in den Händen (n. 10 Tagen).
Die mittlern Fingergelenke schmerzen beim Biegen.
Im hintern Gelenke des Mittelfingers, ein Strammen, bei Bewegung.
Jücken an der Fingerwarze.

160 (In den Muskeln des Oberschenkels, Ziehen und Reifsen.)
Beim Spazierengehn, einige empfindliche Stiche in der linken Kniekehle (*Ad.*).
Nachts zog es ihr unschmerzhaft in dem Unterschenkel herauf.
Ruckweises Ziehn am Schienbeine (*Ad.*).
Schmerzhaftes Spannen in den Waden, beim Gehen.

165 Mehre Tage, früh, Wadenklamm.
Umknicken des einen Fufses beim Gehen, wie von Gelenkschwäche.
Früh, stichlichtes Kriebeln, wie von Eingeschlafenheit, in den Füfsen.
Entzündungs-Geschwulst an dem Fufse, welche an der einen Zehe aufbricht.
Früh ist der Ballen der grofsen Zehe geschwollen; es ist viel Hitze darin und er schmerzt, als wäre er erfroren gewesen, und wie geschwürig.

170 Starkes Jücken der ehemals erfrornen Zehen (n. 24 Tagen).
Klamm sehr oft in den Zehen, am Tage; beim Gehen auf unebnem Wege ist's, als wenn sie umknickten.
Alle Glieder sind ihr wie taub, besonders auch der Kopf.
Drückende Schmerzen in den Gelenken und den Muskeln.
Jücken verbreitet sich über den ganzen Körper, vorzüglich Abends im Bette.

175 (Nachts, viel Schmerzen in den Gelenken) (n. 20 St.).
Nachts, sehr lebhafte Träume (*Ad.*).
Lebhafte Träume über wissenschaftliche Gegenstände; Anstrengung des Denkvermögens im Traume; er machte literarische Ausarbeitungen in Gedanken und sprach laut (*Ad.*).
Schlaf voll lebhafter Schwärmerei.
Schlaf sehr unruhig unter öfterm Aufwachen.

180 Sehr unruhige Nacht; schon um $2\frac{1}{2}$ Uhr war der Schlaf vorüber, wegen innerer Unruhe.
Schlaf sehr unruhig; er war sehr aufgeregt und konnte vor 2 Uhr nicht einschlafen.
Er kann sich früh kaum erwärmen.
Von früh 9 Uhr bis Nachmittags 3 Uhr, sehr kalte Füfse.
Abends, kalte Hände und kalte Füfse.

185 Abends, sehr kalte Füfse, als sie in's Bett kam (n. 10 St.).

Abends, im Bette, frostig; dann Schweifs im Schlafe.
Nachts, Hitze und Feuchtigkeit der Haut (n. 18 Tagen).
Starker Nachtschweifs (n. 6 Tagen).
Anfangs, untheilnehmend — später, erhöhete Gemüths-Reizbarkeit für leidenschaftliche Eindrücke (*Ad.*).

190 Uebelnehmig (*Ad.*).
Ausnehmend lustig (*Ad.*).

Koloquinte (Cucumis Colocynthis).

(Die trockne Frucht gepülvert und mit Weingeiste, im Verhältnisse von 20 Gran des Pulvers zu 400 Tropfen Weingeist, ohne Wärme, binnen einer Woche, unter täglich zweimaligem Umschütteln, zur Tinktur ausgezogen, wovon dann zwanzig Tropfen einen Gran Koloquinten-Kraft enthalten.)

Die Alten hatten die Koloquinte, durch Anwendung grofser, gefährlicher Gaben zum Purgiren, sehr verdächtig gemacht. Ihre Nachfolger, durch diese fürchterlichen Beispiele abgeschreckt, verwarfen dieselbe entweder ganz, wodurch die in ihr liegende Hülfe für die Menschen verloren ging, oder wagten sich nur äufserst selten, sie zu gebrauchen, wenigstens nie anders, als nach vorgängiger Aenderung und Schwächung ihrer Eigenschaften durch alberne Vorrichtungen, die sie Korrektion nannten, wodurch das eingebildete Giftige derselben gezähmt und gebändigt werden sollte. Man knetete mittels Gummi-Schleims andre purgirende Arzneien darunter, oder man zerstörte zum Theil ihre Kraft durch Gährung oder durch langwieriges Abkochen mit Wasser, Wein, ja selbst Urine, so wie die Alten schon thörichter Weise gethan hatten. Aber auch nach aller solcher Verstümmelung (sogenannter Korrektion) blieb die Koloquinte stets noch in den grofsen Gaben der Aerzte ein gefährliches Mittel.

Ueberhaupt ist es zu verwundern, dafs man in der Arzneischule von jeher das Nachdenken mied und auch bei solchen Gegenständen, wie dieser, nie auf den kinderleichten, einfachen Gedanken kam, dafs, wenn die heroischen Arzneisubstanzen in einer gewissen Gabe durchaus allzu heftig wirkten, diefs weniger an der Arzneisubstanz selbst, als vielmehr an der übertriebnen Gröfse der Gabe liege, die sich doch vermindern läfst, so viel es nöthig ist, und dafs eine solche Minderung der Gabe, während sie die Arzneisubstanz unverändert in ihren Eigenschaften läfst, blofs ihre Stärke bis zur unschädlichen und zweckmäfsigen Brauchbarkeit herabstimme, und so das natürlichste und zweckmäfsigste Korrigens aller heroischen Arzneimittel abgeben müsse. Es ist einleuchtend, dafs wenn ein Pfund Weingeist, auf einmal getrunken, einen Menschen tödten kann, diefs nicht an der absoluten Giftigkeit des Weingeistes, sondern der allzu grofsen Gabe liege, und dafs ein Paar Tropfen Weingeist dem Menschen unschädlich gewesen seyn würden — es ist einleuchtend, dafs, während ein Tropfen starker Schwefelsäure sogleich die Stelle der Zunge, auf die er gebracht wird, zu einer Blase aufzieht und aufätzt, er dagegen, mit 20, oder 100,000 Tropfen Wasser verdünnt, eine milde, blofs säuerliche Flüssigkeit darbiete und dafs so überhaupt das natürlichste, einfachste Korrigens aller heroischen Substanzen einzig in der Verdünnung und Verkleinerung der Gabe bis zur unschädlichen Brauchbarkeit zu finden seyn müsse.

Auf diese, und blofs auf diese einzige Weise lassen sich die für die unheilbarsten Krankheiten vorzüglich in den heroischen — weit weniger in den schwachen — Arzneisubstanzen (von den Arnen an Geiste Gifte genannt) bisher verborgen gelegenen,

Koloquinte.

unschätzbaren Heilkräfte auf ganz sicherm, mildem Wege zum Wohle der leidenden Menschheit zu Tage fördern und damit in akuten und chronischen Krankheiten ausrichten, was die ganze Arzneischule bisher auszurichten nicht vermogte, da ihr die kinderleichte Weise, die überkräftigen Arznei-Substanzen gelind und brauchbar zu machen, nicht in den Sinn kam und sie folglich die gröfsten und hülfreichsten Heilmittel entbehren mufste.

Nach Anleitung folgender, von Koloquinte eigenthümlich bei Gesunden erzeugter Krankheits-Zufälle habe ich mit ihr ungemeine Heilungen homöopathisch verrichten können durch Anwendung von einem kleinen Theile eines Tropfens oktillion- oder decillionfacher Verdünnung obiger Tinktur zur Gabe.

So werden, um nur einer Einzelheit zu gedenken, manche der heftigsten Koliken, nach Anleitung der Symptome 5. 6. und (64. bis 102.) oft sehr schnell geheilt, wenn zugleich auch die übrigen charakteristischen Krankheitszustände unter den Symptomen der Koloquinte in Aehnlichkeit, wenigstens zum Theil, anzutreffen sind.

Die Koloquinte ist von langdauernder Wirkung.

Koloquinte.

Reifsen und Spannen auf der linken Seite des Gesichts bis an's Ohr und in den Kopf.

Viel Appetit zum Trinken, ohne Durst; der Mund ist immer wässerig, das Getränk schmeckt sehr gut, aber gleich nach jedem Trunke tritt ein fader Geschmack in den Mund.

Aufstofsen einer gallichten Feuchtigkeit.

Von Zeit zu Zeit, starke Auftreibung des Unterleibes.

5 Anhaltendes Bauchweh durch alle Eingeweide, aus Zerschlagenheits-Schmerz und Drücken zusammengesetzt.

Ein Drängen von beiden Seiten des Unterbauches, nach der Mitte des Schoofses zu, wie Blähungen, welche nicht abgehen wollen (zur Ausleerung des Samens nöthigend).

Es knurrt und mauet beständig im Unterleibe, als wenn Frösche darin wären.

Schmerz unten im Mastdarme von geschwollenen Ader-Knoten, beim Sitzen, beim Gehen und beim Stuhlgange.

Blinde Hämorrhoiden.

10 Gänzliche Impotenz: die die Eichel sonst stets bedeckende Vorhaut blieb hinter die Eichel zurückgezogen, obgleich das Gemüth nicht ohne Geschlechts-Neigung war.

Mehre Tage, zwiefach kürzerer Odem, ohne Engbrüstigkeit oder Hitze.

In der Nacht, ein Anfall von Engbrüstigkeit mit langsamem, schwerem Odem, welcher ihn zu husten zwingt.

Zwischen den Schulter-Blättern, ein stechend spannender Schmerz, am meisten beim Gehen, so dafs er eine Weile krumm gehen mufste.
Ein drückender Zerschlagenheits-Schmerz unten im Rücken, zugleich mit hartem Drucke in der Herzgrube, bei Ruhe und Bewegung gleich.

15 Drückend ziehender Knochenschmerz in den Arm-Röhren, in der Ruhe, besonders unter dem Kopfe des Schulterknochens und über dem Hand-Gelenke, wo es auch beim Erheben des Arms, wie in der Beinhaut, schmerzt.
Am rechten Oberschenkel, ein ziehendes Spannen.
(Kälte-Empfindung an den Knieen, die doch warm sind.)
Lähmiger Schmerz im Knie beim Gehen, als wäre es im Gelenke fest gebunden.
Schwäche, meistens der Unterschenkel, wie von Ermüdung.

20 Abends, im Bette, ein beifsendes Jücken hie und da am Körper, was durch Kratzen nur auf Augenblicke verscheucht wird, und zuletzt in eine Unruhe ausartet, wobei er die Glieder stets bewegen mufs, ohne einschlafen zu können (n. 32 St.).
Sehr lebhafte, angstvolle Träume.
Aeufserst lebhafte, obgleich nicht ängstliche Träume, welche nach und nach an Lebhaftigkeit so zunehmen, dafs er darüber aufwacht.
Im Schlafe liegt er fast immer auf dem Rücken, die eine Hand unter den Hinterkopf, auch wohl noch den andern Arm über den Kopf gelegt.
(Empfindung von Eiskälte in den Fufssohlen, ob sie gleich nicht kalt sind.)

25 Kälte des ganzen Körpers.
Nachts, heftiger Schweifs an Kopf, Händen, Schenkeln und Füfsen, urinartigen Geruchs.

Beobachtungen Andrer.

Beim schnellen Wenden des Kopfs, Schwindel wie in der linken Schläfe entstehend, als sollte er fallen, mit einem Wanken in den Knieen (*E. Stapf*, in einem Briefe).

Düsterheit und Eingenommenheit des Kopfs (*Alibert*, in Med. Nat. Zeit. 1799.).

Eingenommenheit des Kopfs, besonders im Vorderhaupte (*Sal. Gutmann*, in einem Aufsatze).

Kopf düster und öde, wie nach einem geräuschvollen, nächtlichen Zechgelage (*C. G. Hornburg*, in einem Aufsatze).

(5) Schwindel und Dummheit im Kopfe, beim Anfange des Leibwehs (*Fr. Hahnemann*).

Heftige Kopfschmerzen, wie von Zugluft, welche beim Gehen im Freien sich verlieren (n. 3 St.) (*Chr. Fr. Langhammer*, in einem Aufsatze).

*) Einzelne, leise Drucke im Innern des Kopfs bald hie, bald da (*Leop. Rückert*, in einem Aufsatze).

Pressend drückender Kopfschmerz im Vorderhaupte, am heftigsten beim Bücken und im Liegen auf dem Rücken, sechs Stunden lang (*Gutmann*, a. a. O.).

Drückendes Kopfweh längs der Pfeilnath, beim Bewegen und Schütteln des Kopfs, so wie beim Vorbücken heftiger (*Stapf*, a. a. O.).

(10) Pressend klemmender Schmerz im obern Theile des Gehirns (*Gutmann*, a. a. O.).

Wühlend drückender Schmerz in der linken Schläfe (Ders. a. a. O.).

Pressend ziehender Kopfschmerz in der linken Stirnseite (Ders. a. a. O.).

*) Die folgenden Arten Kopfweh, welche Koloquinte eigenthümlich erzeugt, erklären die homöopathische Hülfe, welche der Schwede *Dalberg* (Vetensk. Acad. Handl. 1785. S. 146.) vom Gebrauche der Koloquinten-Tinktur bei einigen chronischen Kopfschmerzen in Erfahrung gebracht hat, besonders bei denen, die man Kopf-Gicht genannt hat.

Beobachtungen Andrer.

Ziehender, halbseitiger Kopfschmerz (n. 1¼ St.) (*Hornburg*, a. a. O.).

Reifsender Kopfschmerz im ganzen Gehirne, was in der Stirne zu einem Drücken wird, als wenn es die Stirne herausprefste, — heftiger bei Bewegung der Augenlider (*Gutmann*, a. a. O.).

(15) Früh, nach dem Aufstehn, ein dumpfer, stichartiger Schmerz an der Stirne, wie äufserlich (n. ¼ St.) (*Langhammer*, a. a. O.).

Brennender Schmerz in der Stirnhaut, über den Augenbrauen (*Gutmann*, a. a. O.).

Bohrende Stiche in der rechten Schläfe, die beim Berühren sich verloren (n. 8½ St.) (*Laughammer*, a. a. O.).

Beifsend brennender Schmerz auf dem Haarkopfe, linker Seite (*Gutmann*, a. a. O.).

Brennende Empfindung im rechten obern Augenlide (n. 34 St.) (Ders. a. a. O.).

(20) Brennender Schmerz im ganzen rechten Augapfel (Ders. a. a. O.).

Scharf schneidender Schmerz im rechten Augapfel (n. 7 St.) (Ders. a. a. O.).

Funken vor den Augen (*Schneider*, in Annal. d. Heilk. 1811. April.).

Brickelnd brennender Schmerz im rechten innern Augenwinkel (*Gutmann*, a. a. O.).

Brennend schneidender Schmerz im rechten untern Augenlide, in der Ruhe (Ders. a. a. O.).

(25) Starkes Jücken im rechten Augapfel, zum Reiben nöthigend (Ders. a. a. O.).

Blässe und Schlaffheit der Gesichtsmuskeln; die Augen schienen, wie eingefallen (Ders. a. a. O.).

Eine Ausschlags-Blüthe auf dem linken Backen, welche bei Berührung beifsend schmerzt und nach dem Kratzen eine wässerige Feuchtigkeit von sich giebt (n. 4½ St.) (*Langhammer*, a. a. O.).

Beobachtungen Andrer.

Wühlend brennender Schmerz im Backen, mehr bei Ruhe, als in Bewegung (*Gutmann*, a. a. O.).

Weiſse Ausschlags-Blüthen im Gesichte, vorzüglich zwischen Auge und Ohr, auf der Stirne und am Kinne, welche etwas jückten, beim Anfühlen aber beiſsend schmerzten (n. 4 St.) (*Langhammer*, a. a. O.).

(30) Ohrenzwang im rechten Ohre, durch Einbringen des Fingers nicht vergehend (*Gutmann*, a. a. O.).

Schneidend stechender Schmerz in der untern Höhlung des rechten äuſsern Ohres, der durch Einbringung des Fingers vergeht (Ders. a.a.O.).

Tief im Ohre ein jückend stechender Schmerz, welcher von der Eustachschen Röhre sich bis zum Trommelfelle zieht und durch Einbohren mit dem Finger auf Augenblicke vergeht (n. 1½ St.) (*Stapf*, a. a. O.).

Kriebelnde Empfindung im innern Ohre, welche durch Einbringung des Fingers vergeht (*Gutmann*, a. a. O.).

Schmerzhaftes, lang anhaltendes Ziehen hinter dem linken Ohre (*Hornburg*, a. a. O.).

(35) Drücken hinter dem linken Ohre (Ders. a. a. O.).

Pochender und wühlender Schmerz von der Mitte der linken Nasenseite bis in die Nasenwurzel (*Gutmann*, a. a. O.).

Abends, ein heftiges Jücken im linken Nasenloche, was zum Kratzen nöthigt, so reizend, als wenn er Schnupfen bekäme (n. 15 St.) (*Langhammer*, a. a. O.).

Brennender Schmerz vor dem rechten Mundwinkel (n. 12 St.) (*Gutmann*, a. a. O.).

Ein eiterndes Blüthchen am linken Mundwinkel (n. 2 St.) (*Langhammer*, a. a. O.).

(40) Fippern in den Kinnmuskeln, bloſs in der Ruhe der Theile (*Gutmann*, a. a. O.).

Koloquinte.

Beobachtungen Andrer.

Schmerz in der untern Reihe der Zähne, als würde der Nerve gezerrt und angespannt (*Hornburg*, a. a. O.).
(Ein stechend klopfender Schmerz in den rechten untern Backzähnen, wie durch Anklopfen mit einem Metalldrathe) (*Stapf*, a. a. O.).
Früh, weifse Zunge mit rauher Empfindung darauf, wie von allzu vielem Tabakrauchen (n. 1¼ St.) (*Langhammer*, a. a. O.).
Rauhe Zunge, als wenn Sand darauf gestreut wäre (n. 36 St.) (*Fr. Hahnemann*).

(45) Oben auf der Zungenspitze, ein metallischer, schrumpfender Geschmack (*Stapf*, a. a. O.).
Beifsender Schmerz am Innern der rechten Backe und Zungenseite (*Gutmann*, a. a. O.).
Ein kratziges Gefühl am Gaumen, auch aufser dem Husten (*Stapf*, a. a. O.).
Im Halse, ein feines Stechen, wie mit Nadeln, oder als wenn eine Granne (Aje) von einer Kornähre darin stäke, am obern Theile des Gaumenvorhangs (*Stapf*, a. a. O.).
Feine, beifsende Stiche im Rachen, beim Schlingen nicht bemerkbar (*Gutmann*, a. a. O.).

(50) Oefteres Schlucksen (n. 1¼ St.) (*Langhammer*, a. a. O.).
Ein ekelig fauler Geschmack, im Rachen stärker als im Munde (*Gutmann*, a. a. O.).
Bitterkeit im Munde, vier Stunden lang (sogleich) (*Fr. Hahnemann*).
Nach Biertrinken, bittrer Geschmack im Munde, der einige Minuten lang sich verstärkt (n. 27 St.) (*Gutmann*, a. a. O.).
Appetitlosigkeit (*Alibert*, a. a. O.).

(55) Verminderte Efslust, obgleich das Essen richtig schmeckt (*Fr. Hahnemann*).
Durstgefühl im Schlunde (*Rückert*, a. a. O.).
Leeres Aufstofsen (*Hornburg*, a. a. O.).
Uebelkeit (*Schneider*, a. a. O.).
Uebelkeit, zwei Stunden lang (sogleich) (*Fr. Hahnemann*).

Beobachtungen Andrer.

(60) Uebelkeit, sechs Stunden lang, bis zum Einschlafen Nachts; früh nach dem Erwachen kam die Uebelkeit wieder (*Fr. Hahnemann*).

Achtstündige Uebelkeit (n. 5 Min.) (Derselbe).

Zweimaliges Erbrechen blofs der Speisen, ohne Uebelkeit und ohne übeln Geschmack (n. 10 Min.) (Derselbe).

Sehr häufiges Erbrechen (*J. M. Hoffmann*, in Eph. Nat. Curios. Cent. X. obs. 30.).

Ein Druck im Magen, wie von einem Steine (*Hornburg*, a. a. O.).

(65) Heftiges Magendrücken, Herzdrücken (sogleich) (*Hoffmann*, a. a. O.).

Besonders nach dem Essen, eine drückende Empfindung in der Magengegend, mit Gefühle, wie von Hunger, wogegen neues Essen nicht hilft — alle Tage (*Rückert*, a. a. O.).

Schneidender Druck im Oberbauche, wie von Blähungen, beim Einathmen (Ders. a. a. O.).

Vorübergehendes Schneiden im Oberbauche (Ders. a. a. O.).

Einzelne Stiche unter den letzten Ribben (Ders. a. a. O.).

(70) Druck in den Eingeweiden, welcher zuweilen von Leere herzurühren scheint, aber durch Essen eher vermehrt als vermindert wird, vorzüglich beim vorwärts Bücken im Sitzen, etwa sechs Tage nach einander, vorzüglich Abends (Ders. a. a. O.).

Druck wie von Vollheit im Unterleibe (*Hornburg*, a. a. O.).

Mit einiger Auftreibung, kolikartiges Bauchweh und Blähungsabgang (*Stapf*, a. a. O.).

Kolik (*Tulpius*, Obs. Lib. 4. Cap. 25. — *Alibert*, a. a. O.).

Im Unterbauche, ein schründend schneidender Schmerz, welcher beim Gehen anfing und bei jedem Auftreten an Heftigkeit vermehrt ward (n. 5 Tagen) (*Rückert*, a. a. O.).

Koloquinte.

Beobachtungen Andrer.

(75) Schneidende Bauchschmerzen (Breslauer Sammlungen. 1727. S. 148.).

Anhaltendes Schneiden im Unterbauche und zuletzt so heftig, dafs er gebückt gehen mufs; dabei Mattigkeit im ganzen Körper, dafs ihm das Gehen schwer ward, mit Bangigkeit vor bevorstehender Arbeit (*Gutmann*, a. a. O.)

Die heftigsten Leibschmerzen (*Hoffmann*, a. a. O.).

Unsägliches Leibweh (*Stalpaart van der Wiel*, Cent. I. obs. 41.).

Ungeheurer Leibschmerz auf einer kleinen Stelle unter dem Nabel, welcher sich nach dem Nachtschweifse durch den ganzen Unterleib verbreitet (*Fr. Hahnemann*).

(80) Bei jedesmaligem Unterleibsschmerze, Unruhe im ganzen Körper, wobei beide Wangen wie von einem Schauder durchwehet werden, welcher vom Unterleibe allmälig herauf steigt, und nach dem stärkern Schmerze sogleich wieder verschwindet (*Hornburg*, a. a. O.).

Bewegung im Unterleibe, als wenn er noch nüchtern wäre, Nachmittags (n. 8 St.) (*Langhammer*, a. a. O.).

Leere im Unterleibe, als wäre nichts darin (n. 10 St.) (*Hornburg*, a. a. O.).

Eine Leerheit im Unterleibe, als hätte er einen starken Durchfall gehabt (*Stapf*, a. a. O.).

Schmerzen im Unterleibe, wie von Verkältung, oder von mancherlei, unschicklich unter einander genossenen Speisen (*Hornburg*, a. a. O.).

(85) Nachlafs des heftigen Leibwehs durch Tabakrauchen, doch mit Zurücklassung einer lang dauernden Empfindung im Bauche, als hätte er sich verkältet (*Fr. Hahnemann*).

Kneipende Empfindungen im Unterleibe, welche sich über dem Schamhügel endigten (*Hornburg*, a. a. O.).

Bauchkneipen, ohne Stuhlgang (n. 34 St.) (*Gutmann*, a. a. O.).

Beobachtungen Andrer.

Kneipende und raffende Schmerzen im Unterleibe (n. 21 St.) (*Hornburg*, a. a. O.).

Empfindliche Schmerzen, als würde im ganzen Unterleibe mit Gewalt eingegriffen — ein Raffen in die Eingeweide; er konnte vor diesen Schmerzen weder ruhig liegen, noch sitzen, auch nur ganz gekrümmt gehen; beim ruhigen Liegen minderten sich diese Schmerzen nicht, wohl aber wenn er sich stark bewegt, oder herumgewälzt hätte (n. 6 St.) (Ders. a. a. O.).

(90) Stechender Schmerz auf einer kleinen Stelle in der Nabelgegend, der ihn vorwärts, krumm zusammen sich zu biegen nöthigt und am schlimmsten von Heben verstärkt wird, 18 Stunden lang (n. ¼ St.) (*Fr. Hahnemann*).

Leibweh, welches ihn zwingt, sich zusammen zu krümmen und zu kauern (Derselbe).

Dumpf spannender Bauchschmerz, welcher durch Aufdrücken verging (*Gutmann*, a. a. O.).

Schmerzen, als würden die Gedärme eingeklemmt und gepreſst; dabei schneidender Schmerz gegen die Schamgegend hin; unter dem Nabel waren die Schmerzen so heftig, daſs es ihm die Gesichtsmuskeln gewaltig verzog und die Augen zuzog; bloſs ein Druck mit der Hand auf den Unterleib und die Einbiegung des Unterleibes minderte diesen Schmerz (n. 8 St.) (*Hornburg*, a. a. O.).

Allmälig immer stärkeres Zusammenschnüren der Gedärme des Unterbauchs, alle 10 bis 20 Minuten, welches durch starken Gegendruck mit der Hand verschwindet (n. 24 St). (Ders. a. a. O.).

(95) Zusammenzwängen der Unterleibs-Eingeweide, besonders um die Schamgegend herum (Ders. a. a. O.).

Empfindung im ganzen Unterleibe, als würden die Gedärme zwischen Steinen eingeklemmt, und drohten heraus zu stürzen, zuweilen so stark, daſs das Blut nach den höhern Theilen, dem Gesichte und Kopfe stieg, mit Ausbruche

Koloquinte.

Beobachtungen Andrer.

von Schweifse an diesen Theilen; Gesicht und Kopf fühlte sich dann wieder wie von einem kühlen Lüftchen angeweht, wenn die klammartigen Schmerzen nachliefsen (n. 7 St.) (*Hornburg*, a. a. O.).

Klammartiges Bauchweh, dafs er weder ruhig sitzen, noch liegen, noch gehen kann; nach dem Essen erfolgte gleich ein fast leerer Drang zum Stuhle, Stuhlzwang (n. 18 St.) (Ders. a. a. O.).

Bohrender Schmerz im linken Schoofe, dicht an den Becken - Knochen (n. 12 St.) (*Gutmann*, a. a. O.).

Wühlender, reifsender Bauchschmerz in der Nabelgegend, beim Ausathmen und laut Lachen heftiger (Ders. a. a. O.).

(100) Alle Bauchschmerzen von Koloquinten vergingen von einer Tasse Kaffee; er mufste aber dann sogleich zu Stuhle gehn (*Hornburg*, a. a. O.).

Nach dem Genusse einer einzigen Kartoffel, heftiges Leibweh und schneller Stuhlabgang (*Fr. Hahnemann*).

Heftiger Drang zum Stuhle, welcher reichlich war, gelblich braunen, halb dünnen Kothes, wie von einer Purganz, von säuerlich fauligem Geruche; nach dieser Ausleerung war das Leibweh wie verschwunden, kehrte aber bald zurück (n. 9 St.) (*Hornburg*, a. a. O.).

Grünlich gelbe Durchfallstühle, mit Empfindung, als wenn er sich verkältet hätte (*Fr. Hahnemann*).

Ganz dünner, schäumiger Stuhlgang von safrangelber Farbe und moderigem Geruche, fast wie von verbranntem, grauem Löschpapiere (n. 12 St.) (*Hornburg*, a. a. O.).

(105) Durchfall: funfzehn Stühle in 18 Stunden, wovon sich das Leibweh allmälig mildert (n. 1 St.) (*Fr. Hahnemann*).

Tag und Nacht, Durchfall mit Uebelkeit, ohne sich erbrechen zu können (Derselbe).

Beobachtungen Andrer.

Heftige Nöthigung zum Stuhle öfters; dabei Empfindung am After und im untern Theile des Mastdarms, als wären diese Theile von langwierigem Durchlauf geschwächt und hätten ihren Ton verloren (*Hornburg*, a. a. O.).

Er muſs die Stuhl-Ausleerung mit groſser Anstrengung zurückhalten, um nicht den Abgang vor Erreichung des Nachtstuhls wider Willen fahren zu lassen (n. 10 St.) (Ders. a. a. O.).

Wenig Kothausleerung, welche zäh und schleimig war (Ders. a. a. O.).

(110) Harter Stuhlgang mit wenigem Pressen (n. 48 St.) (*Gutmann*, a. a. O.).

Sehr harter Stuhl, welcher in Stücken abgeht *) (n. 5, 6 Tagen) (*Rückert*, a. a. O.).

Erst wässerig schleimige, dann gallige, zuletzt blutige Stühle (*Hoffmann*, a. a. O.).

Blutige Stühle (*Hoyer*, in Misc. Nat. Cur. Dec. III. ann. 7, 8. obs. 178. und Bresl. Samml. a. a. O.).

Blutfluſs aus dem After (*Tulpius*, a. a. O.).

(115) Erregt Ruhr (*Zacutus Lusitanus*, in Pharmac. S. 208.).

Tödtliche Ruhr **) (*Plater*, Obs. lib. III. S. 858.).

Blutfluſs aus dem After, einige Stunden nach dem Tode ***) (*Schenck*, Obs. lib. VII.).

Knurren und Knarren im Unterleibe, mit schneidenden Schmerzen (*Hornburg*, a. a. O.).

Oefterer, geräuschvoller Abgang von Blähungen (n. ½ St.) (*Langhammer*, a. a. O.).

(120) Trügende Neigung, Blähungen zu lassen, einige Minuten lang; dann erst gingen einige sehr starke ab (*Hornburg*, a. a. O.).

Im ganzen Unterleibe, Blähungen, welche keinen Ausgang nehmen †) (Ders. a. a. O.).

---

*) Nachwirkung.
**) Von einer ganzen mit Wein ausgezognen Frucht.
***) Von einem Quentchen im Klystire.
†) Wahrscheinlich Nachwirkung.

Koloquinte.

Beobachtungen Andrer.

Zurückbleibende Blähungen *) (*Hornburg*, a. a. O.).

Schmerz über den Hüften, mit Uebelkeit und Frost (n. 3 St.) (*Fr. Hahnemann*).

Spannend stechender Schmerz in der rechten Lende fühlbar blofs beim Einathmen, und am heftigsten beim Liegen auf dem Rücken (n. 54 St.) (*Gutmann*, a. a. O.).

(125) Beständiger Druck in der Schambeingegend (n. 8, 10 St.) (*Hornburg*, a. a. O.).

Spannender Schmerz im rechten Schoofse, beim Aufdrücken heftiger (*Gutmann*, a. a. O.).

Ein heftig jückender Stich im After, aufser dem Stuhlgange (Ders. a. a. O.).

Druck auf die Schienbein-Gegend, mit Harndrang (n. 8 St.) (*Hornburg*, a. a. O.).

Einige Minuten nach dem Urinlassen, ein drückender Schmerz in der Spitze der Harnröhre, als ob sie gequetscht wäre (n. $14\frac{1}{2}$ St.) (*Langhammer*, a. a. O.).

(130) Urin scheint sparsam abgesondert zu werden (*Hornburg*, a. a. O.).

Oefterer Harnzwang, mit geringem Urinabgange (n. 1 St.) (*Langhammer*, a. a. O.).

Zwängen zum Uriniren, ohne dafs er Harn lassen kann, welcher überhaupt sehr spärlich abging (*Hornburg*, a. a. O.).

Urin, sogleich, von unausstehlichem Geruche; er ward im Nachtgeschirre alsbald dick, gal-

---

*) Wahrscheinlich Nachwirkung.

Anm. (123. u. 124.) Diefs Hüftweh, was die Koloquinte für sich bei Gesunden hervorzubringen geneigt ist, erklärt, wie *Dalberg* (Konigl. Vetensh. Handl. 1785. S. 146.) mit dieser kräftigen Pflanze so glückliche homöopathische Heilungen in einigen Arten von Hüftweh bewirken konnte. Auch deuten die Symptome (168. 169.) auf Hülfskraft der Koloquinte in beschwerlichen Uebeln einiger der Hüfte nahen Theile.

Beobachtungen Andrer.

lertartig, klebrig, wie gerinnendes Eiweifs (*Schneider*, a. a. O.).

* * *

Früh, Fliefsschnupfen, ohne Niefsen (n. 1½ St.) (*Langhammer*, a. a. O.).

(135) Früh, beim Einathmen, ein Pfeifen auf der Brust (n. 1¾ St.) (Ders. a. a. O.).

Abends, Hüsteln beim Tabakrauchen (n. 15 St.) (Ders. a. a. O.).

Oefterer Reiz zum trocknen Husten im Luftröhrkopfe, wie ein Kitzel (n. 1 St.) (*Stapf*, a. a. O.).

Die Stelle im Kehlkopfe, wo es kratzt und zum Husten kitzelt, wird kratziger beim Einathmen (Ders. a. a. O.).

Druck in der Mitte des Brustbeins, als läge etwas auf der Lunge (*Rückert*, a. a. O.).

(140) Beklemmender Druck vorne auf der Brust; es scheint alles zu enge zu seyn — auch auf den Seiten, Zusammenpressung, besonders beim vorgebückt Sitzen und Abends, sechs Tage lang (n. 2¼ St.) (Ders. a. a. O.).

Erhöhete Brustbeklemmung: beim Einathmen wird die Lunge, wie durch einen Druck von aufsen beklemmt, beim Einathmen aber sticht es darin (n. 6 Tagen) (Ders. a. a. O.).

Ein Laufen und Kriebeln in der linken Brust- und Bauchhaut, als wenn Insekten drin herumliefen (*Gutmann*, a. a. O.).

Druck mit stumpfem Stiche in der Herzgrube, welches zum schnellen Athmen nöthigt; die Lunge scheint sich beim Athmen nicht genug ausdehnen zu können (*Rückert*, a. a. O.).

Stumpfe Stiche in der rechten Brust beim Einathmen, beim Ausathmen hingegen gelinder Druck, sechs Tage lang (n. 1 St.) (Ders. a. a. O.).

Koloquinte. 189

Beobachtungen Andrer.

(145) Muskel-Zucken in den rechten Ribben - Muskeln, was beim Aufrichten verging (n. 5 St.) (*Gutmann*, a. a. O.).

Einzelne Stiche in der Brust und unter den Ribben, hie und da, alle Tage (*Rückert*, a. a. O.).

Ein greifender Schmerz in den rechten Ribben-Muskeln (n. 2 St.) (*Gutmann*, a. a. O.).

Stumpfer Stich unter dem rechten Schulterblatte, beim Einathmen (*Rückert*, a. a. O.).

Wundheits-Schmerz im linken Schulterblatte, in der Ruhe (*Gutmann*, a. a. O.).

(150) In der Gegend des rechten Schulterblattes, eine innere ziehende Empfindung, als würden die Nerven und Gefäſse angespannt (*Hornburg*, a. a. O.).

Von der rechten Halsseite bis über das Schulterblatt herunter, arger Schmerz, als wären die Nerven gewaltsam gesperrt und gezerrt, oder wie zerschlagen (Ders. a. a. O.).

Ein ziehender Schmerz, wie eine heftige Zusammenziehung im linken groſsen Halsmuskel, in der Ruhe; beim Bewegen und Gehen zieht er sich nach hinten und vergeht ganz (n. ½ St.) (*Stapf*, a. a. O.).

Steifheit der linken Seite des Halses, schmerzhaft bei Bewegung (*Hornburg*, a. a. O.).

Stark ziehender, strenger Schmerz in den linken Halsmuskeln, stärker noch bei Bewegung (n. 1 St.) (Ders. a. a. O.).

(155) Schmerzhaftes Ziehen im Nacken, selbst in der Ruhe; bald darauf, Steifheit des Nackens, welche selbst ohne Bewegung, am meisten aber beim Drehen des Kopfes schmerzt (Ders. a. a. O.).

Im Nacken, gegen die Hervorragung des Hinterhaupt-Beins zu, ein Gefühl, als läge da querüber eine schwer drückende Last, beim

Koloquinte.

Beobachtungen Andrer.

Drehen des Kopfs so empfindlich, als in ruhiger Lage (*Hornburg*, a. a. O.).

Empfindung hinter dem rechten Schulterblatte, als wäre der Arm verstaucht, in Ruhe und Bewegung (Ders. a. a. O.).

Eiterbeule der Achsel-Drüsen (*Kölpin*, in *Hufel.* Journ. III. S. 575.).

Brickelnd brennender Schmerz im rechten Oberarme, bei Bewegung (*Gutmann*, a. a. O.).

(160) Von Zeit zu Zeit, Stiche in den Armen, bald hie, bald da (n. 4 St.) (*Rückert*, a. a. O.).

Feiner, jückender Stich in der rechten Ellbogen-Beuge, in der Ruhe (*Gutmann*, a. a. O.).

Lähmiger Schmerz, wie Zerschlagenheit, in den Armen, von Zeit zu Zeit (n. 5 Tagen) (*Rückert*, a. a. O.).

Spannender Schmerz im rechten Vorderarme (n. 27 St.) (*Gutmann*, a. a. O.).

Heftig ziehende Schmerzen im Daumen der rechten Hand, dem Gefühle nach, in den Flechsen, welche im Ballen anfingen und an der Spitze des Daumens verschwanden (n. 5 St.) (*Langhammer*, a. a. O.).

(165) Krampfhafter Schmerz in der rechten Handfläche, so dafs er die Finger nur schwierig aufmachen konnte; der Schmerz war stärker in der Ruhe, als in der Bewegung (*Gutmann*, a. a. O.).

Ein Punkt brennenden Schmerzes im Mittelfinger der rechten Hand (*Hornburg*, a. a. O.).

In den linken Gesichtsmuskeln, ein kitzelndes Jücken beim Sitzen (n. ¼ St.) (Ders. a. a. O.).

Blofs beim Gehen, Schmerz im rechten Oberschenkel, als wenn der ihn hebende Psoas-Muskel zu kurz wäre; beim Stehen liefs er nach, beim Gehen aber kam er wieder (n. 32 St.) (*Gutmann*, a. a. O.).

Stechend reifsender Schmerz im rechten Oberschenkel, bei Stehn und Sitzen (n. 2 Tagen) (*Rückert*, a. a. O.).

Koloquinte. 191

Beobachtungen Andrer.

(170) In den Muskeln der Oberschenkel, reifsende Stiche, im Sitzen (*Rückert*, a. a. O.).

Zittern der Füfse, wie nach heftigem Schrecke, mit Schauderfrost, $\frac{1}{4}$ Stunde lang (n. 1 St.) (*Fr. Hahnemann*).

Blofs bei Bewegung, nadelstichartige Schmerzen in der linken Kniekehle, welche zuletzt in jückendes Stechen übergingen (*Gutmann*, a. a. O.).

Abends, ein heftiges Jücken in der linken Kniekehle, was zum Kratzen nöthigt; nach dem Kratzen aber erfolgte eine beifsende Empfindung (n. 14 St.) (*Langhammer*, a. a. O.).

Spannender Druck auf den Schienbeinen, selbst im Sitzen (*Rückert*, a. a. O.).

(175) Jückender Stich im rechten Schienbeine, am heftigsten in der Ruhe (n. 2½ St.) (*Gutmann*, a. a. O.).

Jückender Stich im rechten Unterschenkel, auch bei Bewegung anhaltend (Ders. a. a. O.).

Schmerz in den bisher schmerzlosen Aderknoten des rechten Unterschenkels (Ders. a. a. O.).

Fippern in der rechten Wade, in der Ruhe, welches bei Bewegung verging (Ders. a. a. O.).

Scharf schneidender Schmerz in der linken Wade, innerer Seite, bei Ruhe (Ders. a. a. O.).

(180) In den Waden, zuweilen ein reifsender Schmerz, beim Sitzen und Stehen (*Rückert*, a. a. O.).

Jückender Stich in der rechten Wade, welcher von Reiben nicht verging (*Gutmann*, a. a. O.).

Drückend reifsender Schmerz im Unterfufs-Gelenke, im Sitzen (*Rückert*, a. a. O.).

Einschlafen des linken Unterfufses (*Hornburg*, a. a. O.) — in der Ruhe (*Gutmann*, a. a. O.).

Jückender, bohrender Stich auf dem Rücken des rechten Fufses, am heftigsten in der Ruhe (n. 25 St.) (Ders. a. a. O.).

(185) Starkes Reifsen auf dem Rücken des linken Unterfufses herauf (n. 4 St.) (*Langhammer*, a. a. O.).

Beobachtungen Andrer.

Reifsender Schmerz in der rechten Fufssohle, in der Ruhe am heftigsten (n. 35 St.) (*Gutmann*, a. a. O.).

Zucken einzelner Muskeltheile der Gliedmafsen (*F. M. Hoffmann*, a. a. O.).

Alle Gliedmafsen werden zusammengezogen, so dafs er einem Igel ähnelt (*Stalpaart*, a. a. O.).

In die Länge hin reifsende Stiche am ganzen Körper, an der Stirne, an den Schläfen, dem Rücken, den Ober- und Untergliedmafsen, der Bauchseite und auf der Brust (n. 6 St.) (*Langhammer*, a. a. O.).

(190) Ein krätzartiger Ausschlag (*Kölpin*, a. a. O.).

Beschwerliches Jücken, Nachmittags und Abends, und Schweifs darauf (Ders. a. a. O.).

Früh, beim Erwachen und nach dem Aufstehn, ein heftiges Jücken, wie nach starkem Schweifse am ganzen Körper, vorzüglich aber an Brust und Bauche (n. 26 St.) (*Langhammer*, a. a. O.).

Die Haut des ganzen Körpers schuppt sich ab (*Salmuth*, Obs. Cent. III. obs. 2.).

Gänzlich gesunkene Kräfte (*Hoyer*, a. a. O.).

(195) Ohnmacht (*Valentini*, in Eph. Nat. Cur. ann. 3. obs. 78.).

Ohnmachten, mit Kälte der äufsern Theile (*Hoffmann*, a. a. O.).

Tödtliche Ohnmacht (*Hoyer*, a. a. O.).

Beim Gehen im Freien, Mattigkeit in allen Gliedern, wie nach einer weiten Fufsreise; in den Untergliedmafsen war's, als wenn er ein schweres Gewicht daran fortzuziehen hätte, und, vorzüglich in dem rechten Unterschenkel, ein Zittern, so dafs ihm der Schweifs am ganzen Körper ausbrach (n. 11 St.) (*Langhammer*, a. a. O.).

Schläfrigkeit und Unlust zu geistigen Arbeiten (*Gutmann*, a. a. O.).

Koloquinte.

Beobachtungen Andrer.

(200) Unruhiger Schlaf, er wirft sich von der einen Seite zu der andern (n. 80 St.) (*Hornburg*, a. a. a. O.).

Nachts, durch viele Träume gestörter Schlaf (n. 29 St.) (*Langhammer*, a. a. O.).

Er träumt viel und mancherlei (*Hornburg*, a. a. O.).

Auf dem Rücken liegend, geile Träume und Samenergiefsung, ohne Ruthesteifheit (*Gutmann*, a. a. O.).

Nachts, durch wohllüstige Träume unterbrochner Schlaf, ohne Pollution (n. 20 St.) (*Langhammer*, a. a. O.).

(205) Geile Träume, mit unbändiger Ruthesteifheit, ohne Samenergufs (*Gutmann*, a. a. O.).

Wohllüstige Träume und Samenergufs (n. 8 St.) (*Hornburg*, a. a. O.).

Er fühlt, wenn er still liegt, den Schlag des Herzens und der Adern durch den ganzen Körper (*Rückert*, a. a. O.).

Langsamer, aber voller Puls vom Anfange bis zur zehnten Stunde (*Hornburg*, a. a. O.).

Geschwinder, voller Puls (*Schneider*, a. a. O.).

(210) Heftiger Durst (*Hoffmann*, a. a. O. — Bresl. Samml. a. a. O.).

Heftiger Frost (n. 5 St.) (*Fr. Hahnemann*).

Früh, nach dem Aufstehn, Schaudern durch den ganzen Körper, mit kalten Händen, während das Gesicht und der übrige Körper heifs war, ohne Durst (n. ¼ St.) (*Langhammer*, a. a. O.).

Schnell überlaufendes, aber bald vergehendes Gefühl von Wärme über den ganzen Körper, ohne Durst (n. 2 St.) (*Rückert*, a. a. O.).

Früh, beim Erwachen, fand er sich im Schweifse an den Unterschenkeln (n. 24 St.) (*Langhammer*, a. a. O.).

(215) Nachtschweifs (*Fr. Hahnemann*).

Hitz-Empfindung im Innern des ganzen Körpers

Beobachtungen Andrer.

und auch äufserlich warm anzufühlen (n. 10 St.) (*Hornburg*, a. a. O.).

Früh, nach dem Aufstehn, Wärme des Gesichts, während die Hände und besonders die Fingerspitzen kalt waren (n. ¼ St.) (*Langhammer*, a. a. O.).

Fieberhitze (*Hoffmann*, a. a. O.).

Herzklopfen (*Schneider*, a. a. O.).

(220) Grofse Angst (*Hoyer* — und Bresl. Samml. a. a. O.).

Den ganzen Tag über, Unlust zu sprechen (*Langhammer*, a. a. O.).

Niedergeschlagen, freudelos, nicht aufgelegt zu sprechen (*Gutmann*, a. a. O.).

Unbehaglichkeit; er wünscht und begehrt viel (*Rückert*, a. a. O.).

Mürrisches Wesen; er nimmt alles übel und giebt nicht gern Antwort (Ders. a. a. O.).

Röst-Schwamm (Spongia marina tosta).

(Der **Badeschwamm** — das Wurmgehäuse der spongia officinalis, L. — wird, in mäfsig kleine Stücke zerschnitten und in einer blechernen Kaffee-Trommel, unter Umdrehen über glühenden Kohlen nur so lange geröstet, bis er braun wird und sich ohne grofse Mühe zu Pulver reiben läfst, wovon 20 Gran mit 400 Tropfen gutem Weingeiste täglich zweimal umgeschüttelt, binnen einer Woche, ohne Wärme, zu einer Tinktur sich ausziehen lassen, welche in 20 Tropfen einen Gran Röstschwamm-Kraft enthält.)

Der bis zur schwarzen Kohle **gebrannte** Badeschwamm (spongia usta, combusta) wie man ihn nicht selten bereitet findet, scheint unkräftiger, dahingegen der auf obige Art blofs braun geröstete sehr geruchvoll ist und dem Weingeiste alle seine grofsen Arznei-Kräfte mittheilt. Wasser wird von der eingetropften Tinktur milchig, behält jedoch nicht wenig davon in Auflösung. Der Badeschwamm soll etwas **Jodine** enthalten.

Jene besondre Hals- (Schild-) Drüsen-Geschwulst, **Kropf** genannt, welcher den Bewohnern tiefer Thäler und ihrer Ausgänge in Ebenen eigen ist, bildet, da er von einem Zusammenflusse obgleich uns gröstentheils unbekannter, doch, wie es scheint, sich stets ziemlich gleicher Ursachen entsteht, ein in seinem Wesen sich fast immer gleich bleibendes Uebel, wofür ein Arzneimittel, wenn es einmal half, auch stets und in jedem Falle (specifisch) dienlich seyn müfste.

Da aber die bisherige Arzneikunst nicht wufste, wie den Arzneien noch vor ihrer Anwendung in Krankheiten im voraus abzumerken sey, für welche Krankheits-Zustände sie heilsam seyn würden und seyn müfsten, und man sie daher nur blindhin in Krankheiten, und zwar mehre Arzneien zusammen, immer in Gemischen verordnete, so konnte die bisherige Arzneikunst auch keine gewissen Hülfsmittel für langwierige Uebel finden, selbst nicht für die sich gleich bleibenden Krankheiten. In letztern mufste sich daher der gemeine Mann selbst Hülfe zu schaffen suchen, konnte es aber freilich nur auf dem endlosen und langweiligsten Wege von der Welt, nämlich durch unablässiges Probiren einfacher Substanzen aller Art, wie sie ihm das Geschick zuführte, wodurch erst nach Millionen vergeblicher Versuche, endlich einmal ein Mittel ihm in die Hände kam, was, da es einmal half, dann allerdings auch jedesmal in dem festständigen, sich immer gleich bleibenden Uebel dienlich seyn mufste, so dafs man blofs diesem Durchprobiren aller erdenklichen Arznei-Substanzen vom Volke die wenigen, sicher helfenden Mittel für die sich stets gleich bleibenden, das ist, von gleicher Ursache entstehenden und daher festständigen Krankheiten zu danken hat, welche es noch giebt; die alte, sich weise dünkende Arzneischule vermochte es nicht, wie wir sehen.

Sonach mochten wohl Jahrtausende hingegangen seyn, ehe für dieses beschwerliche Uebel, den Kropf, die gemeine Hausmittel-Praxis unter den unzählbaren, vergeblich versuchten Arznei-Substanzen endlich den gerösteten Badeschwamm aufgriff, und als specifisches Heilmittel dafür fand, wenigstens sehen wir ihn als ein solches erst im dreizehnten Jahrhunderte von *Arnald von Villanova* angeführt.

Die Arzneikunst erntete dann, wo sie nicht gesäet hatte und eignete sich diesen Fund des gemeinen Mannes zu, brachte aber, da sie von jeher Einfachheit für eine Unehre hielt, den gerösteten Schwamm als Kropfmittel in ein Gemisch von mehren Zusätzen, *) immer andre und andre, um ihn nach ihrer Art gelehrter aufzustutzen, oder vielmehr zu verhudeln; die Gemische halfen dann oft nicht, dieser störenden Zusätze wegen, und wo es noch half, schrieben mit der Zeit die Nachkommen die Hülfe den Neben-Ingredienzen zu, so dafs man endlich selbst nicht wufste, welches Ingredienz im Recepte eigentlich das Helfende sey. So verlor der Röst-Schwamm, eben dieses quacksalberisch gelehrten Zusatzes andrer Dinge wegen, allmälig seine Würde und verlor sich endlich sogar selbst zuweilen aus dem Kropfpulver **) (pulvis ad Strumas), so dafs man in der Folge den Röst-Schwamm aus mehren neuen Arzneimittel-Lehren als ein unnützes Ding gänzlich ausliefs. So brachte es die vornehme Arznei-Schule durch ihre gelehrte Mischungskunst dahin, wiederum zu vernichten und in Vergessenheit zu begraben, was die schlichte Erfahrung des Volkes in Jahrtausenden durch unendliches, mühsames Versuchen als Wahrheit ausgefunden hatte. Diefs ist ein Pröbchen von den Wohlthaten,

---

*) In der Pharmacopoea Augustana zum Beispiele wurden noch 10 andre Ingredienzen hinzugesetzt und so das eigentlich Wirksame, die spongia usta verbalhornisirt.

**) Wie z. B. in *Klein's* selectus medicaminum, S. 168, verglichen mit S. 183.

welche von der bisherigen Arzneikunst dem Menschen-Geschlechte erwiesen wurden.

Doch, gesetzt sie erkennete nun auch den ursprünglichen Werth des Röst-Schwammes in Heilung des Kropfes der Thalbewohner an, wie soll sie nun die übrigen grofsen Heil-Tugenden dieser Arznei-Substanz in vielen andern, nicht gleichförmig wiederkehrenden Krankheits-Zuständen in Erfahrung bringen, wenn sie den einzig sichern Weg zur Erforschung der reinen Arzneikräfte, die Versuche am gesunden Körper, nicht kennt, oder zu betreten verschmäht?

Beigebende Symptome von Röst-Schwamm, an gesunden Menschen erfahren (die ich dreimal vollständiger wünschte), werden lehren, zu welchem fernern, heilsamen Gebrauche dieses so kräftige, als wohlthätige Arzneimittel von der homöopathischen Heilkunst anzuwenden sey.

Wo ja die bisherige Praxis noch den Röst-Schwamm zur Kropf-Heilung anwendete, da gab sie ihn in den Gemischen (mit Pfeffer, Glanzrufs u. s. w.) zu halben und ganzen Quentchen täglich auf die Gabe, während ich gegentheils fand, dafs schon eine oder zwei Gaben des kleinsten Theils eines Tröpfchens der mehrfach verdünnten Tinktur zur Heil-Absicht völlig hinreichend sey.

Zu andern homöopathischen Heil-Zwecken fand ich fernere und fernere Verdünnung und Verminderung der Gabe nöthig — zuletzt einen sehr kleinen Theil eines Tropfens decillionfacher Verdünnung zur Gabe.

Das kräftigste Gegenmittel des Röst-Schwamms ist Kampher.

Röst-Schwamm.

Die merkwürdigste Heil-Anwendung des Röst-Schwammes hat die Homöopathie gegen die fürchterliche akute Krankheit, **häutige Bräune** genannt, gefunden, theils in andern Symptomen dieser Arznei, theils und vorzüglich in dem Symptome (145.), doch so dafs die Lokal-Entzündung zuvörderst durch eine möglichst kleine Gabe innerlich gegebnen Akonits gemindert oder getilgt worden sey.*) Den Neben-Gebrauch einer kleinen Gabe kalkerdiger Schwefel-Leber wird man selten dabei nöthig finden.

*) Je kleiner die Arznei-Gaben zum Behufe akuter und der akutesten Uebel sind, desto schneller vollführen sie ihre Wirkung. In obigem Falle erreicht das einmalige Riechen an ein Senfsamen grofses Streukügelchen, mit Akonitsaft, dreifsigster Verdünnung, befeuchtet diese Absicht am vollkommensten und besten.

Röst - Schwamm.

Schwäche des Kopfs und eine Stumpfheit, die zu allen Geistes-Geschäften untauglich macht, mit einem Gefühle von Müdigkeit durch den ganzen Körper.
Der Kopf ist eingenommen und dummlich.
Schwere des Kopfs, den ganzen Tag.
Wenn sie den Kopf vor sich auf den Tisch gelegt hat, um auszuruhn und ihn dann wieder in die Höhe richtet, so ist er ihr schwer.

5 Ziehender Schmerz im Scheitel des Kopfs (sogleich).
Heftiges Drücken in der Stirne und im Hinterkopfe zugleich, als wenn beide gegen einander zusammengepreſst würden, Mittags (n. 5 St.).
Pochen in der linken Schläfe.
Beim Liegen fühlt sie im Kopfe, in der Gegend des Ohres, auf welchem sie im Bette liegt, ein Wuwwern, wie ein starkes Pulsiren, jedesmal mit einem Doppelschlage; legt sie sich, dann auf das andre Ohr, so fühlt sie es nun auf dieser Seite.
In der Stirne, Empfindung von Blut-Anhäufung.

10 Vermehrter Andrang des Blutes nach dem Kopfe.
Im Kopfe Gefühl, als wollte alles zur Stirne heraus.
Starke, einseitige Gesichts-Hitze, die selbst durch den Gedanken daran erneuert wird.
Drückender Schmerz über dem rechten Auge, mehr äuſserlich (n. ½ St.).
Drücken rings unter den Augenlidern.

15 Spannen am linken Auge, bei der Schläfe (n. ½ St.).
Es zieht ihr, früh im Bette, die Lider des linken Auges zu, so dafs sie sie nur mit Mühe öffnen kann.
Wenn sie starr auf einen Punkt sieht, entsteht Kopfweh und Thränen der Augen.
Sie kann nur mit grofser Anstrengung ferne Gegenstände erkennen.
Jücken an den Augenlidern.

20 Brennen im linken Auge, um den Augapfel herum.
Stechen am Auge.
Die Augen schwären.
Die Augen sind tief eingefallen.
Gesichts-Blässe.

25 Rothe Geschwulst der rechten, vordern Ohrmuschel-Windung, mit einem Blüthchen darin, welches wie ein Geschwür feuchtete, neun Tage lang; beim äufsern Drucke schmerzte das Ohr (n. 24 St.).
Druck in den Ohren und Drängen darin.
Ohr-Zwang — ein zusammenziehender Schmerz (n. 3 St.).
Schwerhörigkeit.
Jücken am linken Backen (n. ¼ St.).

30 Stechendes Jücken im linken Backen (n. ¾ St.).
Stechen am Backen.
Backengeschwulst.
Klammartiger Zwang vom linken Kinnbacken-Gelenke an, am Backen herab, Abends, beim Essen (fünf Tage lang).
Reifsen in der Nase.

35 (Schleim-Stockung in der Nase.)
Ausschlag an der Nasenspitze und an den Lippen.
Der Unterkiefer ist schmerzhaft beim Befühlen.
Empfindung in der Schild-Drüse und den Hals-Drüsen, beim Athemholen, als fuhre Luft darin auf und ab.
Gefühl, als wenn die Halsdrüsen geschwollen wären (n. 14 St.).

40 Schmerz, als wenn die Halsdrüsen neben dem Kehlkopfe und neben der Luftröhre anschwöllen (n. 3 St.).
Drückende Empfindung im Kopfe, mehrmal täglich.
Aeufserlich über dem Halsgrübchen immerwährende Nadelstiche (im untern Theile des Kropfs).
Mehre gröfsere Blüthchen unter dem Kinne am Halse, welche beim Draufdrücken schmerzen (n. 12 St.).
Bläschen am Rande der Zunge mit Wundheits- Schmerz.

45 An der inwendigen Seite des Backens und am Rande der Zunge, Bläschen stechenden und brennenden Schmerzes, wovor sie nichts Festes essen konnte.
Jücken in den obern und untern Zähnen.
Schmerz in den hintern Backzähnen des rechten Unterkiefers, als wenn Zahnfleisch und Zähne geschwollen wären und letztere gehoben würden, zwei Tage lang.
Beim Kauen, schmerzendes Zahnfleisch, welches geschwollen ist.
Schmerz, als hätte er sich etwas zwischen die Zähne gebissen.

50 Speichel-Zuflufs (n. ½ St.).
Ein Brennen im Halse, in der Kehle und dann in den Ohren.
Innerlich im Halse, vorzüglich nach dem Essen, ein Stechen und äufserlich am Halse, Empfindung, als wenn sich da etwas herauspreſste, früh und Abends.
Süfslichter Mundgeschmack.
Tief im Halse, nicht im Munde, ein bittrer, anhaltender Geschmack.

55 Leeres Aufstofsen (n. ½ St.).
Anhaltende Uebelkeit.
Vermehrter Appetit.
Starker Hunger; sie ist nicht satt zu machen.
Drücken in der Herzgrube, Nachmittags.

60 Drückender Schmerz in der Magengegend, den ganzen Vormittag anhaltend (n. ¼ St.).
Sie kann keine festen Kleidungsstücke um den Rumpf, besonders nicht um die Magen-Gegend leiden.
Nach dem Essen, Beschwerde und Vollheit im Unterleibe, als wenn keine Verdauung vor sich gehen wollte.
Gespannter Bauch (n. 24 St.).
Knurren im Bauche und leeres Aufstofsen (n. ½ St.).

65 Krämpfe im Unterleibe (n. 6 Tagen).
Schmerz im Bauchringe, wie bei einem Leistenbruche.
Es gehen täglich viele Maden-Würmer ab; alle Abende kriebelt es im Mastdarme.
(Der erste Theil des Stuhlgangs ist hart, der zweite, weich.)
Weifser Durchfall (n. 48 St.).

70 Zwängen bei jedem Stuhlgange.
Zerschlagenheits-Schmerz am After, fast wie Wundheits-Schmerz.
Vor jedem Stuhlgange, Stiche im After und Knurren im Bauche.
(Schmerz im Blasenhalse, als Mahnung zum Harnen.)
Sehr dünner Harnstrahl.

75 (Unvermögen, den Urin aufzuhalten.)
(Der Urin ist gäschig und schäumig.)
Der Harn setzt einen dicken, graulicht weifsen Satz ab.
Einfacher Schmerz des Hoden, auch bei Berührung.
Klemmender, quetschender, wurgender Schmerz in den Hoden.

80 Grofse, etwas stumpfe Stiche, welche aus den Hoden in den Samenstrang fahren.
Drückend schmerzhafte Hoden-Geschwulst (n. 10, 24 St.).
Geschwollener, schmerzhafter Samenstrang.
Vor Eintritt der Monatreinigung, erst Rückenschmerz, dann Herzklopfen, den ganzen Tag.

Bei der Monatreinigung, Ziehen in den Ober- und Unterschenkeln.

* * *

85 **Heiserkeit.**
Husten und Schnupfen, sehr stark.
Beim Husten, Schmerz in der Brust und Luftröhre, mit Rauhigkeit des Halses.
Unaufhaltsamer Husten aus einer tiefen Stelle in der Brust, wo es davon schmerzt, als wäre es da wund und blutig vom Husten geworden (n. ½ St.).
Trockner Husten (n. ¼ St.).

90 Trockner Husten, Tag und Nacht, mit Brennen in der Brust, als hätte sie inwendig etwas Heifses; nach Essen und Trinken läfst der Husten nach.
(Oefterer, zwei Minuten langer Nachthusten und verdriefsliche Miene dabei.)
(Starke Engbrüstigkeit) (n. 10 Tagen).
Langsames, tiefes Athemholen, wie nach Erschöpfung, mehre Minuten lang, (n. ½ St.).
Nach einiger Anstrengung ward sie plötzlich matt, besonders war die Brust angegriffen; sie konnte fast nicht mehr sprechen, bekam Hitze im Gesichte und Uebelkeit; nach einigen Stunden, Schwere im Kopfe.

95 Nach einem Tanze, heftiges Jagen des Athems, sehr schneller, keichender Athem.
Nach jeder, auch noch so unbedeutenden Bewegung des ganzen Körpers wird sie schwach, das Blut wallt in die Brust herauf, das Gesicht wird heifs, der Körper fängt an zu glühen, die Adern sind hart aufgetrieben und der Athem vergeht ihr; erst nach langer Ruhe kann sie sich wieder erholen.
Nach einer mäfsigen Bewegung im Freien wird sie plötzlich schwach und wankt auf den Stuhl; unter grofser Angst, Uebelkeit, Gesichtsblässe,

Röst-Schwamm.

kurzem, keichendem Odem wallt es vom Herzen in der Brust heran, als wollte es nach oben ausbrechen; dabei schliefsen sich die Augen unwillkürlich, fast krampfhaft und Thränen dringen zwischen den geschlossenen Wimpern hervor — sie hat Bewufstseyn, ist aber unfähig, mit dem Willen auf die Glieder zu wirken.

Stechendes Jücken auf der linken Brust gegen die Achsel zu (n. ¼ St.).

Aeufserlich an der Brust und an den Armen, feines Stechen, mehre Tage lang.

100 Arger Stich im Kreuze.

Das Kreuz und die Hinterbacken sind sehr taub.

Stiche im Ellbogen-Gelenke, beim Bewegen.

Bei Krümmung des Arms, ein Stich in der Ellbogen-Spitze und dann Reifsen in dem Gelenke, so lange er den Arm krumm hält.

Drückender Schmerz an der Spitze des linken Ellbogens (n. ⅔ St.).

105 Schmerz im linken Unterarme, als wenn der Knochen zusammengedrückt würde (n. 1 St.).

Grofse Blasen am rechten Unterarme.

Ziehender Schmerz in den Unterarmen.

(Brennen in den Armen und Händen.)

Mehre Stiche in der rechten Handwurzel, in der Ruhe (n. ¼ St.).

110 Spannender Schmerz in der linken Handwurzel, bei Ruhe und Bewegung (n. ¼ St.).

Arges Ziehen im linken Handgelenke (n. 3 Tagen).

Jücken im Ballen des linken Daumens, durch Reiben nicht zu vertreiben (n. ¾ St.).

Geschwulst der Hände; sie konnte die Finger nicht biegen.

Das Mittelgelenk des linken Mittelfingers ward dick und roth und strammte beim Biegen.

115 Drückender Schmerz im hintersten Fingergelenke der rechten Hand (n. ¼ St.).

Schmerz am innern Oberschenkel über dem rechten Kniee, drückend nach hinten zu (n. ¼ St.).

Arges Ziehn im linken Kniee; drauf starker Schweifs, die Nächte.

Die Beine waren ihm ganz steif.

Reifsen im Schienbeine, den ganzen Nachmittag.

120 Reifsen in den Fufsknöcheln; die Füfse sind schwer, wie Blei, in den Schienbeinen herauf.

(Nach weitem Gehen, Stecknadel-Stiche in den Fersen, beim Sitzen, eine Stunde lang.)

Zu allen Zeiten des Tags, an irgend einer, auch nur kleinen Stelle des Körpers, oft nur auf eine Minute, zuerst ein Kriechen in der Haut, dann wird der Fleck roth und heifs, dann frifst es jückend, wie ein sich fort bewegender Floh (ohne Stechen), wo dann auf der Stelle frieselartige Bläschen entstehen — durch Kratzen vermindert sich das jückende Fressen nicht, vielmehr scheint es dann nur noch länger anzuhalten (n. 2 St.).

Bringt jückenden Ausschlag auf die Haut und rothe, jückende Flecke.

Wenn er eine jückende Stelle kratzt, so entsteht Jücken an vielen andern Theilen.

125 Vorzüglich wenn sie sich kalt fühlt, entsteht ein jückendes Fressen an der Brust, an der Herzgrube, auf dem Rücken und unter den Oberarmen — zu andern Zeiten nur an den Füfsen —; vom Reiben wird die Stelle roth und frifst eine kurze Zeit noch stärker; es entstehen Bläschen auf den Stellen, welche aber bald wieder vergehen.

Taubheits-Gefühl der untern Körper-Hälfte.

Müdigkeit im ganzen Körper, besonders den Armen.

Wenn sie in wagerechter Lage ausruht, ist es ihr am wohlsten.

Höchste Abspannung des Körpers und Geistes; sie möchte am liebsten unthätig seyn und ruhen.

130 Am Ober-Körper, wie zerschlagen (n. 24 St.).

Er erwacht mit Zerschlagenheits-Schmerz am ganzen Körper.

Schlaflosigkeit bis Mitternacht.

Röst-Schwamm.

Er konnte nicht schlafen und, sobald er einschlief, schwärmte und phantasirte er; die Stirne war ihm wie dick und that bei Berührung weh, ein drückender Schmerz über dem Auge, beim Bücken noch ärger, als wollte alles zur Stirne heraus; es war ihm frostig und wie kalt im Rücken — diefs dauerte, unter Frost, 24 Stunden lang.

Sie sprach die Nacht mehrmals laut im Schlafe, doch nicht ängstlich.

135 Traurige Träume.
Anstrengende Träume.
Aergerliche und weinerlich ängstliche Träume.
Kalte Hände.
Kälte-Gefühl in den Beinen.

140 Bei Hitze am ganzen Körper, Kälte, Blässe und Schweifs im Gesichte.

Dehnen der Ober- und Unter-Gliedmafsen (n. ½ St.).
Dehnen der Arme (n. ¾ St.).

Fieber: früh erst Kopf- und Leibweh, dann arger Schüttelfrost mit kalten, bläulichen Händen und etwas Durst, dann, liegend, eine trockne, brennende Hitze, mit etwas Durst und vielem, unruhigen Schlummer, 36 Stunden lang; die Nacht über, beim Erwachen und Bewegen, Uebelkeit und Schwindel — dazwischen, alle 12 Stunden, gelinder Schweifs, wenn sich von Zeit zu Zeit die Hitze legte; darauf, Reifsen und Stechen im linken Auge und dem linken Backen und Ausschlag an den Lippen.

Nachmittags, Kopfschmerz im Hinterkopfe, wie Schwere und ein Stich daselbst, wenn er den Kopf drehte, bei Hitze im Gesichte, in den Händen und den Füfsen, unter Frost am übrigen Körper und Neigung zu Schnupfen, dabei Mattigkeit des Körpers und Bitterkeit im Munde; Abends, nach dem Ausziehn, Schüttelfrost und eine viertel Stunde drauf, im Bette, Hitze im ganzen Körper, die Oberschenkel ausgenommen, welche taub und frostig waren; die Nacht, Schweifs.

145 Erhöhete Wärme des ganzen Körpers, mit Durst.
Abends, beim Sitzen, kühler Schweifs im Gesichte und zugleich erhöhete Wärme-Empfindung durch den ganzen Körper.
Fliegende Hitze im Gesichte und im Blute und Aufregung der Nerven.
Täglich mehre Anfälle von Hitze, mit Aengstlichkeit, Schmerz in der Herzgegend, Weinen und Untröstlichkeit; sie möchte lieber auf der Stelle sterben.
Sie ist sehr furchtsam und wird besonders durch ein schreckhaftes Bild aus einer traurigen Vergangenheit verfolgt und unablässig gequält.

150 Aengstlich, als wenn ihm ein Unglück bevorstände und er es ahnete.
Sie ist sehr schreckhaft und fährt über jede Kleinigkeit zusammen, wovon es ihr jedesmal in die Füfse fährt und ihr darin wie eine Schwere liegen bleibt.
Es ist ihr nicht genug, was sie gearbeitet hat; sie kann sich mit der Arbeit nicht recht behelfen, sie geräth ihr nicht.
Einsylbigkeit und unzufriedne Laune.
Trotzige, widerspänstige, unartige Laune.

155 Muthwillig witzige Laune.
Abwechselnd lustige und weinerliche und ärgerlich zänkische Laune.

Beobachtungen Andrer.

Schwindel im Sitzen, als wenn der Kopf auf die Seite sinken sollte, mit Hitz-Empfindung im Kopfe (n. ¼ St.) (*Gust. Wagner*, in einem Aufsatze).

Schwindlichkeit zum rückwärts Fallen (*Fr. Hahnemann*).

Es ist ihm wie drehend im Kopfe, er taumelt und mufs sich anhalten, wie bei einem Rausche (n. ⅛ St.) (*Franz Hartmann*, in einem Aufsatze).

Heftiger Andrang des Blutes nach dem Gehirne, mit äufserlicher Hitze an der Stirne; die Hals-Arterien schlugen fühlbar (n. 1 St.) (*Wagner*, a. a. O.).

(5) Eingenommenheit des Kopfs; er wankt, wie trunken, im Gehen, eine Stunde lang (n. ½ St.) (*Adolph Ferd. Haynel*, in einem Aufsatze).

Schmerzhafte Schwere im Hinterhaupte, als ob Blei drin läge, während des Gehens, die sich ruckweise erneuert (n. 1½ St.) (*Hartmann*, a. a. O.).

Schwere des Kopfs (n. ¼ St.) (*Wagner*, a. a. O.).

Schwere und Vollheit des Kopfs, durch Bücken vermehrt (Ders. a. a. O.).

Drückender Kopfschmerz im Wirbel (n. 5 Min.) (*Fr. Hahnemann*).

(10) Stumpf drückender Schmerz im rechten Stirnhügel von innen nach aufsen (n. 30 St.) (*Hartmann*, a. a. O.).

Dumpfer Kopfschmerz in der rechten Gehirnhälfte, beim Eintritt aus der freien Luft in die warme Stube (n. 1½, 35 St.) (*Sal. Gutmann*, in einem Aufsatze).

Drückender Kopfschmerz zum rechten Seitenbeine heraus, im Liegen (Ders. a. a. O.).

Dumpfer, drückender Kopfschmerz von vorne, in der Stirne, über den Augen, bis in's Hinterhaupt und den Nacken, zehn Stunden lang, bis zum Einschlafen (n. 3 St.) (*Wagner*, a. a. O.).

Beobachtungen Andrer.

Heftig reißender Kopfschmerz in der linken Schläfe, dicht an der Augenhöhle, welcher auch eine drückende Empfindung in der linken Hälfte dieses Auges erzeugt (n. 2 St.) (*Hornburg*, a. a. O.).

(15) Drückendes Kopfweh in der Stirne (n. ¼ St.) (*W. E. Wislicenus*, a. a. O.).

Drückende Empfindung in der rechten Schläfe, nach aufsen (n. 1¼ St.) (*Hartmann*, a. a. O.).

Heftig pressender Schmerz im linken Hinterhaupte, als sollte es da zersprengt werden (n. 9½ St.) (Ders. a. a. O.).

Es ruckt ihn durch beide Kopfseiten, vorzüglich an den Schläfen bis in's Oberhaupt, sobald er mit den Armen ruckt und so oft er auftritt (n. 1 St.) (*Wislicenus*, a. a. O.).

Auf der ganzen Seite, wo sich der (kleine) Kropf befindet, ruckweises Wehthun; im Kopfe, ein Pochen, welches in die Wangen herabsteigt und sich, wie Reifsen, bis in den Hals erstreckt (*Ernst Stapf*, in einem Aufsatze).

(20) Zuckende Stiche in der Stirne, beim Gehen vermehrt (n. 5 St.) (*Wagner*, a. a. O.).

Drückend herabziehender Schmerz auf der rechten Kopf- und Halsseite (n. 4 St.) (Ders. a. a. O.).

Drückendes Feinstechen bald in der Stirne, bald im Hinterhaupte, nur bei jeder Bewegung, mit brennender Hitzempfindung von der Gegend hinter dem Ohre, über das Hinterhaupt, bis in den Nacken verbreitet (Ders. a. a. O.).

An der linken Stirnseite querüber gehende Nadelstiche (n. 4 St.) (*Chr. Fr. Langhammer*, in einem Aufsatze).

Beim Gehen im Freien, bohrende Nadelstiche an der linken Stirnseite, wie von innen heraus (n. 34 St.) (Ders. a. a. O.).

(25) Scharfe Stiche an der linken Schläfe, äuſserlich, bis in die Stirne (n. 6, 14 St.) (Ders. a. a. O.).

Röst-Schwamm.

Beobachtungen Andrer.

Drücken an der linken Seite der Stirne (n. 8½ St.) (*Langhammer*, a. a. O.).

Scharfes Drücken äufserlich an beiden Schläfen (n. ¼ St.) (*Wislicenus*, a. a. O.).

Ein heraus pressender Schmerz oben an der linken Stirnseite, im Sitzen, welches nach dem Aufstehn verging (n. 6¼ St.) (*Langhammer*, a. a. O.).

Nagender Schmerz, äufserlich, auf dem Oberkopfe (n. 1 St.) (*Wislicenus*, a. a. O.).

(80) Widrige Empfindlichkeit der Kopf-Bedeckungen, vorzüglich bei Bewegung der Kopfhaut (n ⅛ St.) (Ders. a. a. O.).

Brennen in der Kopfhaut der rechten Seite (n. 15 St.) (*Gutmann*, a. a. O.).

Gefühl, als sträubten sich die Haare am Scheitel, oder als bewegte sie jemand, am stärksten bei irgend einer Bewegung des Körpers (n. 1 St.) (*Wislicenus*, a. a. O.).

Spannend zusammenziehende Empfindung über der Nasenwurzel (n. 11½ St.) (*Hartmann*, a. a. O.).

Kriebelnde Stiche am linken Nasenbeine (n. ⅛ St.) (*Wislicenus*, a. a. O.).

(85) Ein gelb krustiger Ausschlag am linken Augenbraubogen, welcher blofs beim Anfühlen etwas schmerzt (*Fr. Hahnemann*).

Die Augen haben ein mattes Ansehn und die Augen-Bedeckungen sind aufgeschwollen, wie nach einem Rausche, oder als ob er die ganze Nacht geschwärmt hätte; dabei matt, müde und schläfrig (n. 3¼ St.). (*Hartmann*, a. a. O.).

Plötzliches, stechendes Ziehen am äufsern Winkel der linken Augenhöhle, welches sich oben und unten um das Auge nach dem innern Winkel zu verbreitet (n. 1¼ St.) (*Wislicenus*, a. a. O.).

Spannend stechender Schmerz im linken äufsern Augenwinkel, bei Bewegung der Augen am schlimmsten; bei Berührung verging's (n. 4¼ St.) (*Gutmann*, a. a. O.).

Beobachtungen Andrer.

Stechendes Jücken unterm linken Auge, welches vom Reiben etwas nachläfst (n. 5 St.) (*Wislicenus*, a. a. O.).

(40) Schwere der Augenlider (*Wagner*, a. a. O.).
Drückende Schwere in den Augenlidern, gleich als wollten sie zufallen (n. ¼ St.) (Ders. a. a. O.).
In beiden Augen, stechender und zuletzt drückender Schmerz, Abends (n. 9 St.) (Ders. a. a. O.).
Drücken im rechten Auge und Stechen darin (*Fr. Hahnemann*).
Brennender Schmerz auf der äufsern Fläche des linken untern Augenlides (*Gutmann*, a. a. O.).

(45) Röthe des Weifsen im Auge (*Fr. Hahnemann*).
Starkes Wässern des Auges (Derselbe).
Er hat geröthete Wangen und dennoch nur gewöhnliche Wärme im Gesichte (*Hartmann*, a. a. O.).
Dumpfes Klingen der Ohren (n. ½ St.) (*Wagner*, a. a. O.).
Klingen im rechten Ohre (n. 10 St.) (*Langhammer*, a. a. O.).

(50) In der linken Ohrmuschel, gleich am Eingange zum Gehörgange, ein Entzündungsknoten, welcher sich zuletzt mit einem Schorfe bedeckt und, mehre Tage, schmerzhaft bei Berührung stehen blieb (*Haynel*, a. a. O.).
Bildung von Beulen am linken Ohre, welche beim Anfühlen schmerzen (n. 1 St.) (*J. G. Lehmann*, a. a. O.).
Brennen in der Mündung des rechten Ohres (*Gutmann*, a. a. O.).
Schmerz in den Ohrknorpeln, für sich wie von Wundheit — durch Berührung nicht zu ändern (n. ¼ St.) (*Wislicenus*, a. a. O.).
Spannender Schmerz der Geschwulst am Eingange zum Gehörgange und Kriebeln darin, als wenn sie zum Geschwür aufgehn wollte; zuweilen Stiche darin (n. 15½ St.) (*Haynel*, a. a. O.).

Röst-Schwamm.

Beobachtungen Andrer.

(55) Feine Stiche im rechten Ohre, nach aufsen zu, wie durch das Trommelfell (sogleich) (*Wislicenus*, a. a. O.).

Klammartiger Schmerz im linken Ohre, beim Gehn in freier Luft (n. 24½ St.) (*Hartmann*, a. a. O.).

Ziehender Schmerz im innern rechten Ohre (n. 9 St.) (*Wagner*, a. a. O.).

Drückend reifsende Empfindung im rechten Jochbogen (n. ¼ St.) (*Hartmann*, a. a. O.).

Zuckender, feiner Stich hinten aus dem rechten Oberkiefer in's rechte, innere Ohr, Abends im Bette (*Haynel*, a. a. O.).

(60) Klammartiger Schmerz am linken Oberkiefer (n. 1½ St.) (*Langhammer*, a. a. O.).

Am linken Oberkiefer querüber gehende Nadelstiche (n. 2¾, 3½ St.) (Ders. a.a.O.).

Während des Mittags-Essens, nach geringem Schnauben, ein heftiges und lang anhaltendes Nasenbluten (n. 3 Tagen) (*Haynel*, a. a. O.).

Feine Stiche unter der Unterlippe (n. 7 St.) (*Wislicenus*, a. a. O.).

Anhaltendes, heftiges Brennen unter dem rechten Mundwinkel, am Kinne, als sollte da ein Ausschlag entstehen; beim Anspannen der Haut wird es heftiger (n. 6 St.) (*Haynel*, a. a. O.).

(65) Die linke Seite des Kinnes schmerzt, bis an den Mundwinkel, bei Berührung, wie unterschworen (n. 4 Tagen) (*Wislicenus*, a. a. O.).

Mehre Drüsen-Geschwülste unter dem rechten Unterkiefer, welche die Bewegung des Halses hindern und beim Befühlen spannend schmerzen (n. 38 St.) (*Langhammer*, a. a. O.).

Drüsen-Geschwülste unter dem linken Unterkiefer, welche bei Berührung des Halses schmerzen (n. 73 St.) (Ders. a. a. O.).

Im Kropfe, Stichschmerz beim Schlingen, aufser dem Schlingen leises Weh (*E. Stapf*, a. a. O.).

Im Kropfe, Stiche, auch aufser dem Schlingen (Ders. a. a. O.).

Beobachtungen Andrer.

(70) Steifigkeit des Halses beim Bücken und Drehen des Kopfs (*Lehmann*, a. a. O.).

Abgesetztes, langsames Drücken auf der rechten Halsseite, als wenn man die Haut zwischen den Fingern zusammenprefste, welche Gegend, an der Drosselader herab, auch äufserlich bei Berührung schmerzte (*Hornburg*, a. a. O.).

Schmerzhafter Druck über dem Schildknorpel, vom Anfühlen vermehrt (sogleich) (Ders. a. a. O.).

Während des Singens, ein drückender Schmerz in der Gegend des Kehlkopfs (n. $6\frac{1}{4}$ St.) (*Hartmann*, a. a. O.).

Spannen der Halsmuskeln, vorzüglich der rechten Seite, beim Zurückbiegen des Kopfs (n. 3 Tagen) (*Wislicenus*, a. a. O.).

(75) Im Kropfe, Gefühl, als wackele und gehe alles drin herum, wie lebendig, besonders beim Schlucken (*Stapf*, a. a. O.).

Im Kropfe, Gefühl, als arbeite es drin, ein Aufblähen und Stämmen, als wolle alles da heraus (Ders. a. a. O.).

Schmerzhaftes Spannen an der linken Halsseite, neben dem Adams-Apfel, beim Wenden des Kopfs nach der rechten Seite (n. $1\frac{1}{2}$ St.) (*Wislicenus*, a. a. O.).

Die Gegend der Schild-Drüse ist wie verhärtet (n. 4 Tagen) (Ders. a. a. O.).

Zucken der rechten Halsmuskeln, im Liegen (n. 24 St.) (*Gutmann*, a. a. O.).

(80) Zu verschiednen Zeiten, zuckende, feine Stiche äufserlich in der Gegend des Kehlkopfs (*Haynel*, a. a. O.).

Ein flüchtiger Stich an der linken Hals-Seite (n. $1\frac{1}{4}$ St.) (*Wislicenus*, a. a. O.)

Grofse, langsame Stiche in den rechten Halsmuskeln, gleich beim Aufwachen aus dem Schlafe, welche beim Schlingen sich verloren und dann gleich wieder kamen (n. 23 St.) (*Hartmann*, a. a. O.).

Beobachtungen Andrer.

Flüchtiges Kriebeln am Halse (n. 1½ St.) (*Wislicenus*, a. a. O.).

Nach weiter Oeffnung des Mundes und starkem Zusammenbeifsen drauf, ein schmerzhafter Krampf in den Halsmuskeln, welcher den Unterkiefer gewaltsam herabzog, mit Schwere im Kiefergelenke, als würde er ausgerenkt (*Haynel*, a. a. O.).

(85) Ziehende Nadelstiche durch die linke Halsseite (n. 60 St.) (*Wislicenus*, a. a. O.).

Schmerzende Steifheits - Empfindung auf der linken Seite des Nackens, wenn er den Kopf auf die rechte Seite dreht (n. ½ St.) (*Hartmann*, a. a. O.).

Oefters wiederkehrender, drückend knackender Schmerz auf der linken Seite des Nackens, dicht am Schulterblatte, der sich durch keine Bewegung ändert (n. 7½ St.) (Ders. a. a. O.).

Beim Bücken knackt es im Nacken (n. 16 St.) (*Haynel*, a. a. O.).

Stechen in den obern Schneidezähnen (*Hornburg*, a. a. O.).

(90) Beim Kauen der Speisen, ein empfindliches Gefühl, als wenn die Backzähne stumpf und locker wären (n. 6½ St.) (*Langhammer*, a. a. O.).

Ein (brennender) Schmerz in den linken, obern Backzähnen (n. 12 St.) (Ders. a. a. O.).

Mehrmaliges Aufstofsen (n. 2 St.) (*Wagner*, a. a. O.).

Saures Aufschwulken (n. 5 St.) (*Hartmann*, a. a. O.).

Schlucksen (n. 8¼, 33, 37, 57 St.) (*Langhammer*, a. a. O.).

(95) Wiederholtes Schlucksen (n. ¼ St.) (*Wagner*, a. a. O.).

Im Halse bittrer Geschmack (n. ¼ St.) (*Hartmann*, a. a. O.).

Bittres Aufstofsen (n. 1 St.) (*Wagner*, a. a. O.).

Beobachtungen Andrer.

Durst nach kaltem Wasser, Abends (n. 38 St.) (*Langhammer*, a. a. O.).

Verringerte Eſslust (*Fr. Hahnemann*).

(100) Das Wasser läuft ihm im Munde zusammen, mit Uebelkeit (n. 24 St.) (*Haynel*, a. a. O.).

Uebelkeit beim (gewohnten) Tabaksrauchen (n. 30 St.) (*Langhammer*, a. a. O.).

Brecherlichkeit, ohne Erbrechen (*Stapf*, a. a. O.).

Der (gewohnte) Tabak schmeckt beim Rauchen kratzig bitter im Munde und Rachen (n. $\frac{1}{2}$ St.) (*Hartmann*, a. a. O.).

Nach jedesmaligem (gewohnten) Tabakrauchen, heftiger Durst (Ders. a. a. O.).

(105) Höchst unangenehme Empfindung von Schlaffheit im Schlunde und Magen, als wenn er sehr viel laues Wasser getrunken hätte — mehre Stunden lang (n. 29 St.) (*Haynel*, a. a. O.).

Innere Kälte-Empfindung in der Herzgrube, mit Vollheit in dieser Gegend (n. ¼ St.) (*Hartmann*, a. a. O.).

Beim (gewohnten) Tabakrauchen entsteht sogleich Hitze im Bauche und geht dann auch in die Brust herauf, ohne Hitze des übrigen Körpers, den, im Gegentheile, Frösteln befällt (n. 3 St.) (*Wislicenus*, a. a. O.).

Im Sitzen, schmerzhaftes Zusammenziehn links unter dem Magen, besonders beim seitwärts Liegen auf der rechten Seite (n. 17 St.) (*Haynel*, a. a. O.).

Stiche in der rechten Bauchseite, in der Lebergegend (n. 1 St.) (*Wagner*, a. a. O.).

(110) Kneipen im Unterbauche, mit lautem Kollern (n. 5 St.) (*Gutmann*, a. a. O.).

Oefteres Kneipen im Unterleibe, was auf Blähungs-Abgang nachläſst (n. 14 St.) (*Langhammer*, a. a. O.).

Nach dem Essen, ein Schneiden im Oberbauche, früh (n. 26 St.) (*Haynel*, a. a. O.).

Röst-Schwamm. 217

Beobachtungen Andrer.

Abends, nach dem Essen, Schneiden im Unterbauche, nach der linken Brust zu (n. 4 Tagen) (*Haynel*, a. a. O.).

Früh, nach dem Essen, heftiges Leibschneiden, so dafs er den Unterleib krümmen mufste; dabei starker Drang zum Stuhle, wo der Abgang natürlich, aber gering war (n. 5 Tagen) (Ders. a. a. O.).

(115) Leibweh, Kneipen im ganzen Unterleibe (*Stapf*, a. a. O.).

Kneipen tief im Unterleibe, beim Sitzen, was ihn aufzustehen nöthigt, weil er glaubt, es dränge ihn zum Stuhle; doch gleich nach dem Aufstehn mindert sich der Schmerz und verliert sich ganz beim gebückten Stehen (n. 10 St.) (*Hartmann*, a. a. O.).

Feiner Stich äufserlich am Nabel (n. 2 St.) (*Wislicenus*, a. a. O.).

Spannender Schmerz im Oberbauche beim Gehen, beim Bücken jedoch schlimmer (n. 1 St.) (*Gutmann*, a. a. O.).

Spannender Schmerz im Oberbauche, im Sitzen (Ders. a. a. O.).

(120) Wühlendes Stechen im Unterbauche, linker Seite, blofs beim Ausathmen bemerkbar und am schlimmsten beim Bücken (n. 10½ St.) (*Gutmann*, a. a. O.).

Empfindung als feines Wühlen, wie von etwas Lebendigem unter der Bauchhaut, über der linken Hüfte, in der linken Seite, auf welcher er im Bette liegt, früh (n. 22 St.) (*Wislicenus*, a. a. O.).

Auf der linken Seite des Unterleibes, eine wurgende Empfindung, die durch Aufdrücken mit der Hand empfindlicher wird (n. $\frac{1}{2}$ St.) (*Hartmann*, a. a. O.).

Tief im Unterleibe, eine wurgende Empfindung, welche durch Abgang einiger Blähungen gemildert wird, sich aber bald wieder verstärkt (n. 7 St.) (Ders. a. a. O.).

Beobachtungen Andrer.

Stumpfer Stich in den rechten Lendenmuskeln (n. 6 St.) (*Gutmann*, a. a. O.).

(125) Klammartiger Schmerz in der linken Schoofsgegend, während des Sitzens (n. 1½ St.) (*Hartmann*, a. a. O.).

Drüsengeschwulst im rechten Schoofse, welche beim Gehen spannend schmerzt (*Langhammer*, a. a. O.).

Blofs im Sitzen, drückend reifsender Schmerz in der Gegend des Bauchringes, in beiden Seiten, zu verschiednen Zeiten (*Haynel*, a. a. O.).

Weichlichkeit im Unterleibe, nebst öfterm, flüssigem Stuhlgange, wie Durchlauf (*Lehmann*, a. a. O.).

Blähungs-Abgang und ein weicher Stuhl, ohne Beschwerde (n. 6 St.) (*Gutmann*, a. a. O.).

(130) Harter, um 7 Stunden zu später Stuhlgang (n. 9 St.) (*Wagner*, a. a. O.).

Beim Stuhlgange, Druck von Blähungen in den Lenden-Gegenden (n. 36 St.) (*Wislicenus*, a. a. O.).

Spannender Schmerz von der Mitte des Unterbauchs bis zum After heraus (n. 11½ St.) (*Gutmann*, a. a. O.).

Beim Stuhl-Abgange, Wundheits-Schmerz, einige Tage (n. 2 Tagen) (*Haynel*, a. a. O.).

Beim Stuhlgange, Zwängen am After, als ob Durchlauf entstehn wollte (n. 4 Tagen) (*Wislicenus*, a. a. O.).

(135) Oefterer Harn-Abgang (n. 1½ St.) (*Langhammer*, a. a. O.).

Der helle, hochgelbe Urin setzt beim Stehen einen gelben Satz ab (n. 23 St.) (*Gutmann*, a. a. O.).

Ein wohllüstiges Jücken an der Spitze der Eichel, mehre Stunden lang, welches zum Reiben nöthigte (n. 52 St.) (*Langhammer*, a. a. O.).

Beobachtungen Andrer.

Jückendes Brennen im Hodensacke und dem Körper der Ruthe, mehrmals (*Haynel*, a. a. O.).

Ziehende, schmerzende Stiche vom Körper aus durch die Eichel (n. 4 Tagen) (Ders. a. a. O.).

(140) Das Monatliche erscheint viel zu früh und zu stark (sogleich) (*Stapf*, a. a. O.).

* * *

Niefsen und Fliefsschnupfen (*Langhammer*, a. a. O.).

Stockschnupfen (n. 25 St.) (*Gutmann*, a. a. O.).

Kratziges Brennen und Zusammenschnüren des Kehlkopfs (*Lehmann*, a. a. O.).

Trockenheit in der Gegend des Kehlkopfs, durch Räuspern vermehrt (n. ½ St.) (*Wagner*, a. a. O.).

(145) Schweres Athemholen, als ob ein Stöpsel in der Kehle steckte und der Athem durch die Verengerung des Kehlkopfs nicht hindurch könnte (n. ½ St.) (*Lehmann*, a. a. O.).

Hohler Husten mit etwas Auswurf, Tag und Nacht (*Fr. Hahnemann*).

Beim Husten, schmerzhaftes Drücken und unter den kurzen Ribben (n. 1 St.) (*Hartmann*, a. a. O.).

Schleim-Kotzen (n. 25 St.) (*Langhammer*, a. a. O.).

Bohrender Stich in den rechten Ribben-Muskeln, anhaltend beim Ein- und Ausathmen (n. 7 St.) (*Gutmann*, a. a. O.).

(150) Starke Nadelstiche auf der rechten Brust, von innen heraus (n. 56 St.) (*Langhammer*, a. a. O.).

Beim Sitzen mit etwas gekrümmtem Rücken, vorzüglich aber bei langsamem, tiefem Einathmen, ziehende Stiche in der linken Brust (n. 5 Tagen) (*Haynel*, a. a. O.).

Beobachtungen Andrer.

Starke, absetzende Stiche auf der linken Seite der Brust (n. 1¾ St.) (*Langhammer*, a. a. O.).

Ziehende Stiche unter der zweiten Ribbe der linken Brust, blofs beim Gehen (n. 8 St.) (*Haynel*, a. a. O.).

Flüchtige, schmerzhafte Stiche auf der rechten Brustseite; reibt er an der Stelle, so ist es ihm, als ob da unter der Haut eine Last herabzöge (n. 50 St.) (*Langhammer*, a. a. O.).

(155) In der linken Brustseite, ein drückend schneidender Schmerz beim Tiefathmen; aufserdem fühlt er wenig (n. 3 Tagen) (*Wislicenus*, a. a. O.).

Stechend kneipendes Krabbeln in der linken Brustseite, in der Gegend der sechsten, siebenten Ribbe, was durch äufsern Druck schmerzhafter wird (n. 10 St.) (Ders. a. a. O.).

Plötzlicher Schmerz zugleich in den Brust- und Rückenmuskeln linker Seite, als drängte sich ein breiter, mit Spitzen versehener Körper herauf — ein breiter Druck mit vielen, feinen Stichen (n. 3 Tagen) (Ders. a. a. O.).

Ein Drücken in der linken Brust und zuweilen mehre Stiche darin, bei Bewegung und Ruhe (*Haynel*, a. a. O.).

Kneipender Ruck auf der linken Brustseite, nach innen zu (n. 20 Min.) (*Wislicenus*, a. a. O.).

(160) Dumpfer Schmerz in der Gegend der Vereinigung des rechten Darmbeins mit dem Kreuzbeine, im Stehen (n. 27 St.) (*Haynel*, a. a. O.).

Herauf und herunter gehende, drückende Empfindung durch das Rückgrat, beim gerade Sitzen (n. 6 St.) (*Hartmann*, a. a. O.).

Gefühl von Kälte auf dem Rücken, in der Gegend der letzten Ribben (n. ¾ St.) (*Wislicenus*, a. a. O.).

Blofs beim Gehen, vorzüglich beim Auftreten mit dem linken Fufse, ein drückender Schmerz im Kreuze (n. ¼ St.) (*Haynel*, a. a. O.).

Röst-Schwamm.

Beobachtungen Andrer.

Blofs beim Sitzen, feines Reifsen am Kreuzbeine, von der rechten zur linken Seite, nach oben zu (n. 5 Tagen) (*Haynel*, a. a. O.).

(165) Nachts, ein brennendes Jücken, was zum Kratzen reizt, vorzüglich auf dem Rücken; er schlummert nur und wirft sich stets herum, bei durstloser Hitze über den ganzen Körper, besonders gegen Morgen (*Wislicenus*, a. a. O.).

Höchst schmerzhafter, flüchtiger Stich am rechten Schulterblatte (n. 17 St.) (*Haynel*, a. a. O.).

Schmerz auf den Schulterblättern, als ob etwas Spitziges da eingestochen wäre — ein anhaltender Stichschmerz mit Wundheits-Schmerz verbunden (n. ¼ St.) (*Wislicenus*, a. a. O.).

Muskel-Zucken um das linke Schulter-Gelenk (*Gutmann*, a. a. O.).

Brennen auf der linken Schulter (n. 16 St.) (*Haynel*, a. a. O.).

(170) Feine Stiche in der Achsel-Höhle (im Sitzen) (n. 1 St.) (*Wislicenus*, a. a. O.).

Ein anhaltendes, brickelndes Jücken in der linken Achsel-Höhle, im Sitzen (n. 5 St.) (*Haynel*, a. a. O.).

Stechendes Ziehen durch den Oberarm (n. ¼ St.) (*Wislicenus*, a. a. O.).

Unter dem Ellbogen-Gelenke, oben am Vorderarme, ein klammartiger Schmerz, mit langsamem Glucksen, besonders beim Aufstützen des Arms (n. 3 Tagen) (Ders. a. a. O.).

In den innern Muskeln des rechten Vorderarms, herausbohrende, starke Stiche (n. ½ St.) (*Langhammer*, a. a. O.).

(175) Schwere in den Vorderarmen (n. ½ St.) (*Wislicenus*, a. a. O.).

Zittern der Vorderarme und Hände (in einigen Minuten) (Ders. a. a. O.).

Ziehend drückender Schmerz über der rechten Handwurzel (n. 6 St.) (*Hartmann*, a. a. O.).

Beobachtungen Andrer.

Ein morsches Gefühl in und hinter den Hand-Gelenken (n. ¾ St.) (*Wislicenus*, a. a. O.).

Ein einziehendes Kneipen auf einem Punkte in der Mitte der flachen Hand (n. einigen Min.) (Ders. a. a. O.).

(180) Die Spitzen der Zeigefinger verlieren das Gefühl, ohne blafs zu werden (n. ½ St.) (Ders. a. a. O.).

Klammartiger Schmerz im linken Daum-Ballen, blofs bei Regung der Hand, den ganzen Tag (n. 6 St.) (*Langhammer*, a. a. O.).

Schmerzhaftes Ziehen im hintern Gliede des linken Daumens bis in den Vorderarm (n. 1½ St.) (*Haynel*, a. a. O.).

Klammartiger Schmerz im Ballen des rechten Daumens, welcher den ganzen Tag anhält und bei Bewegung der Hand sich auch in den Daumen verbreitet (n. 1, 14½, 25 St.) (*Langhammer*, a. a. O.).

Ein anhaltender, mit Wundheits-Schmerz verbundner Stich am vordern Daumen-Gelenke (n. 1½ St.) (*Wislicenus*, a. a. O.).

(185) An der rechten Hinterbacke, schnelle Zuckungen eines Muskeltheils (*Haynel*, a. a. O.).

Ein feiner, höchst empfindlicher Stich in der Haut des innern rechten Oberschenkels (n. 54 St.) (Ders. a. a. O.).

Am rechten Oberschenkel, vorne, nahe an der Hüfte, herausbohrende, starke Stiche (n. 8 St.) (*Langhammer*, a. a. O.).

Vorzüglich im Gehen, anhaltend ziehende Stiche oben am Oberschenkel, gleich unter dem linken Schoofse (n. 2½ St.) (*Haynel*, a. a. O.).

Ein kitzelndes Jücken am linken Oberschenkel, dicht am Schoofse, zum Reiben nöthigend (n. 2¼ St.) (*Langhammer*, a. a. O.).

(190) Am obern Ende des Oberschenkels, bei jedem Auftreten, ein Spannen, als ob ein Muskel

Beobachtungen Andrer.

zu kurz wäre, jedesmal von einem Stiche begleitet (n. ¼ St.) (*Wislicenus*, a. a. O.).

Früh, im Bette, pulsirende, scharfe Stiche durch den rechten Oberschenkel über dem Kniee (n. 22 St.) (Ders. a. a. O.).

Drückend stechender Schmerz über dem rechten Kniee (im Sitzen) (n. 4 St.) (*Hartmann*, a. a. O.).

Schwere in den Knie-Gelenken, beim Gehen fühlbar (n. 1 St.) (*Wislicenus*, a. a. O.).

Beim Gehen, eine Mattigkeit in den Knieen, als wenn sie zusammenknicken sollten, ob er gleich den Fuſs fest aufsetzt (n. 4 St.) (*Hartmann*, a. a. O.).

(195) An der linken Kniekehle, ein ruckweise ziehendes Drücken, was bloſs beim Beugen des Kniees entsteht und mit einer ähnlichen Empfindung in der Achselgrube abwechselt (n. 6 St.) (Ders. a. a. O.).

Abends, beim Liegen, ein stumpfes Stechen im linken Knie (auch bei Bewegung fortdauernd), eine viertel Stunde lang (n. 41 St.) (*Langhammer*, a. a. O.).

Beim Gehen, ein anhaltendes, brickelndes Jücken in den Kniekehlen, was zum Kratzen nöthigt (n. 5 St.) (*Haynel*, a. a. O.).

Drückender Schmerz in der äuſsern Senne des Beugemuskels der rechten Kniekehle, beim Gehen heftiger, als beim Sitzen (n. 7, 9 St.) (*Haynel*, a. a. O.).

Nach geringem Mittags-Schlummer, Eingeschlafenheit erst des rechten, dann des linken Unterschenkels; als er zu gehen versuchte, ward der linke krampfhaft nach dem Oberschenkel herangezogen; selbst beim Sitzen konnte er ihn dann nicht ausgestreckt erhalten — er ward auch dann krampfhaft rückwärts gezogen (n. 5 Tagen) (Ders. a. a. O.).

(200) Scharfe Stiche an der rechten Wade, im Gehen (n. 1½ St.) (*Wislicenus*, a. a. O.).

Beobachtungen Andrer.

Grofse Erregung und Unruhe in den beiden Unterschenkeln; er mufs öfter die Stellung ändern (n. 16¼ St.) (*Haynel*, a. a. O.).

Reifsende Schwerheits - Empfindung im linken Schienbeine, dicht an der Fufswurzel (n. 3¼ St.) (*Hartmann*, a. a. O.).

Beim schnell Gehen, ein Gefühl am untern Theile des linken Schienbeins, als hinge eine Last daran (n. 3 Tagen) (*Wislicenus*, a. a. O.).

Ziehendes Reifsen vom rechten Fufsgelenke nach dem Kniee zu (n. 8½ St.) (*Haynel*, a. a. O.).

(205) Ziehender Schmerz vom rechten Unterfufse bis in den Oberschenkel (n. 11⅕ St.) (Ders. a. a. O.).

Kriebeln im linken Unterfufse, entstehend im Gehen und im Sitzen nicht vergehend (n. 1 St.) (*Wislicenus*, a. a. O.).

Starke, absetzende Nadelstiche an der linken Ferse von innen heraus, beim Stehen, welche bei Bewegung wieder vergingen (n. 1 St.) (*Langhammer*, a. a. O.).

In der rechten Ferse, aufwärts gehende Nadelstiche, im Sitzen (n. 6 St.) (Ders. a. a. O.).

Beim Stehen, ein starker Nadelstich aus der rechten Ferse heraus (n. ½ St.) (Ders. a. a. O.).

(210) Ein drückender Schmerz an der rechten Ferse, welcher sich im Gehen mehrte (n. 1½ St.) (Ders. a. a. O.).

Früh, beim Erwachen, ein wohllüstiges Jücken auf dem Rücken der Zehen des rechten Fufses, welches zum Kratzen zwingt (n. 24 St.) (Ders. a. a. O.).

Jücken über den ganzen Körper, wie bei ausbrechendem Schweifse, welches zum Reiben nöthigt und immer wiederkehrt, früh beim Erwachen (n. 48 St.) (Ders. a. a. O.).

Am ganzen Körper, bald hie, bald da, ein anhaltend jückender Stich, wie von einer ganz feinen Nadel, der zum Reiben nöthigt, aber dadurch sich nicht verliert (*Wislicenus*, a. a. O.).

Röst-Schwamm.

Beobachtungen Andrer.

Schmerzhafte Stiche an mehren Theilen des Körpers, die zum Kratzen nöthigen (n. 49 St.) (*Haynel*, a. a. O.).

(215) Müdigkeit in den Untergliedmafsen (n. ½ St.) (*Wagner*, a. a. O.).
Eine solche Schwerfälligkeit des Körpers, dafs er beim Gehen im Freien genöthigt war, sich auf die Erde zu setzen, ohne Schläfrigkeit (n. 9 St.) (*Langhammer*, a. a. O.).
Anhaltende Mattigkeit und Zerschlagenheit aller Glieder, besonders der Muskeln der Untergliedmafsen (n. 2 St.) (*Wagner*, a. a. O.).
Grofse Müdigkeit und Neigung zu Schlaf (n. 1 St.) (*Haynel*, a. a. O.).
Schläfrigkeit mit Gähnen, ohne Unthätigkeit, Nachmittags (n. 8, 33 St.) (*Langhammer*, a. a. O.).

(220) Durch Träumereien unterbrochner Schlaf (Ders. a. a. O.).
Er brachte die Nacht fast ganz schlaflos zu, mit fürchterlichen Träumen von Mord und Todschlag (sechste Nacht) (*Haynel*, a. a. O.).
Nachts, öfteres Erwachen, wie durch Schreck (*Langhammer*, a. a. O.).
Vier Nächte nach einander, sehr kurzer Schlaf mit vielen Träumen; er erwacht um Mitternacht, kann aber vor Unruhe nicht wieder einschlafen; er durfte bis an den Morgen die Augenlider nur schliefsen, als ihm sogleich, stets wachend, die lebhaftesten Bilder vorschwebten; bald war es ihm, als ob eine Batterie abgefeuert würde, bald stand alles in Flammen, bald drängten sich ihm wissenschaftliche Gegenstände auf — kurz eine Menge Gegenstände durchkreuzten sich in seiner Phantasie, die sogleich bei Oeffnung der Augenlider wieder verschwanden, aber bei Schliefsung der Augen wieder zum Vorscheine kamen (*Haynel*, a. a. O.).

Beobachtungen Andrer.

Früh, beim Erwachen, lag er über und über in Schweiſse (n. 25 St.) (*Langhammer*, a. a. O.).

(225) Heftiger Frost im Rücken, der durch Ofenwärme nicht verging (n. 1½ St.) (*Haynel*, a. a. O.).

Schauder und Frost am ganzen Körper, vorzüglich aber im Rücken, ob er gleich am warmen Ofen stand, ohne Durst, zwei Stunden anhaltend (n. ½, 22½ St.) (Ders. a. a. O.).

Es liegt ihm fieberartig in den Gliedern; er ist zum Dehnen und Renken geneigt (n. 30 St.) (*Gutmann*, a. a. O.).

Schnellerer, vollerer Puls (n. ½ St.) (*Wagner*, a. a. O.).

Brennende Hitzempfindung an der Stirne, ohne äuſserlich fühlbare Hitze, mit schnellem, hartem Pulse, ½ Stunde lang (n. ¼ St.) (Ders. a. a. O.).

(230) Heftige Hitze an der Stirne, mit abwechselndem Schauder im Rücken, ohne Durst, Nachmittags (n. 10 St.) (Ders. a. a. O.).

Es wird ihm plötzlich bänglich warm am ganzen Körper, mit Hitze und Röthe im Gesichte und Schweiſs (n. ½ St) (*Stapf*, a. a. O.).

Kopfweh, Appetitlosigkeit, Schläfrigkeit, laſs am ganzen Körper, verdrieſslich; es war ihr alles zuwider (Ders. a. a. O.).

Verdrieſslich; er redete und antwortete sehr ungern (*Wagner*, a. a. O.).

Er ist verdrossen und faul; er möchte lieber ruhen und ist wenig zum Sprechen aufgelegt (n. 3 St.) (Ders. a. a. O.).

(235) **Ein unwiderstehlicher Trieb zum Singen, mit Ueberlustigkeit,** ½ Stunde lang (n. ½ St.), **darauf zerstreut und unaufgelegt zu jeder Arbeit,** eine Stunde lang (*Gutmann*, a. a. O.).

Sonnenthau (Drosera rotundifolia).

(Der frisch ausgeprefste und mit gleichen Theilen Weingeist gemischte Saft dieses niedrigen, auf Torfgründen wachsenden Kräutchens [Hb. Rorellao, Roris solis]).

Dieses Kraut, eins der kräftigsten Arznei-Gewächse unsers Erdstrichs, ist von den ältern Aerzten mehr äufserlich — in Haut-Ausschlägen — doch nicht mit dem besten Erfolge, innerlich aber zuweilen, wie es scheint, mit Nutzen gebraucht worden. Die Neuern, welche hergebrachter Mafsen keine andern, als ihre grofsen Gaben kannten, wufsten, wenn sie nicht tödten wollten, mit dieser ungemein heroischen Pflanze zu innerlichem Gebrauche nichts anzufangen, und verwarfen sie daher.

Ich habe mich ihrer Anfangs in der drillionfachen Verdünnung ihres Saftes bedient, in neuern Zeiten aber in noch weit höherer Potenzirung und zuletzt in der dreifsigsten (decillionfachen) Verdünnung (jedes Verdünnungsglas mit nur zwei Armschlägen geschüttelt) und auch hiervon nur den kleinsten Theil eines Tropfens, nämlich ein, mit dieser Verdünnung befeuchtetes, Mohnsamen grofses Streukügelchen (wovon 200, bis 300 vollkommen mit einem Tropfen der Verdünnung benetzt werden können), höchstens zwei zur Gabe, in ähnlichen Krankheits-Zuständen gebraucht, als die Pflanze selbst eigenthümlich in gesunden Personen erzeugen kann.

So reicht z. B. eine einzige solche Gabe zur homöopathischen, völligen Heilung des epidemischen Keichhustens hin*), nach Anleitung der Symptomen 50, 53, 57, 62, vorzüglich aber 58, und des zweiten Theils des Symptoms (87.).

Gegen diese fürchterliche Krankheit, welche nicht wie andre akute Krankheiten von selbst vergeht, ohne in den Tod überzugehen oder zwanzig bis zwei und zwanzig Wochen lang zu martern, konnte begreiflich die Allopathie bisher nichts ausrichten und mußte eine Menge Kinder daran sterben lassen, wo sie nicht gar ihren Tod mit den grofsen Gaben unpassender Arzneien beförderte.

Wer hier und in ähnlichen Beispielen nicht erkennt, dafs die einzig vollkommenste, wahre Heilkunst die homöopathische ist, der bleibe, wie bisher, bei der blinden Anwendung ungekannter Arzneien zum Schaden der kranken Menschheit!

Der Sonnenthau verdient noch fernere Prüfungen seiner reinen Wirkungen auf das Befinden gesunder Menschen.

Kampher ist das Milderungs- und Gegenmittel desselben.

---

*) Die Heilung erfolgt sicher binnen 7 oder 9 Tagen, bei unarzneilicher Diät. Man hüte sich, unmittelbar nach der ersten eine zweite Gabe davon zu reichen (und eben so wenig, irgend ein andres Mittel), denn sie würde unfehlbar nicht nur den guten Erfolg hindern, sondern auch beträchtlichen Schaden anrichten, wie ich aus Erfahrung weifs.

Sonnenthau.

Beim Gehen in freier Luft, Schwindel (n. 4 Tagen).
Der Kopf ist eingenommen und schwer.
Drückender Kopfschmerz.
Beim Bücken, Kopfweh über der Augenhöhle, welches beim Gehen verschwindet.

5 Nach starker Bewegung und beim Gehen, ein Kopfschmerz in der Stirne, wie diejenige Eingenommenheit des Kopfs, welche von starkem Sprechen entsteht.
Starke Stiche zu den Augen heraus, vorzüglich beim Bücken.
Die Augenlider kleben ihm, wie mit Augenbutter (Eiter) zu.
Die Augenlider jücken ihm (n. 24 St.).
Wenn er die Augen zum Sehen anstrengt, bekömmt er einen Schmerz darin, welcher mehr beifsend als drückend ist.

10 Weitsichtigkeit (Presbyopie) und Augenschwäche; wenn er kleine Dinge zu erkennen sich bemüht, fippert's ihm vor den Augen.
Vor den Augen ist's ihm wie ein Flor; beim Lesen liefen die Buchstaben in einander.
Abends (7 Uhr), da er nach einem Spaziergange in freier Luft in die Stube tritt, befällt ihn eine Gesichts-Verdunkelung, ohne Schwindel und es fippert ihm vor den Augen.
Verengerte Pupillen.
(Hinter und unter dem linken Ohre, ein bei Berührung schmerzhafter Knoten.)

15 Brausen und Sumsen vor den Ohren, oder wie von einer entfernten Trommel, welches bei Bewegung und Ruhe anhält.

Schweres Hören mit verstärktem Sumsen vor den Ohren.

Nasenbluten beim Bücken.

Nasenbluten früh und Abends.

Die Unterlippe, in der Mitte aufgesprungen.

20 Stechendes Zahnweh, früh, nach warmen Getränken.

(Zahn-Wackeln.)

An der Zungenspitze entsteht ein weifslichtes Geschwür.

Eine kleine, runde, unschmerzhafte Geschwulst in der Mitte der Zunge (n. 48 St.).

Häufiger Ausflufs wässerigen Speichels — Würmerbeseigen.

25 Immer trockne Lippen und wenig Geschmack.

Durst.

Die Speisen haben für ihn allen Geschmack verloren.

Das Brod schmeckt ihm bitter.

Es stöfst etwas Bittres aus dem Magen auf und kömmt ihm in den Mund.

30 Es stöfst ihm etwas Bittres und Saures aus dem Magen auf und kömmt ihm in den Mund.

Früh, bittrer Geschmack im Halse bis zum Mittagsessen.

(Ohne Appetit, öfters des Tags, Heifshunger; wenn er ihn auch glaubte, befriedigt zu haben, stellte er sich doch schon nach anderthalb oder zwei Stunden wieder ein.)

(Es entsteht schon durch Einbildung Uebelkeit.)

Nach Essen, brecherliche Uebelkeit.

35 Nächtliches Erbrechen.

Erbrechen vor dem Mittags-Essen.

Früh, Erbrechen, meistens Galle.

Blut-Erbrechen.

Die Gegend unter den Ribben (Hypochondern) schmerzt beim Befühlen und beim Husten, und

Sonnenthau.

er mufs, wenn er hustet, mit der Hand auf die Stelle drücken, um den Schmerz zu mäfsigen.

40 Stechen und Klopfen in der Herzgrube.
Kneipen und Raffen im Unterleibe mit Durchfall.
Ein windender Schmerz im Unterleibe.
Ein Stechen in der rechten Bauchseite, beim Sitzen.
Schneiden im Unterleibe (n. 3 St.).

45 Mit Leibschneiden, öftere Stuhlgänge.
Mit den Stuhlgängen kömmt blutiger Schleim — hierauf Bauchschmerzen und Schmerz im Kreuze.
Die ersten Tage, dünner Stuhl, dann etwas härterer, aber es blieb nach dem Abgange vergeblicher Reiz zur Ausleerung übrig.
Wässeriger, geruchloser Urin, bei weifsen, schleimigen, stinkenden Stuhlgängen (n. 24 St.).

* * *

Schmerzhaftes Niefsen und ein Husten, wobei er die Brust mit aufgelegter Hand halten mufs.
50 Beim Husten, Schmerz in den Hypochondern, als wenn diese Gegend mit Gewalt zusammengeschnürt würde.
Schmerz quer über den untern Theil der Brust und die Hypochondern.
Quer über die Brust, auch aufser dem Husten, ein heftiger Schmerz, im Sitzen, welcher mehr aus Drücken als aus Stechen zusammengesetzt ist, und bei Bewegung vergeht; die Stelle schmerzt bei Berührung auch drückend.
Die Gegend unter den kurzen Ribben (Hypochondern) leidet einen zusammenziehenden Schmerz, welcher den Husten hemmt; er kann vor Schmerz nicht husten, wenn er nicht mit der Hand auf die Herzgrube drückt.
Tiefes Athmen.

55 Schwer-Athmen.
Engbrüstig, besonders bei jedem Sprechen, selbst bei jedem Worte — es zog ihm den Hals zusammen; beim Gehen war er nicht engbrüstig.

Ganz tief aus der Brust kommender Husten.
Husten, dessen Stöfse so heftig auf einander folgen, dafs er kaum zu Athem kommen kann.
Abends, gleich nach dem Niederlegen, Husten.

60 Nacht-Husten.
Er wacht die Nacht, um 2 Uhr, auf kurze Zeit, zum Husten auf und schläft dann wieder ein.
Abends, beim Liegen im Bette, wenn er ausathmet, ein jählinges Zusammenziehn des Unterbauchs, welches ihn gleichsam wie zum Brechen heben will nnd Husten erregt.
Der Husten griff, wenn der Auswurf nicht gut folgte, den Unterleib an, wie ein Zusammengreifen und Brech-Heben.
Unter dem Husten will er sich erbrechen.

65 Beim Husten bricht er Wasser, Schleim und Speisen aus.
Beim Husten haucht er einen Odem von bränzlichtem Geruche aus den Lungen.
Früh-Husten mit Auswurf.
(Der Geschmack des Ausgehusteten und Ausgerahkseten ist salzig.)
Was früh ausgehustet wird, schmeckt bitter.

70 Früh ist der Geschmack des Ausgehusteten ekelhaft — nicht am Tage.
Bruststechen beim Husten.
Von früh an, unerträgliche Stiche beim Husten und Tief-Athmen im obern Theile der Brustseite, nahe bei der Achselgrube, welche nur beim Aufdrücken der Hand auf die schmerzhafte Stelle etwas gemildert wird — mit Eiterauswurf innig mit Blut gemischt und roth gefärbt; die Stelle schmerzt aber bei äufserer Berührung nicht (n. 24 St.).
Blut-Husten.
Beim Husten und Athmen, Stiche in den Brust-Muskeln.

75 Hie und da Schmerz auf dem Rücken, wie zerschlagen.

Sonnenthau.

Der Rücken schmerzt, als wenn er zerschlagen (gerädert) wäre, früh (n. 12 St.).

Bei Bewegungen, fühlbarer Rheumatism zwischen den Schulterblättern, welcher sich bis zum Kreuze erstreckt.

Der Nacken ist steif und bei Bewegung schmerzhaft.

Im Schulter-Gelenke, Schmerz, wie zerschlagen, wenn er den Arm rückwärts biegt, oder erhebet, oder sich drauf legt, oder auch nur das Gelenk befühlt.

80 Schmerz im Schultergelenke, als wenn der Arm einschlafen wollte und matt und schwach wäre — es vergeht durch fortgesetzte Bewegung.

Der Arm schmerzt bei der Bewegung, als wenn das Fleisch der Muskeln von den Knochen los wäre.

Es sticht im rechten Arme und es entsteht ein Schmerz von der Achsel bis in den Ellbogen, selbst in der Ruhe; das Ellbogen-Gelenk schmerzt beim Befühlen, wie unterschworen.

Schmerz, wie zerquetscht, erst in der Gegend des Ellbogen-Gelenkes, dann des Schulter-Gelenkes.

Am Hand-Gelenke, wo die beiden Köpfe des Ellbogenbeins und der Speiche einander berühren, Schmerz beim Biegen und Wenden der Hand und beim Befühlen.

85 Schmerz, wie zerschlagen und zerquetscht, in den Händen, bis zum Ellbogen-Gelenke.

Es sticht zu den Fingern hin und zu den Spitzen heraus, auch in der Ruhe.

Neigung der Finger, sich klammartig zusammen zu ziehn und beim Zugreifen, eine Starrung in den mittlern Fingergelenken, wie wenn die Flechsen nicht nachgeben wollten, bald in der rechten, bald in der linken Hand.

(Nach dem Essen, reifsender Schmerz im Oberschenkel, mit Schwere der Unterschenkel.)

Die Nacht, drückender Schmerz in den hintern Muskeln des linken Oberschenkels, vermehrt von drauf Drücken und Bücken; er konnte Nachts nicht drauf liegen — nach dem Aufstehn vergings.

90 Schmerzhafte Steifheit der Kniekehlen; er konnte die Kniee kaum biegen.

Zittern der Kniee beim Gehen, selbst in der Stube, am meisten aber beim Treppensteigen.

Stiche in der Röhre des Wadenbeins herauf, nach der Wade zu, in der Ruhe; der Schmerz weckte sie in der Nacht aus dem Schlafe auf.

Schwankender, unsichrer Gang von Schwäche der Füfse, beim Anfange des Gehens, welches sich beim fortgesetzten Gehen verliert.

Er kann den Unterschenkel ohne sehr grofsen Schmerz nicht ausstrecken und mufs hinken.

95 **Starrung in den Fufsgelenken — sie sind sehr steif.**

Reifsender Schmerz in der Ferse bei der Bewegung (im Gehen).

(Stechen und Pochen um das rechte Fufsgelenke, am meisten im Liegen, die Nacht.)

Auf und nieder ziehender Schmerz in den Füfsen bis zu den Waden.

Beim Umdrehen des Kopfes und Rumpfes, um sich wonach umzusehen, schmerzhafter Klamm in den Rücken- und Bauchmuskeln, welcher lange anhielt.

100 (Ein Zucken, oder zuckende Empfindung in den Gliedern.)

Alle Glieder sind wie zerschlagen und sind auch äufserlich schmerzhaft.

Alle Glieder sind ihm wie gelähmt.

Es liegt ihm in allen Gliedern — es ist ihm alles wie gelähmt.

Wehthun aller Glieder, auf denen er liegt, als wenn das Lager allzu hart und nicht Betten genug untergelegt wären.

105 Sie fährt die Nacht öfters im Schlafe auf, wie von Schreck oder Furcht, hat aber beim Erwachen keine Aengstlichkeit.

Nachts, ängstliche Träume.

Sonnenthau.

Oefteres, heftiges Aufschrecken, Abends, im Schlafe.
Schlaflosigkeit.
Früh, ungeheure Müdigkeit, er will nicht aus dem Bette.

110 So matt, früh beim Erwachen, dafs er kaum die Augen aufthun kann.
Bei der Ruhe, Schauder; bei der Bewegung, kein Schauder.
Während er ruht und auch gehörig warm am Körper anzufühlen ist, schaudert's ihn dennoch, und er kann sich selbst im Bette des Schauders und der Kälte-Empfindung nicht erwehren.
Es ist ihm immer wie zu kalt; er kann sich nicht erwärmen.
Er hat die Empfindung von Kälte in der Nacht im Bette, doch ohne Schauder.

115 Gesicht, Nase und Hände sind kalt.
(Kälte der linken Gesichts-Hälfte, mit stechenden Schmerzen darin, während die rechte Gesichts-Hälfte heifs und trocken ist, Nachmitternacht.)
(Abends, kalte Wangen und heifse Hände.)
Nachmittags, öftere Anfälle bald von Frost, bald von Hitze und Brecherlichkeit dabei.
Tägliches Wechselfieber; Vormittags vor 9 Uhr, Frost mit eiskalten Händen und blauen Nägeln (er mufs sich legen) bis Mittags 12 Uhr, nach dem Froste, Durst — drauf Schwere im Kopfe, klopfender Schmerz im Hinterkopfe und Hitze im Gesichte, bei gehöriger Wärme des übrigen Körpers, bis 3 Uhr Nachmittags — Abends wohl; die Nacht, starker Schweifs, vorzüglich am Unterleibe; nach der Hitze, Brecherlichkeit.

120 Fieber: eingenommener, schwerer Kopf, immerwährender Frost, er kann sich nicht erwärmen, die Speisen haben ihm keinen Geschmack — dann erscheint Durst und Hitze im Kopfe, mit Ausflufs eines wässerigen Speichels.
Beim Fieberfröste, Erbrechen, wo zuletzt Galle kömmt.

Den Tag über, Frost; die Nacht über, Hitze (n. 36 St.).
Wärme des Oberkörpers, gegen Abend.
Hitze im Kopfe.

125 Hitze und Röthe im Gesichte (n. 5 St.).
Drei Nächte hinter einander, Schweifs blofs im Gesichte.
(Hitze und Schweifs an der Brust, an den Oberschenkeln und in den Kniekehlen, mit Durst, Tag und Nacht über.)
Nacht - Schweifs.
Schweifs, gleich nach Mitternacht.

130 Sehr verdriefslich; eine Kleinigkeit kann ihn verstimmen.
Beleidigungen nimmt er hoch auf, nicht ohne Aergernifs.
Hartnäckige Ausführung überdachter Entschlüsse.

Sonnenthau.

Beobachtungen Andrer.

Beim Gehen im Freien, Anfall von Schwindel; er wollte immer auf die linke Seite fallen (n. 9 St.) (*Chr. Fr. Langhammer*, in einem Aufsatze).

Drehend und schwindlicht, mit Unaufgelegtheit zu Arbeiten (n. 33 St.) (*Sal. Gutmann*, in einem Aufsatze).

Zur rechten Schläfe herausdrückender Kopfschmerz (Ders. a. a. O.).

Drückender Schmerz zur Stirne und zu den Jochbeinen heraus (n. 7½ St.) (Ders. a. a. O.).

(5) Drückender Kopfschmerz über der rechten Schläfe (n. 3½ St.) (Ders. a. a. O.).

Zur Stirne heraus bohrender Schmerz, blofs beim Bücken im Schreiben (n. 7 St.) (Ders. a. a. O.).

Ein dumpf ziehender Schmerz in der linken Gehirnseite nach der Schläfe hin (n. 28 St.) (Ders. a. a. O.).

In der rechten Gehirn-Hälfte, ziehender Schmerz nach dem Hinterhaupte zu (n. 9 St.) (Ders. a. a. O.).

Reifsend spannender Kopfschmerz in der Stirne, heftiger beim Bücken (n. 11 St.) (Ders. a. a. O.).

(10) Scharf schneidende Nadel-Stiche in der rechten Stirnseite (n. 33 St.) (*Langhammer*, a. a. O.).

Reifsender Schmerz im Gehirne, mehr nach der Stirne zu, bei Bewegung der Augen heftiger, aber vom Stützen des Kopfs auf die Hand erleichtert (n. 10 St.) (*Gutmann*, a. a. O.).

Schwerheit des Kopfs beim aufrecht Halten, aber nicht im Bücken (n. 37 St.) (Ders. a. a. O.).

Schmerzhaftigkeit des ganzen Gehirns; er spürt jeden Tritt darin (n. 8 St.) (Ders. a. a. O.).

Brennender Wundheits-Schmerz rechts auf dem Haarkopfe; bei Berührung verlor er sich jedesmal (n. 6½ St.) (Ders. a. a. O.).

(15) Beifsend brennender Schmerz in der behaarten Kopfhaut am Scheitel (n. 10 St.) (Ders. a. a. O.).

Beobachtungen Andrer.

Wundheits - Schmerz am Haarkopfe, über der rechten Stirnseite (n. 32 St.) (*Gutmann*, a. a. O.).

Wundheits- Schmerz am linken Stirnhügel (Ders. a. a. O.).

Wundheits-Empfindung in der rechten Schläfehaut (Ders. a. a. O.).

Jückendes Nagen vorne am Haarkopfe, was durch Reiben verging (*W. E. Wislicenus*, in einem Aufsatze).

(20) Fressendes Jücken auf dem ganzen Haarkopfe, besonders aber an den Seiten, welches zum Kratzen nöthigte (n. 12 St.) (*Langhammer*, a. a. O.).

Drücken, bisweilen mit Nagen verbunden, äufserlich am Oberkopfe (n. 2 St.) (*Wislicenus*, a. a. O.).

Stumpf bohrender Schmerz äufserlich am Kopf-Wirbel (n. 10 St.) (Ders. a. a. O.).

Drückend nagender, äufserer Kopfschmerz über den Augenbrauen, nebst Ziehen von da bis in's kleine Gehirn, früh (n. 28 St.) (Ders. a. a. O.).

Beim Drücken auf die linke Augenbraue und das Augenlid schmerzt es wie unterschworen (n. 3 Tagen) (*Gutmann*, a. a. O.).

(25) Ziehend brennender Schmerz am Augenbrau-Bogen, mehr nach der Schläfe zu (n. 25 St.) (Ders. a. a. O.).

Verengerte Pupillen (n. 1, 2 St.) (*Langhammer*, a. a. O.).

Erweiterte Pupillen (n. 25 St.) (Ders. a. a. O.).

Spielendes, glänzendes Flimmern vor dem rechten Auge, mehr nach oben und seitwärts; will er den Blick auf das Flimmernde richten, so weicht es immer mehr aus dem Gesichtskreise; es hinderte am Lesen (n. 48 St.) (*Wislicenus*, a. a. O.).

Spannendes Brennen querüber im linken Auge und den Augenlidern (n. 13 St.) (*Gutmann*, a. a. O.).

Sonnenthau.

Beobachtungen Andrer.

(30) Wundheits-Schmerz im rechten untern Augenlide, bei Berührung heftiger (n. 11 St.) (*Gutmann*, a. a. O.).

Quer über dem ganzen linken Auge, ein schneidender Schmerz (Ders. a. a. O.).

Stumpfes Reifsen im linken Augapfel querüber (n. 32 St.) (Ders. a. a. O.).

Ein scharfer Stich im linken Augapfel, in der Ruhe (Ders. a. a. O.).

Brennschmerz im rechten Augapfel und feine Stiche im linken innern Ohre (n. 9 St.) (Ders. a. a. O.).

(35) Breite, langsame Stiche durch das linke Ohr hinein (n. 2 St.) (*Wislicenus*, a. a. O.).

Zwängen und Stechen in der linken mittlern Ohrhöhle (n. 30 St.) (*Gutmann*, a. a. O.).

Stumpfer Stich im rechten Ohre, nicht ganz äufserlich (n. 3 St.) (Ders. a. a. O.).

Ein kitzelnder Stich im Innersten des rechten Ohres (Ders. a. a. O.).

Ein Schmerz im innern, rechten Ohre, als wenn alles zusammengedrückt würde, fast klammartig (n. 7½ St.) (Ders. a. a. O.).

(40) Ziehender Schmerz im rechten Ohrläppchen und einem Theile des Knorpels (n. 31 St.) (Ders. a. a. O.).

Scharfes Nagen unter beiden Ohrknorpeln (n. ½ St.) (*Wislicenus*, a. a. O.).

Reifsen und zuckender Schmerz vorne vor der Oeffnung des linken Ohres (n. 35 St.) (*Gutmann*, a. a. O.).

Spannendes Stechen im linken Ohre, mehr äufserlich, als innerlich (n. 12 St.) (Ders. a. a. O.).

Pickender und brennender Schmerz äufserlich im ganzen rechten Ohre; bald darauf ein dumpfes Ziehn von aufsen hinein (n. 51 St.) (Ders. a. a. O.).

(45) Brickelnd brennender Schmerz in der Haut der Wange, unterm linken Augenlide (n. ½ St.) (Ders. a. a. O.).

Beobachtungen Andrer.

Ziehendes Drücken auf den obern Backenknochen (n. 2 St.) (*Wislicenus*, a. a. O.).

Plötzliches, feines Zucken in der linken Wange, worüber er zusammenfährt (n. 8 St.) (Ders. a. a. O.).

Wühlendes Drücken im rechten Kiefer-Gelenke und den nahen Knochen, in Ruhe und Bewegung anhaltend — jedesmal bei Oeffnung des Mundes heftiger (n. 52 St.) (*Gutmann*, a. a. O.).

Stark drückender Schmerz im rechten Kiefer-Gelenke, in Ruhe und Bewegung (n. 26 St.) (Ders. a. a. O.).

(50) Brickeln an der linken Nasenseite und Kriebeln im linken Ohre (Ders. a. a. O.).

Er schnaubt, früh, beim Waschen des Gesichts, Blut aus (n. 4 Tagen) (Ders. a. a. O.).

Gröſsere Empfindlichkeit gegen saure Gerüche (n. 3 Tagen) (Ders. a. a. O.).

Rothes Blüthchen in der Mitte des Kinns, dicht unter der Unterlippe, obenauf mit einer weiſsschuppigen Haut bedeckt, ohne Empfindung, selbst beim Berühren (n. 27 St.) (*Langhammer*, a. a. O.).

Hie und da im Gesichte kleine Blüthen, bloſs beim Berühren von fein stechender Empfindung, in deren Mitte sich ein Eiter-Bläschen bildet, nach einigen Tagen vertrocknend (*Wislicenus*, a. a. O.).

(55) Stechendes Reiſsen am linken Unterkiefer, wie in der Beinhaut (n. 8 St.) (Ders. a. a. O.).

Brennschmerz in der Haut vor dem rechten Mundwinkel (*Gutmann*, a. a. O.).

Macht Leiden der Zähne (*Haller* bei *Vicat*, Matiere med. I., S. 313, 314.).

Kälte-Empfindung in der Krone eines Schneidezahns (n. 56 St.) (*Gutmann*, a. a. O.).

Feine, pickende Stiche auf dem Rücken der Zunge (n. 25 St.) (Ders. a. a. O.).

Sonnenthau.

Beobachtungen Andrer.

(60) Stechend beißender Schmerz in der rechten Zungenseite und Spitze (*Gutmann*, a. a. O.).

Beißender Schmerz im Innern der linken Backe, wie vom Pfeffer (n. 2 St.) (Ders. a. a. O.).

Am weichen Gaumen und tief im Rachen, eine rauhe, scharrige Trockenheits - Empfindung, welche zum Hüsteln reizt (*Wislicenus*, a. a. O.).

Kriebelnde, beißende Empfindung im Rachen, rechts, außer dem Schlingen (n. 35 St.) (*Gutmann*, a. a. O.).

Oefteres Schlucksen (n. 28 St.) (*Langhammer*, a. a. O.).

(65) Uebelkeit mit drückend betäubendem Kopfschmerze, vorzüglich in der Stirne (n. 4 St.) (Ders. a. a. O.).

Klemmendes Spannen in der Herzgrube, als würde da alles einwärts eingezogen, vorzüglich beim tief Einathmen (n. 10 St.) (*Wislicenus*, a. a. O.).

Feines, flüchtiges Zusammenkrallen in der Herzgrube (n. 4 St.) (Ders. a. a. O.).

Spannender Schmerz im Oberbauche vor und nach dem Stuhlgange, wenn er den Athem an sich hielt; beim Ein - und Ausathmen fühlte er nichts; im Sitzen und Bücken wird der Schmerz im Oberbauche sehr heftig; der Stuhl ist weicher, als sonst (n. 50 St.) (*Gutmann*, a. a. O.).

Von der rechten Bauchseite zog sich querüber, nach der linken Seite hin, ein stumpfer, ziehender Stich, welcher ihm fast den Athem benahm, im Gehen (n. 5 Tagen) (Ders. a. a. O.).

(70) Zwickend schneidendes Kneipen im Unterleibe, wie von versessenen Winden erzeugt (n. 13 St.) (*Langhammer*, a. a. O.).

Schneidende Stöße in den Bauch - und Brustmuskeln, im Sitzen stärker, als bei Bewegung. (n. 8 St.) (*Wislicenus*, a. a. O.).

Bohrende Stiche in der rechten Seite der Bauchdecken (n. 13 St.) (*Gutmann*, a. a. O.).

Beobachtungen Andrer.

Stumpfer Stich im rechten Schoofse (n. 51 St.) (*Gutmann*, a. a. O.).

Herauspressender Schmerz im Mastdarme, aufser dem Stuhlgange (n. 6 St.) (Ders. a. a. O.).

(75) Leibschneiden, ohne drauf folgenden Stuhlgang (n. 5 St.) (Ders. a. a. O.).

Ein immer weicher abgehender Stuhlgang (n. 1 St.) (Ders. a. a. O.).

Stuhlgang vielen breiartigen Kothes (n. 14 St.) (*Langhammer*, a. a. O.).

Stuhlgang wenigen harten Kothes, mit Pressen (n. 38 St.) (Ders. a. a. O.).

Oefteres Drängen zum Harnen, mit sehr wenigem, oft nur in wenigen Tropfen abgehendem Urine (n. 2 St.) (Ders. a. a. O.).

(80) Harnflufs (*Nicolaus*, bei *Vicat*, a. a. O.).

Oefterer, reichlicher Harnabgang, den ganzen Tag (n. 48 St.) (*Langhammer*, a. a. O.).

Jückender, stumpfer Stich in der Eichel, einige Minuten anhaltend (n. 33 St.) (*Gutmann*, a. a. O.).

* * *

Kriebelnde Empfindung in der rechten Nasenhöhle, zum Niefsen reizend (n. 26 St.) (Ders. a. a. O.).

Oefteres Niefsen, mit oder ohne Fliefsschnupfen (n. 13, 24 St.) (*Langhammer*, a. a. O.).

(85) Arger Fliefs-Schnupfen, vorzüglich früh (Ders. a. a. O.).

Kriebeln im Kehlkopfe, was ihn zum Hüsteln reizt, mit Gefühl, als wenn daselbst ein weicher Körper sich befände, mit feinen Stichen darin bis zur rechten Schlundseite (n. 4 Tagen) (*Gutmann*, a. a. O.).

Beobachtungen Andrer.

Tief im Rachen (und am weichen Gaumen), eine rauhe, scharrige, zum Hüsteln reizende Trockenheits-Empfindung, mit einem gelben Schleim-Auswurfe, bei Heiserkeit der Stimme*), so dafs er nur mit Anstrengung in einem tiefen Bafstone sprechen kann; dabei fühlt er in der Brust eine Beklemmung, als hielte da etwas beim Husten und Sprechen die Luft zurück, dafs der Odem nicht ausgestofsen werden könnte (mehre Tage anhaltend) (*Wislicenus*, a. a. O.).

Eine brennende Rauhheits-Empfindung tief im Halse, gleich nach dem Mittagsessen (n. 29 St.) (*Gutmann*, a. a. O.).

Spannender Schmerz in den Brustmuskeln, anhaltend mehre Stunden lang beim Ein- und Ausathmen (n. 8 St.) (Ders. a. a. O.).

(90) Brennende Empfindung in der Mitte der Brust, ohne Durst (n. 4 St.) (Ders. a. a. O.).

Kriebelndes Gefühl in den linken Ribben-Muskeln, mit einem pressenden Kopfschmerze in beiden Schläfen, vorzüglich der rechten (n. 8½ St.) (Ders. a. a. O.).

Ein heifser, stumpfer Stich in den Muskeln der rechten, wahren Ribben, anhaltend beim Ein- und Ausathmen (Ders. a. a. O.).

---

*) Diesem sehr ähnlich mufs der Zustand seyn, wo in einigen Arten der sogenannten Luftröhr-Schwindsucht (vorausgesetzt, dafs kein specifisches Siechthum von Lustseuche, Krätze, u. s. w. zum Grunde liegt) der Sonnenthau so einzig hülfreich ist. Auch bei den Schafen soll diefs Kraut einen sehr heftigen Husten erregen; s. *Borrichius* in Act. Hafn. Vol. IV. S. 162.

Schon haben zwar mehre, ältere Aerzte dieses Kraut in einigen bösartigen Husten und in eiterigen Schwindsuchten heilsam gefunden und so ihre (homöopathische) Heilkraft in diesen Uebeln bestätigt; aber die Neuern (z. B. *Murray*, Apparat. med. Tom. III. S. 501.) widerriethen sie nach ihren antipathischen Theorien, wegen ihrer angeblichen Schärfe.

Beobachtungen Andrer.

Stumpfe Stiche in den linken Ribben-Muskeln so heftig, dafs sie ihm fast den Odem benahmen, anhaltend beim Ein- und Ausathmen (n. 3 Tagen) (*Gutmann*, a. a. O.).

Jückender Stich im Steifsbeine, beim Sitzen (n. 29 St.) (Ders. a. a. O.).

(95) Beim scharf Gehen, ein zusammenraffendes Kneipen in der linken Lenden-Gegend, was den Athem beengt, durch Aufdrücken mit der Hand erleichtert (n. 1 St.) (*Wislicenus*, a. a. O.).

Ziehender Stich von der linken Lende bis in die männliche Ruthe (n. 6 St.) (*Gutmann*, a. a. O.).

Stechendes Reifsen vom Rückgrate bis an die vordere Spitze des linken Darmbeins, im Sitzen (n. 8 St.) (*Wislicenus*, a. a. O.).

Ein stumpfer Stich in den linken Rücken-Muskeln (n. 12 St.) (*Gutmann*, a. a. O.).

Ziehender Schmerz im Rücken und in den Achseln, in Ruhe und Bewegung (n. 6 St.) (*Fr. Hahnemann*).

(100) Fippern auf der rechten Schulter, blofs in der Ruhe (n. 52 St.) (*Gutmann*, a. a. O.).

Beim Gehen oder Stehen, Verrenkungsschmerz in der linken Achselhöhle, welcher sich aber beim Befühlen minderte (n. 11 St.) (*Langhammer*, a. a. O.).

Scharfes Drücken in der Achselgrube, von innen heraus, in der Ruhe (n. 7 St.) (*Wislicenus*, a. a. O.).

Klemmendes Spannen in der Ellbogen-Beuge beim Zusammenbiegen des Arms, nur wenig beim Ausstrecken bemerkbar (n. 24 St.) (Ders. a. a. O.).

Starke, sehr empfindlich schmerzende Stiche durch die Mitte des linken Vorderarms (n. 12 St.) (Ders. a. a. O.).

(105) Plötzliches Schneiden hinter dem Handgelenke, zwischen beiden Knochenröhren, zugleich mit

Sonnenthau.

Beobachtungen Andrer.

Lähmungs - Schwäche des Arms (n. 48 St.) (*Wislicenus*, a. a. O.).

Am Hand-Rücken und hinter dem Handgelenke, zwei rothe, erhabne, Linsen grofse Flecke, anfänglich schmerzhaft, nachgehends in dem einen, jückende Stiche, welche durch Reiben heftiger werden (Ders. a. a. O.).

Krampfhaftes Zusammenziehn der Beuge-Flechsen der Finger, so dafs er sie nur mit Mühe ausstrecken konnte, als er etwas in der Hand hielt (n. 8 St.) (Ders. a. a. O.).

Ein tief eingefressenes Geschwürchen auf dem rechten Handrücken, von jückender Empfindung, welche nach dem Reiben in Brennen ausartet, worauf eine blutig wässerige Feuchtigkeit heraus kömmt (n. 24 St.) (*Langhammer*, a. a. O.).

Er fühlt Pulsiren in einer Ader des linken Handrückens, nebst einem zur Stirne heraus drückenden Kopfschmerze (n. 7 St.) (*Gutmann*, a. a. O.).

(110) Im Ballen des linken Daumens, ein reifsender Schmerz einige Minuten anhaltend bei Ruhe und Bewegung (n. 28 St.) (Ders. a. a. O.).

Ein heftiger, scharfer Stich im Sitzknochen, beim Aufstehn vom Sitze (n. 55 St.) (Ders. a. a. O.).

Lähmender Schmerz im rechten Hüftgelenke und Oberschenkel und im Fufsgelenke, doch in letzterm, mehr wie ausgerenkt, im Gehen, wo er vor Schmerz hinken mufste (n. 11 St.) (Ders. a. a. O.).

Empfindlicher Schmerz in den Knochen des rechten Ober- und Unterschenkels, während des Schlafs in der Nacht enstanden, dafs sie beim Erwachen das Bein sogleich ausstrecken mufs, um sich den Schmerz zu erleichtern, 18 Stunden lang (*Fr. Hahnemann*).

Beobachtungen Andrer.

Ein einzelner schneidender Stich in der Mitte der vordern Seite des linken Oberschenkels, von Zeit zu Zeit wiederkehrend (n. 24 St.) (*Wislicenus*, a. a. O.).

(115) Schneidendes Kneipen an der hintern Seite des linken Oberschenkels (n 2 St) (Ders. a. a. O.).

Schmerz im linken Oberschenkel und im Kniegelenke, als wenn beide zerbrochen wären — blofs im Gehen (n. 1½ St.) (*Gutmann*, a. a. O.).

Ein fein schneidender Stich in der rechten Wade, welcher im Sitzen entsteht und beim Gehen verschwindet (Ders. a. a. O.).

Lähmendes Reifsen in beiden Fufsgelenken, am stärksten bei ruhiger Lage der Füfse (n. 8 St.) (*Wislicenus*, a. a. O.).

Reifsender Schmerz im rechten Fufsgelenke, als wenn es ausgerenkt wäre, blofs im Gehen (n. 34 St.) (*Gutmann*, a. a. O.).

(120) Reifsender Schmerz im Ballen der rechten grofsen Zehe auf einem Punkte, in der Ruhe (n. 26 St.) (Ders. a. a. O.).

Feinstichartige Schmerzen in den drei mittlern Zehen, so heftig, dafs er hinken mufste, blofs im Gehen bemerkbar (n. 4½ Tagen) (Ders. a. a. O.).

Ein jückender Stich in der linken Fufssohle, in den Zeh-Ballen, beim Sitzen (n. 1½ St.) (Ders. a. a. O.).

Ein aus Nagen und Stichen zusammengesetzter Schmerz in den Knochenröhren der Arme und der Ober- und Unterschenkel, besonders stark an den Gelenken, mit starken Stichen in den Gelenken, beim Bewegen weniger merkbar, als in der Ruhe (*Wislicenus*, a. a. O.).

Sonnenthau.

Beobachtungen Andrer.

Klammartiger Druck bald an den Ober-, bald an den Unter-Gliedmafsen, bei Ruhe und Bewegung (n. 13 St.) (*Langhammer*, a. a. O.).

(125) Schmerzhaft stechender Druck in den Muskeln der obern und untern Gliedmafsen zugleich, in jeder Lage (n. 4½, 80 St.) (Ders. a. a. O.).

Das Kraut frifst, äufserlich angewendet, die Haut an (*Haller*, bei *Vicat*, a. a. O.).

Er ist schwach im ganzen Körper, mit eingefallenen Augen und Wangen (n. 8 St.) (*Gutmann*, a. a. O.).

Oefteres Dehnen und Gähnen, als ob er nicht ausgeschlafen hätte (n. 30 St.) (*Langhammer*, a. a. O.).

Oefteres Aufwachen aus dem Schlafe, als wenn er schon ausgeschlafen hätte und es Zeit wäre, aufzustehn (Ders. a. a. O.).

(130) Er schnarcht auf dem Rücken liegend im Schlafe (Ders. a. a. O.).

Lebhafte, theils erfreuliche, theils ängstliche Träume (Ders. a. a. O.).

Lebhafter, ärgerlicher Traum über Mifshandlung Andrer (Ders. a. a. O.).

Oefteres, nächtliches Erwachen, jedesmal über anfangenden Schweifs-Ausbruch (die erste Nacht) (Ders. a. a. O.).

Er träumte von Durst und Trinken und erwachte mit Durst und mufste trinken (die zweite Nacht) (*Gutmann*, a. a. O.).

(135) Fieber: weichliche Uebelkeit, welche aus dem Magen zu entstehen schien, mit Hitzgefühl im Gesichte und Frost-Schauder über den ganzen Körper, bei eiskalten Händen (n. 27½ St.) (*Langhammer*, a. a. O.).

Fieber-Schauder über den ganzen Körper, ohne Hitze oder Durst (n. 12⅔ St.) (Ders. a. a. O.).

Fieber-Schauder über den ganzen Körper, mit Hitze im Gesichte, aber eis-

Sonnenthau.

Beobachtungen Andrer.

kalten Händen, ohne Durst (n. 3, 27 St.) (*Langhammer*, a. a. O.).

Frost-Schauder über den ganzen Körper, mit warmer Stirne, heifsen Wangen, aber kalten Händen, ohne Durst (zum zweiten Male, den Tag drauf) (n. 34 St.) (Ders. a. a. O.).

Schweifse (*Bonfigli*, bei *Vicat*, a. a. O.).

(140) Aengstlichkeit, mit schnell überlaufendem Hitzgefühle über den ganzen Körper, besonders aber über das ganze Gesicht, als wenn er eine unangenehme Nachricht erfahren sollte (n. $3\frac{1}{2}$ St.) und wiederum (n. 27 St.) Frostschauder über den ganzen Körper, ohne Hitze und ohne Durst (*Langhammer*, a. a. O.).

Unruhe; beim Lesen konnte er nicht lange über einem Gegenstande aushalten — er mufste immer zu etwas Anderm übergehen (n. 36 St.) (*Gutmann*, a. a. O.).

Den ganzen Tag, Gemüths-Unruhe und Aengstlichkeit, voll Mifstrauen, als wenn er mit lauter falschen Menschen zu thun hätte (n. 38 St.) (*Langhammer*, a. a. O.).

Höchst unruhiges, trauriges Gemüth, den ganzen Tag — er glaubte von tückischen, neidischen Menschen hintergangen zu werden (Ders. a. a. O.).

Still und verschlossen, mit Aengstlichkeit — er befürchtete stets, etwas Unangenehmes zu erfahren (Ders. a. a. O.).

(145) Aengstlichkeit, als wenn ihm seine Feinde keine Ruhe liefsen, ihn beneideten und verfolgten (Ders. a. a. O.).

Er ist traurig und niedergeschlagen über die Beschwerden des Lebens, die sich die Menschen unter einander und ihm selbst verursachen, worüber er ängstlich und besorgt ist; dabei Mangel an Efslust (n. 5 St.) (*Gutmann*, a. a. O.).

Er ist niedergeschlagen über Anfeindungen von Andern von allen Seiten,

Beobachtungen Andrer.

und zugleich muthlos und besorgt für die Zukunft (n. 4 Tagen) (*Gutmann*, a. a. O.).

Aengstlichkeit, vorzüglich Abends (um 7, 8 Uhr), als wenn es ihn dazu triebe, in's Wasser zu springen, um sich durch Ersäufen das Leben zu nehmen — zu keiner andern Todesart trieb's ihn nicht (*Langhammer*, a. a. O.).

Aengstlichkeit in Einsamkeit — er wünschte, beständig jemand um sich zu haben, wollte durchaus nicht ohne Menschen seyn und war ruhiger, wenn er jemand sprechen konnte; aber wenn sie ihn wieder allein liefsen, war er desto ängstlicher, bis zum Einschlafen; erwachte er, so kam die Aengstlichkeit wieder (sechs Abende nach einander) (Ders. a. a. O.).

(150) Die Aengstlichkeit schien aus der Gegend unter den Ribben in die Höhe zu steigen (Ders. a. a. O.).

Freudenlos, stumpfsinnig und unaufgelegt zu Arbeiten der Hände und des Geistes (n. 33 St.) (*Gutmann*, a. a. O.).

Ein unbedeutender Umstand brachte ihn so auf, dafs er aufser sich war vor Wuth (n. 4½ Tagen) (Ders. a. a. O.).

Er fühlt innere Ruhe und Heiterkeit *) (n. 12 St.) (Ders. a. a. O.).

Gemüths-Ruhe **) (*Langhammer*, a. a. O.).

(155) Fröhlicher, fester Muth; er befürchtete gar nichts Böses, weil er sich bewufst war, rechtschaffen gehandelt zu haben ***) (Ders. a. a. O.).

---

*), **), ***) Gegenwirkung der Lebenskraft, Nachwirkung, Heilwirkung.

Wismuth (Bismuthum, Wismuthum).

(Diefs spröde, leicht flüssige, röthlich weifse Metall wird in einer hinreichenden Menge Salpetersäure bis zur Sättigung aufgelöst, die wasserhelle Auflösung in eine ansehnliche — etwa funfzig- bis hundertfache — Menge reinen Wassers eingetröpfelt und wohl umgerührt, der niedergefallene, weifse Satz (Wismuth-Oxyd) nach einem Paar Stunden von der darüber stehenden Flüssigkeit durch behutsames Abgiefsen befreiet, dann wird nochmals eben so viel reines, doch mit einigen Tropfen Kali gemischtes Wasser dazu gegossen und der Satz damit wohl umgerührt. Was sich dann nach einigen Stunden wieder niedergesetzt hat, wird nun von der Flüssigkeit befreiet durch Abgiefsen des darüber stehenden Wassers und durch völlige Trocknung des Satzes auf Fliefspapier, auch mit übergelegtem Fliefspapiere, was mit Gewichten beschwert wird, bis zur vollkommnen Entfernung aller Feuchtigkeit. Völlig getrocknet ist diefs das Wismuth-Oxyd, wovon ein Gran mit hundert Granen Milchzucker eine Stunde lang in einer porcelänenen Reibeschale gerieben wird, unter öfterm Aufscharren des am Boden Sitzenden mit einem knöchernen Spatel. Von dieser hundertfachen Pulver-Verdünnung wird abermals ein Gran mit hundert Granen Milchzucker auf gleiche Art eine Stunde lang gerieben, so dafs $\frac{1}{10000}$ Gran Wismuth-Oxyd in jedem Grane dieses Pulvers enthalten ist, wovon ein sehr kleiner Theil eines Grans die Gabe zum homöopathischen Gebrauche bildet.)

Schon die wenigen, folgenden Symptome reiner Wirkung des Wismuths auf gesunde Menschen, welche ich vermehrt zu sehen wünschte, werden nützliche homöopathische Anwendung desselben in bedeutenden Krankheits-Zuständen lehren. Unter andern werden sie — z. B. das Symptom (26.) und (43.) — zeigen, wie Lobpreisungen des Wismuth-Kalkes in einer Art Magenschmerz und Magendrücken von *Odier, Carminati, Bonnat* und Andern sich einzig, ihnen unbewufst, auf Homöopathie gründeten und auch die von *Odier* gerühmte Kraft des Wismuth-Oxyds im Herzklopfen blofs auf der eignen Kraft dieser Arznei, starkes Herzklopfen bei Gesunden selbst und eigenthümlich zu erregen, beruhete [m. s. Symptom (46)]; andrer Hinweisungen zu geschweigen.

Da nun aber diese Tugenden unsers Wismuth-Kalkes rein homöopatisch sind, so sieht man zugleich, wie unrecht die gedachten und andre Aerzte thaten, dafs sie in diesen Fällen so grofse Gaben davon reichten — 1, 2, 6, ja 12 Gran auf die Gabe, zwei, drei, vier und fünfmal täglich — und so aus Unwissenheit das Wohl ihrer Kranken auf's Spiel setzten.

Wie gesagt, und ich nehme die bedächtlichste Beobachtung zum Zeugen: wo Wismuth in dergleichen und andern Fällen angezeigt ist, da vollführt eine einzige Gabe von einem möglichst kleinen Theile einer auf obige Art bereiteten, zehntausendfachen Verdünnung vollkommen die Absicht.

W i s m u t h.

Früh, lang anhaltende Düseligkeit.
Ein brennend zusammenziehender Schmerz im Kopfe, besonders in der Stirne und in den Augen.
Ein stetes Wühlen und Bohren in der Stirne, den Augen und der Nase bis zur Nasenspitze herab, wie mit einem stumpfen Instrumente — ein abwechselndes Zusammenziehn und Ausdehnen.
Geschwollenes, wundartig schmerzendes Zahnfleisch — der ganze innere Mund ist so wund empfindlich.

5 Ein ziehendes Drücken in den Backzähnen, von den hintern Zähnen nach den vordern zu, mit Zieh-Schmerz in den Backen.
Früh, Blutgeschmack; der ausgerahksete Schleim ist mit Blut gefärbt.

* * *

Beklemmung auf der Brust.
Ein heifses, brennendes Zusammenziehn der Brust, so dafs er schwer athmen und sprechen konnte.
Husten, welcher ihn Nachts im Schlafe stört, mit vielem Auswurfe — auch eben so viel Husten am Tage.

10 Brust- und Rücken-Weh, ein Bohren und Brennen.
Zittern der Hände, beim Essen bemerkbar.

Wismuth.

Beobachtungen Andrer.

Schwindel. Gefühl, als drehte sich das Gehirn im Kreise herum (n. 1 St.) (*C. Th. Herrmann*, in einem Aufsatze).

Schwindel: Empfindung, als drehe sich die vordere Hälfte des Gehirns im Kreise herum, des Tags mehrmals, einige Minuten lang (Ders. a. a. O.).

Eingenommenheit des Kopfs (Ders. a. a. O.).

Der Kopf ist zentnerschwer (n. 1 St.) (Ders. a. a. O.).

(5) Heftig drückender Schwerheits-Schmerz in der Stirne, besonders über der Nasenwurzel und in beiden Schläfen, im Sitzen (n. 3½ St.) (*Franz Hartmann*, in einem Aufsatze).

Druck und Gefühl von Schwere in der Stirne, bei Bewegung heftiger (*Herrmann*, a. a. O.).

Druck und Gefühl von Schwere im Hinterhaupte, bei Bewegung heftiger (Ders. a. a. O.).

Harter Druck in beiden Schläfen von innen, ungeändert durch Bewegung oder Berührung (n. 2½ St.) (Ders. a. a. O.).

Dumpf drückendes Ziehen im Kopfe bald hie, bald da, bei Bewegung heftiger (Ders. a. a. O.).

(10) Dumpfes, drückendes Ziehen im Kopfe bald hie, bald da (Ders. a. a. O.).

Stumpf schneidender Schmerz im Gehirne, welcher sich über der rechten Augenhöhle anfängt und sich bis zum Hinterhaupte fortzieht (n. 3 Tagen) (Ders. a. a. O.).

Bohrender Schmerz nach aufsen, bald im rechten, bald im linken Stirnhügel, bald in beiden zugleich (n. 9 St.) (*Hartmann*, a. a. O.).

Reifsender Druck in der rechten Schläfe innerlich, doch mehr äufserlich, beim Aufdrücken vermehrt (*Herrmann*, a. a. O.).

Beobachtungen Andrer.

Zuckend reifsender Schmerz im ganzen linken Hinterhaupt - Knochen, heftiger dicht neben dem Scheitelbeine (n. 2½ St.) (*Hartmann*, a. a. O.).

(15) Reifsender Schmerz in der Stirne über dem rechten innern Augenwinkel und hinten in der Augenhöhle (n. 24 St.) (*Herrmann*, a. a. O.).

Druck auf dem rechten Augapfel von vorne nach hinten und von unten nach oben (n. 10 St.) (Ders. a. a. O.).

Augenbutter in beiden Augenwinkeln (n. 8½, 10 St.) (*Chr. Fr. Langhammer*, in einem Aufsatze).

Erdfahle Gesichts-Farbe, blaue Ränder um die Augen; die Gesichtszüge sind ganz entstellt, wie wenn er sehr krank gewesen wäre (*Herrmann*, a. a. O.).

Ziehender Druck im äufsern Gehör-Gange des linken Ohres (n. 24 St.) (Ders. a. a. O.).

(20) Reifsender Druck am äufsern Ohrknorpel, der sich beim Draufdrücken verlor (n. 4 Tagen) (Ders. a. a. O.).

Regelmäfsig in kleinen Zwischenräumen wiederkehrender Druck am rechten Jochbeine, ungeändert durch Berühren (Ders. a. a. O.).

Abends, weifsbelegte Zunge, ohne Hitze oder Durst (n. 7, 12 St.) (*Langhammer*, a. a. O.).

Metallartig süfslicht saurer Geschmack auf dem hintern Theile der Zunge (*Herrmann*, a. a. O.).

Abends, grofser Durst nach kaltem Getränke, ohne Hitze (n. 6, 12 St.) (*Langhammer*, a. a. O.).

(25) Uebelkeit im Magen; es ist, als sollte er sich erbrechen — besonders heftig nach dem Essen (*Herrmann*, a. a. O.).

Druck im Magen, besonders nach dem Essen (Ders. a. a. O.).

Wismuth.

Beobachtungen Andrer.

Lautes Knurren in der rechten Bauchseite, im Stehen (n. 2 St.) (*Langhammer*, a. a. O.).

Knurren im Unterbauche, ohne Empfindung (*Herrmann*, a. a. O.).

Unschmerzhaftes Poltern im Unterbauche (Ders. a. a. O.).

(30) Häufiger Blähungs-Abgang (Ders. a.a.O.).

Unbehaglichkeit im Unterbauche, mit Druck bald hie, bald da (n. 8 St.) (Ders. a. a. O.).

Kneipender Schmerz im Unterbauche, bald hie, bald da (n. 7 St.) (Ders. a. a. O.).

Kneipender Druck bald hie, bald da im Unterbauche, mit Knurren und Poltern (Ders. a. a. O.).

Kneipender Druck im Unterbauche und Knurren mit Noththun — Empfindung, als müsse er zu Stuhle gehn (Ders. a. a. O.).

(35) Abends, Stuhlzwang, ohne etwas verrichten zu können (n. 13 St.) (*Langhammer*, a. a. O.).

Er muſs oft, und jedesmal viel uriniren; der Harn ist wässerig (n. 12 St.) (*Herrmann*, a. a. O.).

Drückender Schmerz am rechten Hoden, bei Berührung heftiger (n. 2 St.) (Ders. a. a. O.).

Nachts, Samenergieſsung, ohne wohllüstige Träume (*Langhammer*, a. a. O.).

Feines Stechen im Brustbeine, in der Mitte, vom Ein- oder Ausathmen nicht zu verändern (n. 8 St.) (*Hartmann*, a. a. O.).

(40) Reiſsen um und neben der linken Brustwarze (n. 2 Tagen) (*Herrmann*, a. a. O.).

Bald mehr, bald weniger starker Druckschmerz in der rechten Brust, neben dem Brustbeine, auf einer kleinen Stelle, unverändert beim Ein- und Ausathmen (n. 4 St.) (*Hartmann*, a. a. O.).

Harter Druck neben der linken Brustwarze, einwärts nach dem Brustbeine zu (*Herrmann*, a. a. O.).

Beobachtungen Andrer.

Klemmender Druckschmerz in der Gegend des Zwergfells, quer durch die Brust, im Gehen (n. 2 St.) (*Hartmann*, a. a. O.).

Fein reifsende Stiche in der Gegend beider Brustwarzen (wie oberflächlich in den Lungen und zugleich in den Brustmuskeln), bisweilen beim Ein - und Ausathmen heftiger (*Herrmann*, a. a. O.).

(45) (Kneipende Stiche in der Gegend der beiden Brustwarzen, ungeändert durch Ein- und Ausathmen (Ders. a. a. O.).

Starker Herzschlag (Ders. a. a. O.).

Stumpf stechendes Reifsen in der Gegend der letzten Ribben (Ders. a. a. O.).

Absetzende Stiche an den letzten falschen Ribben, linker Seite, wo sie sich mit den Rückenwirbeln verbinden (Ders. a. a. O.).

Im Sitzen, auf der linken Seite des Rückens, Schmerz, wie von vielem Bücken (n. 8 St.) (*Langhammer*, a. a. O.).

(50) Scharfer Druck auf dem obern Rande des rechten Schulterblattes und dem Schlüsselbeine (*Herrmann*, a. a. O.).

Spannender Druck auf der rechten Seite des Halses, bei den Halswirbeln, in Bewegung und Ruhe (n. 3 St.) (Ders. a. a. O.).

Empfindung von Muskelzucken in der rechten Seite des Halses (Ders. a. a. O.).

Drückendes Reifsen im rechten Achselgelenke (Ders. a. a. O.).

In den vordern Muskeln des linken Oberarms, ein zusammenziehend krampfhafter Schmerz, bei völliger Ruhe des Körpers (n. 24 St.) (*Langhammer*, a. a. O.).

(55) Ein (krampfartig) zusammenziehendes Reifsen in den Muskeln des rechten Arms (n. 14 St.) (Ders. a. a. O.).

Lähmiger Druck am rechten Oberarme nach vorne (*Herrmann*, a. a. O.).

Wismuth.

Beobachtungen Andrer.

Harter Druck am linken Vorderarme, mehr nach unten und aufsen (*Herrmann*, a. a. O.).

Lähmig reifsender Druck am rechten Vorderarme, nach aufsen, bald mehr oben, bald mehr unten, welcher bei Bewegung und Berührung sich verlor (Ders. a. a. O.).

Lähmige Mattigkeit und Schwäche im rechten Arme (Ders. a. a. O.).

(60) Schneidendes Reifsen in den untern, rechten Vorderarm-Muskeln (n. 12 St.) (*Hartmann*, a. a. O.).

Ein dröhnender Schmerz in den beiden Knochen des linken Vorderarms, wie zerschlagen (n. 13 St.) (Ders. a. a. O.).

Lähmig reifsender Druck am rechten Vorderarme, besonders heftig in den Handwurzel-Knochen (n. 1 St.) (*Herrmann*, a. a. O.).

Reifsen in den rechten Handwurzel-Knochen, was sich bei Bewegung verlor (Ders. a. a. O.).

Empfindung von Schwäche in der Hand, als ob er die Feder nicht halten könnte und zitterte (n. 8 St.) (*Hartmann*, a. a. O.).

(65) Empfindlich reifsender Schmerz um den rechten äufsern Handknöchel herum bis in die Handmuskeln, am heftigsten im Knöchel selbst (n. 11 St.) (Ders. a. a. O.).

Heftig reifsender Schmerz in den linken Handwurzel-Knochen (n. 1½ St.) (Ders. a. a. O.).

Reifsen an den Mittelhand-Knochen des rechten Zeige- und Mittelfingers (n. 11 St.) (*Herrmann*, a. a. O.).

Jückend reifsender Druck an den innern Knöcheln beider Hände, welcher zum Kratzen reizt (Ders. a. a. O.).

Feines Reifsen in den hintersten Gelenken der linken Finger (Ders. a. a. O.).

Wismuth.

Beobachtungen Andrer.

(70) Drückendes Reifsen in den Spitzen des vierten und fünften Fingers der rechten Hand (*Herrmann*, a. a. O.).

Feines Reifsen in den Fingerspitzen der rechten Hand, besonders unter den Nägeln (n. 3 Tagen) (Ders. a. a. O.).

Absetzendes, feines Reifsen im linken Daumen-Ballen (n. 2 St.) (Ders. a. a. O.).

Absetzender, harter Druck über dem linken Knie-Gelenke, unten am Oberschenkel, nach aufsen, ungeändert durch Berührung oder Bewegung (Ders. a. a. O.).

Ziehen von der Mitte der Wade und der vordern Seite des linken Unterschenkels bis in den Fufs herab (Ders. a. a. O.).

(75) Jückendes Fressen neben den Schienbeinen und an beiden Fufsrücken, beim Gelenke, welches durch Kratzen noch heftiger wird; er mufs sich blutig kratzen (Ders. a. a. O.).

Ziehen am rechten äufsern Fufsknöchel, was durch Bewegung verging (Ders. a. a. O.).

Reifsender Schmerz unterm rechten äufsern Fufsknöchel, welcher sich jedesmal hinten an der Achill-Senne endigt (n. 9 St.) (Ders. a. a. O.).

Drückendes Reifsen zwischen den zwei letzten, linken Mittelfufs-Knochen, dicht an den Zehen, während des Sitzens (n. 10 St.) (*Hartmann*, a. a. O.).

Feines Reifsen in der linken Ferse (*Herrmann*, a. a. O.).

(80) Reifsender Schmerz an der rechten Ferse, neben und an der Achill-Senne (n. 5 St.) (Ders. a. a. O.).

Drückendes Reifsen in der Spitze der rechten, grofsen Zehe (Ders. a. a. O.).

Feines Reifsen in den hintern Gliedern der linken Zehen (Ders. a. a. O.).

Wismuth.

Beobachtungen Andrer.

Mattigkeit und Abspannung (*Herrmann,* a. a. O.).

Beim Arbeiten überfällt ihn eine ungeheure Neigung zum Schlafe — er liest, weiſs aber nicht, was; er muſste liegen, wo er sogleich einschlief und lebhaft und verworren träumte, Vormittags (Ders. a. a. O.).

(85) Früh, einige Stunden nach dem Aufstehen, eine ungeheure Schläfrigkeit; nach Tische aber, wo er in gesunden Tagen bisweilen schlief, war es ihm nicht möglich zu schlafen, mehre Tage über (Ders. a. a. O.).

Abends, beim Schlummer, heftiges Zusammenfahren, als wenn er fiele (n. 14½ St.) (*Langhammer*, a. a. O.).

Nachts, öfteres Erwachen aus dem Schlafe, wie von Schreck (Ders. a. a. O.).

Nachts, lebhafte, ängstliche Träume (Ders. a. a. O.).

Nachts, durch wohllüstige Träume verunruhigter Schlaf, ohne, öfterer aber mit Samenerguſs (Ders. a. a. O.).

(90) Er liegt die Nacht auf dem Rücken (Ders. a. a. O.).

Nachts, öfteres Erwachen mit Müdigkeit (Ders. a. a. O.).

Fliegende Hitze am ganzen Körper, besonders am Kopfe und auf der Brust, ohne Frost vor oder nachher — früh, bald nach dem Aufstehn (n. 24 St.) (*Herrmann*, a. a. O.).

Unruhige Verdrieſslichkeit: es ist ihm alles zuwider — bald setzt, bald legt er sich, bald geht er herum, bleibt aber nur sehr kurze Zeit in der Lage, weil sie ihm sogleich lästig wird (Ders. a. a. O.).

Ueble Laune den ganzen Tag; er war sehr still und wollte nicht reden; Abends heitrer (*Langhammer*, a. a. O.).

Beobachtungen Andrer.

(95) Er ist mürrisch und unzufrieden mit seinem Zustande und beklagt sich darüber (n. 24 St.) (*Herrmann*, a. a. O.).

Er fängt bald diefs, bald jenes an, hält aber bei jeder Sache nur kurze Zeit aus (Ders. a. a. O.).

Die Einsamkeit ist ihm unerträglich (Ders. a. a. O.).

Wütherich (Cicuta virosa L.).

(Der frisch ausgepreſste und mit gleichen Theilen Weingeist gemischte Saft aus der Wurzel des zu blühen anfangenden Krautes.)

Die folgenden Symptome können nur als ein Anfang der Ausprüfung der eigenthümlichen Wirkungen dieses mächtigen Gewächses in Umänderung des menschlichen Befindens angesehen werden.

Weitere und vollständigere Prüfungen werden zeigen, daſs es in seltnen Fällen hülfreich ist, wo kein andres Mittel homöopathisch paſst und zwar in chronischen Fällen, denn ich sah seine Wirkung selbst in kleinen Gaben drei Wochen lang anhalten.

Die bisherige Arzneikunst hat nie innerlichen Gebrauch von der Cicuta virosa gemacht; denn wenn sie Cicuta verordnete, was vor mehren Jahren sehr häufig geschah, so verstand man nie etwas anderes unter diesem Namen, als Conium maculatum.

Bloſs zu äuſserlichem Gebrauche ward der Saft von Wütherich auf *Linné's* Empfehlung zur Bereitung des Cicuta-Pflasters, namentlich von der dänischen Pharmakopöe (Empl. de cicuta, pharm. dan.) angewendet, um durch seine Auflegung gichtische Schmerzen zu stillen.

Der Saft der frischen Wurzel (denn getrocknet, hat sie wenig Wirkung) ist so kräftig, dafs die bisherige Praxis sie in ihren gewohnten, stets sehr gewichtigen Gaben innerlich zu gebrauchen, gar nicht wagen *) konnte, also sie und ihre Hülfskraft ganz entbehren mufste.

Einzig die Homöopathie weifs sich dieses heilkräftigen Saftes in decillionfacher Verdünnung (Verdünnung 30) mit Nutzen zu bedienen.

*) „Nec ulli auctor essem, ut interno usui dicaret," sagt *Murray* (Apparat. medicam. Tom. I. edit. sec. S. 402.).

W ü t h e r i c h.

Früh, beim Erwachen, Kopfweh, gleich als wäre das Gehirn locker und würde erschüttert beim Gehen; wenn er drauf dachte, wie der Schmerz genau beschaffen sey, so war er verschwunden.

Halbseitiger Kopfschmerz, wie ein Drücken, mehr äuſserlich.

Starkes Kopfweh im Hinterhaupte, wie dumpfer Druck und wie etwas Schnupfen dabei (n. 48 St.).

(Nach Uebelseyn im Unterleibe, heftiges, zweitägiges Kopfweh: Stechen, welches von der Nase und dem rechten Auge bis zum Hinterhaupte zog) (n. 15 Tagen).

5 (Nach dem Kopfweh, zweitägige Verdüsterung.)

Der Kopfschmerz verging beim aufrecht Sitzen.

Der Kopfschmerz wird durch Blähungs-Abgang erleichtert.

Ein Fippern unter dem untern Augenlide in dem Kreis-Muskel.

Um die Augen herum, Hitze und Brennen.

10 Gelber Ausfluſs aus der Nase.

Eine Art Klamm in den Hals-Muskeln: wenn er sich umsieht, kann er mit dem Kopfe nicht gleich wieder zurück — die Halsmuskeln geben nicht nach und wenn er's erzwingen wollte, würde es sehr weh thun.

Appetitlosigkeit wegen Trockenheits-Gefühl im Munde; Speisen haben keinen unrechten, aber doch keinen vollen Geschmack.

Mittags, Appetit zum Essen, aber der Appetit verschwand beim ersten Bissen.

Morgenbrod schmeckte nicht, es dämmte sich an im Leibe, als wenn er schon zu viel gegessen hätte.

15 Gleich nach dem Essen, Schneiden im Unterbauche.
Gleich nach dem Essen, ein Drücken in der Herzgrube, was sie zum Tiefathmen nöthigt; dabei Neigung zum Aufstofsen.
Gleich nach dem Essen, Bauchweh und Schläfrigkeit.
Engheit in der Herzgrube und Aengstlichkeit, acht Tage lang, er möchte immer hinaus, um sich abzukühlen.
Früh, Uebelseyn im Unterleibe, und da sich diefs verlor, Nachmittags, Kopfweh, ein Stechen auf der rechten Kopfseite, welches sich vom rechten Auge und der Nase — in welchen beiden es am schlimmsten war — bis zum Hinterhaupte zog, drei Tage lang, worauf die Nase flüssig ward und gelben Schleim absonderte (n. 9 Tagen).

20 Viel Blähungs-Anhäufung, mit immerwährender Angst und Verdriefslichkeit.
Jücken inwendig im Mastdarme, gleich über dem After; nach dem Reiben schmerzte es brennend, ein Schmerz, welcher ihm jedesmal Schauder erregte — nach Gehen, beim still Stehen und beim Stuhlgange.

* * *

Verstopfung der Nase und zugleich häufige Schleim-Absonderung daraus.
(An der Inseite des linken Ellbogen-Gelenks, eine Geschwulst, als wollte da ein Schwär entstehen; bei Bewegung des Arms schmerzte es da, wie wenn man an ein Geschwür drückt.)
Brennendes Jücken über und über.

25 (Um die Mittags-Stunde, Aengstlichkeit, Schweifs im Gesichte und Zittern der Hände; es kömmt ihm an's Herz (in der Mitte der Brust), als wenn er ohnmächtig werden sollte.)

Nachts, lebhafte Träume, welche die Begebenheiten des vergangnen Tags enthalten.

Früh, nach dem Aufstehn aus dem Bette, Eingenommenheit des Kopfs.

Schweifs am Unterleibe, Nachts.

Er ward gleichgültig gegen Alles, und fing an zu zweifeln, ob diefs auch wirklich der Zustand sey, in welchem er sich befände.

30 Er verwechselte Gegenwärtiges mit dem Vergangenen.

Er dachte mit Aengstlichkeit an die Zukunft und war immer traurig.

Argwöhnisch.

Aufgeregtheit, mit Kümmernifs für die Zukunft, alles was ihm begegnen könnte, stellte er sich gefährlich vor.

Wo Andre lustig waren, war er traurig.

35 Er glaubte nicht, in den gewöhnlichen Verhältnissen zu leben; es deuchtete ihm alles fremd und fast furchtbar; es war, als wenn er aus einem hitzigen Fieber erwachte und allerlei Gestalten sähe, doch ohne körperliches Krankheits-Gefühl.

Er deuchtete sich wie ein Kind von 7, 8 Jahren, als wären ihm die Gegenstände sehr lieb und anziehend, wie einem Kinde das Spielzeug.

Beobachtungen Andrer.

Dumm und dämisch (n. 10 Min.) (*Fr. Hahnemann*).
Dumm im Kopfe, mit Schüttelfrost; dabei war ihr der Hals wie steif und die Muskeln wie zu kurz (Ders.).
Gedankenlosigkeit, Unbesinnlichkeit, Sinnen-Beraubung (*Wepfer*, de cicuta aquat. und *Allen*, Synopsis).
Trunkenheit, Wanken (*Wepfer*, a. a. O.).

(5) Beim Gehen, Schwindel, als wollte er links vorwärts fallen (n. 72 St.) (*Langhammer*, in einem Aufsatze).
Beim Bücken ist's, als sollte er mit dem Kopfe vorstürzen (n. 80 St.) (Ders. a. a. O.).
Schwindel, Taumel (*Wepfer*, a. a. O.).
Taumel und Schwanken im Gehen (n. 82 St.) (*Langhammer*, a. a. O.).
Er ist im Sitzen, Stehen und Gehen wie betrunken (n. 5 Min.) (*Fr. Hahnemann*).

(10) Alle Gegenstände scheinen ihm, sich in einem Kreise zu bewegen, vorzüglich beim Sitzen — viele Stunden lang (n. 2 St.) (Ders.).
Es bewegen sich ihm alle Gegenstände herüber und hinüber, von einer Seite zu der andern, obgleich Alles die gehörige Gestalt hat (n. 10 Min.) (Ders.).
Sie glaubt sich fester stellen oder setzen zu müssen, weil sie nichts Stetes oder Festes vor sich sieht und sie also wähnt, sie selbst wanke; alles blendet sie (n. 15 Min.) (Ders.).
Sie glaubt, auf diese und jene Seite zu wanken, oder dafs die Gegenstände um sie her herüber und hinüber sich bewegten; es kömmt ihr vor, als stehe nichts still, sondern Alles werde, wie ein Perpendikel, hin und her gewiegt (Ders.).
Wenn sie stehen soll, wünscht sie sich anhalten zu können, weil ihr die Gegenstände bald nahe zu kommen, bald sich wieder von ihr zu entfernen scheinen (Ders.).

Beobachtungen Andrer.

(15) Taumel, dafs sie fallen zu müssen glaubt (n. 6 St.) (*Fr. Hahnemann*).

Schwindel; er fiel zur Erde (*Wepfer* und *Allen*, a. a. O.).

Er will immer zur Erde fallen (*Wepfer*, a. a. O.).

Er fiel zur Erde, ohne ein Wort zu sagen (Ders. a. a. O.).

Er fällt zur Erde und wälzt sich umher (Ders. a. a. O.).

(20) Ein hämmernder Schmerz in der Stirne, von Mittag bis Abend (n. 2 St.) (*Fr. Hahnemann*).

Aengstlichkeit im Kopfe (Ders.).

Betäubt und schwer im Kopfe (n. 74 St.) (*Langhammer*, a. a. O.).

Schwere des Kopfs im Sitzen (*Chr. Gb. Hornburg*, in einem Aufsatze).

Von beiden Seiten zusammendrückender Kopfschmerz (Ders. a. a. O.).

(25) Drücken im linken Stirnbeine (Ders. a. a. O.).

Drückend betäubendes Kopfweh äufserlich an der Stirne, mehr in der Ruhe (n. 1, 36 St.) (*Langhammer*, a. a. O.).

Kriebeln in der Stirne, wie von Ameisen (n. 2 Min.) (*Fr. Hahnemann*).

Stechender Schmerz auf dem Stirnbeine (*Hornburg*, a. a. O.).

Längs dem Augenbraubogen hin, ziehende Stiche (n. 12 St.) (*Langhammer*, a. a. O.).

(30) Starker Ausschlag auf dem Haarkopfe und im Gesichte (*Fr. Hahnemann*).

Linsen grofse Ausschlags-Erhöhungen im ganzen Gesichte (und an beiden Händen), welche bei ihrem Entstehen einen brennenden Schmerz verursachten, dann in Eins zusammenflossen, von dunkelrother Farbe, neun Tage anhaltend, worauf die Abschälung erfolgte, welche bis 3 Wochen dauerte *) (Ders.).

*) Ich habe langdauernde, eiterig zusammenfliefsende Gesichts-Ausschläge, blofs brennenden Schmerzes mit

Beobachtungen Andrer.

Gesichts-Röthe (*Wepfer*, a. a. O.).
Gesicht (und Hals) angeschwollen (Ders. a. a. O.).
Aus dem Kopfe getretene Augen (Ders. a. a. O.).

(35) Stierer Blick (Ders. a. a. O.).
Starres Hinblicken nach einer und derselben Stelle, wobei ihm alles wie schwarzes Zeug aussieht (n. 6 Min.) (*Fr. Hahnemann*).
Starrsehen (n. ¼ St.): sie sieht unverwandten Blicks auf eine und dieselbe Stelle hin und kann nicht anders, so gern sie auch wollte — sie ist dabei ihrer Sinne nicht ganz mächtig und muſs sehr aufgeregt werden, um richtig zu antworten —; zwingt sie sich mit Gewalt, durch Wegdrehen des Kopfs, den Gegenstand mit den Augen zu verlassen, so verliert sie ihre Besinnung, und es wird ihr Alles finster vor den Augen (Ders.).
Wenn sie auch ihren Blick unverwandt auf ihren Gegenstand heftet, so sieht sie doch nichts genau; es flieſst alles in einander, wie in dem Zustande, wenn man allzu lange auf einen und denselben Gegenstand gesehen hat, wo einem, wie man sagt, die Augen vergehen (Ders.).
Sieht sie lange nach derselben Stelle, so wird sie schläfrig und es ist ihr, als würde ihr der Kopf herabgedrückt, ob man gleich nichts davon sieht, da sie dann mit offnen, starren, Augen keinen Buchstaben mehr erkennt (Ders.).

(40) So oft man auch in sie hinein redet und sie dadurch aus ihrem unbesinnlichen Starrsehn heraus reiſst und durch Anrufen erweckt, so oft fällt sie doch immer wieder hinein, wobei man nur 50 Pulse in einer Minute fühlt (Ders.).
Läſst man sie längere Zeit in Ruhe sitzen, so sinkt der Kopf allmälig herab, während die

---

Beihülfe einer bis zwei Gaben von einem kleinen Theile eines Tropfens Saft geheilt, aber unter 3 bis 4 Wochen durfte ich die zweite Gabe nicht reichen, wenn die erstere nicht hinlänglich war.

Beobachtungen Andrer.

starren Augen auf denselben Punkt gerichtet bleiben, so dafs, bei tieferm Sinken des Kopfs, die Pupillen fast hinter das obere Augenlid zu liegen kommen; dann bekömmt sie einen innern Ruck, wodurch sie schnell auf eine kurze Zeit zur Besinnung kömmt; sie verfällt dann wieder in eine ähnliche Unbesinnlichkeit, woraus sie von Zeit zu Zeit durch ein inneres Schütteln, was sie für einen Frostschauder ausgiebt, geweckt wird (*Fr. Hahnemann.*).

Bald erschien ihr alles doppelt und von schwarzer Farbe, bald verfiel sie in Schwerhörigkeit (Ders.).

Erst (n. $1\frac{1}{2}$, $2\frac{1}{2}$ St.) verengerte, dann (n. 8, 9 St.) sehr erweiterte Pupillen (*Langhammer*, a. a. O.).

Zuerst, höchst verengerte, bald darauf, höchst erweiterte Pupillen (*Hornburg*, a. a. O.).

(45) Drücken im rechten innern Augenwinkel, dafs er die Augen verschliefsen und zudrücken mufste, um sich zu erleichtern (Ders. a. a. O.).

Wundheitsschmerz hinter dem linken Ohre (Ders. a. a. O.).

Wundheits-Empfindung hinter dem linken Ohre, wie nach einem Stofse oder Schlage (Ders. a. a. O.).

Schmerz hinter dem rechten Ohre, wie von einem Stofse oder Schlage zurück bleiben würde (Ders. a. a. O.).

Starker Ausschlag an den Ohren (*Fr. Hahnemann*).

(50) Ausschlags-Knospen unter und vor den Ohren, in der Spitze mit Eiter angefüllt und schmerzhaft wie ein Schwär (Ders.).

Beim Schlingen platzt es im rechten Ohre (Ders.).

Brausen vor beiden Ohren, ärger im Zimmer, als in der freien Luft (Ders.).

Starkes Klingen im linken Ohre (*Hornburg*, a. a. O.).

Beobachtungen Andrer.

Sie hört nicht wohl, wenn man nicht stark in sie hinein redet und sie drauf aufmerksam macht (*Fr. Hahnemann*).

(55) Blutfluſs aus den Ohren (*Wepfer*, a. a. O.).

Der rechte Nasenflügel schmerzt wie wund, wie nach einem Stoſse oder Schlage (*Hornburg*, a. a. O.).

Ein brennend jückendes Bläschen auf der linken Seite der Oberlippe, am Rande des Rothen (Ders. a. a. O.).

Spannen in den Halsmuskeln (Ders. a. a. O.).

Beim rückwärts Biegen des Kopfs, ein wundartiges Spannen in den linken Halsmuskeln (Ders. a. a. O.).

(60) Ziehende Schmerzen in der linken Halsseite (n. 6 St.) (Ders. a. a. O.)

Aufgeschwollener Hals (*Wepfer*, a. a. O.).

Zurück-Beugung des Kopfs (eine Art Opisthotonus) (Ders. a. a. O.).

Zucken und Rucken des Kopfs (*Fr. Hahnemann*).

Kinnbacken-Zwang (*Wepfer* — *Allen*, a. a. O.).

(65) Zusammengebissene Zähne, Kinnbackenzwang (*Wepfer*, a. a. O.).

Zähne-Knirschen (Ders. a. a. O.).

Der Mund voll Schaum (Ders. a. a. O.).

Schaum vor dem Munde (Ders. a. a. O.).

Zahnweh in den Nerven der untern Reihe Zähne (*Hornburg*, a. a. O.).

(70) Eine weiſslichte Lasche (wunde Stelle) am Rande der Zunge, bei Berührung sehr schmerzhaft (*Fr. Hahnemann*).

Beim Sprechen mehrer Worte kann er wohl die ersten fünf, sechs Worte ohne Anstoſs herausbringen, bei den übrigen aber bekömmt er, im Aussprechen des Worts, einen kleinen, selbst von auſsen bemerkbaren Ruck am Kopfe rückwärts, und zugleich zucken die Arme etwas, so daſs er die auszusprechende Sylbe gleichsam

Wütherich.

Beobachtungen Andrer.

rückwärts ziehen und verschlucken mufs, fast wie der Schlucksen zu thun pflegt (*Fr. Hahnemann*).

Stummheit (*Allen*, a. a. O.).

Unvermögen zu schlingen (*Wepfer*, a. a. O.).

Der Hals scheint innerlich wie zugewachsen zu seyn und äufserlich wie schmerzhaft zerschlagen beim Bewegen und Angreifen, mehre Stunden sich verschlimmernd, unter Aufstofsen von Mittag bis Abend (*Fr. Hahnemann*).

(75) Trockenheits-Gefühl im Munde (Ders.).

Beständiger Hunger und Efslust, auch wenn er eben erst gegessen hat (Ders. a. a. O.).

Grofser Durst (bei den Krämpfen) (*Wepfer*, a. a. O.).

Er hatte grofses Verlangen auf Kohlen und verschlang sie (Ders. a. a. O.).

Schlucksen (Ders. a. a. O. und Breslauer Samml. 1727. S. 313. und *Hornburg*, a. a. O.).

(80) Weit schallender Schlucksen (*Wepfer*, a. a. O.).

Es schwulkt ihr, wie durch Aufstofsen, eine sehr bittre, gelbe Feuchtigkeit, während sie sich (im Freien) bückte, aus dem Magen zum Munde heraus, und es brannte darauf im Schlunde den ganzen Vormittag (*Fr. Hahnemann*).

Ein Gefühl aus dem Magen herauf, wie Würmerbeseigen; es ward ihm weichlich und über und über heifs, und es flofs ihm eine Menge aus dem Magen herauf gekommenen Speichels zum Munde heraus (n. 9 bis 13 St.) (*Langhammer*, a. a. O.).

Uebelkeit (n. ½ St.) (*Hornburg*, a. a. O.).

Uebelkeit während des Essens (*Fr. Hahnemann*).

(85) Früh, Uebelkeit mit stechend reifsendem Kopfschmerz (Ders.).

Uebelkeit und Stechen in der Stirne, den ganzen Tag (Ders.).

Erbrechen (*Allen*, a. a. O.).

Beobachtungen Andrer.

Erbrechen, ohne Lösung des Kinnbacken-Krampfs (*Wepfer*, a. a. O.).
Blut-Erbrechen (Breslauer Samml. a. a. O.).

(90) Brennend scharrige Empfindung vom innern Halse. bis in die Magengegend (*Hornburg*, a. a. O.).
Brennender Druck im Magen (Ders. a. a. O.).
Scharrige, kratzige Empfindung im Magen (Ders. a. a. O.).
Ein Stofs in der Gegend der Herzgrube, wie mit einem Finger, wodurch er zusammenfährt und sich dann erst wieder sammelt und besinnt (*Fr. Hahnemann*).
Klopfen in der Herzgrube, welche eine Faust hoch aufgelaufen war (*Wepfer*, a. a. O.).

(95) Ungemeines Klopfen in der Herzgrube (Ders. a. a. O.).
Stechender Schmerz in der Herzgrube (Ders. a. a. O.).
Beängstigung um die Herzgrube (Ders. a. a. O.).
Hitze im Unterleibe (und der Brust) (*Hornburg*, a. a. O.).
Knurren und Kollern im Unterleibe (n. ¼ St.) (Ders. a. a. O.).

(100) Blähungen gehen stark ab (Ders. a. a. O.).
Leibverstopfung (*Wepfer*, a. a. O.).
Durchlauf (*Allen*, a. a. O.).
Im rechten Schoofse, Empfindung, als wolle ein Geschwür hervorbrechen. (im Sitzen) (*Hornburg*, a. a. O.).
Harn-Zurückhaltung (*Wepfer*, a. a. O.).

(105) Nachts, schwieriger Harnabgang (Ders. a. a. O.).
Unwillkürliches Harnen (Ders. a. a. O.).
Oefterer Harndrang (*Langhammer*, a. a. O.).
Sehr häufiges Harnen (*Fr. Hahnemann*).
Heftige Ausspritzung des Harns (*Wepfer*, a. a. O.).

Beobachtungen Andrer.

(110) Wundartig ziehender Schmerz unter der männlichen Ruthe bis zur Eichel, welcher zum Harnen nöthigt (n. 12 St.) (*Hornburg*, a. a. O.).

Drei Samen-Ergiefsungen, die Nacht (Ders. a. a. O.).

Samen - Ergiefsung, ohne wohllüstige Träume (*Langhammer*, a. a. O.).

Das Monatliche kömmt später (*Fr. Hahnemann*).

Reifsendes Zucken im Steifsbeine (*Hornburg*, a. a. O.).

(115) In der rechten Becken-Gegend, am Rande des Darmbeins, eine Art Wundheits - Schmerz, wie nach einem heftigen Stofse, pulsartig ziehend (Ders. a. a. O.).

* * *

Sehr oftes Niefsen, ohne Schnupfen (n. 29 St.) (*Langhammer*, a. a. O.).

Drücken unter dem Kehlkopfe — im Sitzen (n. 4 St.) (*Hornburg*, a. a. O.).

Empfindung in der Brust und im Halse, als stäke etwas von einander Pressendes darin, wie eine Faust dick, die das Athemholen verhindert und den Hals auseinander treiben will — beim Sitzen schlimmer, als beim Gehen (*Fr. Hahnemann*).

Engheit auf der Brust, dafs sie kaum Athem bekommen kann, den ganzen Tag über (sogleich) (Ders.).

(120) Mangel an Odem, den ganzen Tag über (sogleich) (Ders.).

Beim Ein- und Ausathmen, einige Nadelstiche unter den letzten falschen Ribben linker Seite — welche beim Stehen und Gehen vergingen (n. 3 St.) (*Langhammer*, a. a. O.).

Heiserkeit (*Wepfer*, a. a. O.).

Husten, mit vielem Auswurfe, besonders am Tage (*Fr. Hahnemann*).

Beobachtungen Andrer.

Brennen um die Brustwarze herum (n. 3 St.) (*Fr. Hahnemann*).

(125) Mit Hitz-Empfindung vereinigtes Jücken in der rechten Brustseite (*Hornburg*, a. a. O.).

Hitze in der Brust (und im Unterleibe) (Ders. a. a. O.).

Am untern Ende des Brustbeins, ein Druck, wie nach einem Stofse und wie wund — im Gehn (Ders. a. a. O.).

Allgemeine Hitze und vorzüglich Hitze in der Brust, ¾ Stunden lang, durch (gewohntes) Tabakrauchen vermehrt (Ders. a. a. O.).

Ein Zupfen an der Brust, bei der Herzgrube (n. 1 St.) (Ders. a. a. O.).

(130) Ein Stofs in den Rücken-Wirbelbeinen (Ders. a. a. O.).

Rückwärts beugende Rückenstarre (Opisthotonus) (*Wepfer*, a. a. O.).

Wie ein Bogen gekrümmter Rücken (Ders. a. a. O.).

Schmerzhaftes Spannen über das rechte Schulterblatt (*Hornburg*, a. a. O).

Schmerzhafte Empfindung auf der innern Fläche der Schulterblätter (Ders. a. a. O.).

(135) Gefühl, als sey ein Geschwür auf dem rechten Schulterblatte (Ders. a. a. O.).

Ein rothes Bläschen auf dem rechten Schulterblatte, was beim Anfühlen sehr schmerzt (Ders. a. a. O.).

Wundheits-Schmerz, wie von einem Stofse, im rechten Achsel-Gelenke (Ders. a. a. O.).

Schmerzhafte Empfindung unter dem rechten Arme (Ders. a. a. O.).

Zucken in der linken Achsel (n. 20 Min.) (*Fr. Hahnemann*).

(140) Gefühl von Knacken im Achsel-Gelenke, was man nicht hört (Ders.).

Wütherich.

Beobachtungen Andrer.

Reifsender Schmerz im ganzen linken Arme, bis in die Finger (*Fr. Hahnemann*).

Beim Aufheben deuchtet ihr der Arm sehr schwer, und dabei sticht es so heftig in der Achsel, dafs sie den Arm nicht, ohne laut zu schreien, auf den Kopf bringen kann; sie darf nicht einmal die Finger bewegen (Ders.).

Gefühl im linken Arme, als sey keine Kraft darin, mit einem stechend reifsenden Schmerze beim Aufheben desselben (Ders.).

Kraftlosigkeit der ganzen Arme und Finger (*Hornburg*, a. a. O.).

(145) Zucken im linken Arme, dafs der ganze Körper geruckt wird (n. 4 Min.) (*Fr. Hahnemann*).

Oefteres, unwillkürliches Zucken und Rucken in den Armen und Fingern (den Untergliedmafsen und dem Kopfe) (Ders.).

Stichartiges Reifsen in den Muskeln des rechten Vorderarms, beim Schreiben, was sich bei gänzlicher Unthätigkeit des Körpers verlor (n. 1¼ St.) (*Langhammer*, a. a. O.).

Wund-Schmerz, wie von einem Stofse oder Schlage, im linken Vorderarme (*Hornburg*, a. a. O.).

Aufgelaufene Adern an den Händen (Ders. a. a. O.).

(150) Gefühl von Knacken im Handgelenke, was man nicht hört (*Fr. Hahnemann*).

Linsen grofse Ausschlags-Erhöhungen an beiden Händen, selbst den Daumen-Ballen, welche bei ihrem Entstehen einen brennenden Schmerz verursachen, dann in Eins zusammenfliefsen, von dunkelrother Farbe und 9 Tage Dauer (Ders.).

Zusammenzucken mehrer Finger und des Daumens der rechten Hand (Ders.).

Absterben (Eingeschlafenheit, Taubheit, Kälte) der Finger (Ders.).

Oefteres, unwillkürliches Zucken der Untergliedmafsen (Ders.).

Beobachtungen Andrer.

(155) Brennendes Stechen im linken Hüftbeine (*Hornburg*, a. a. O.).

Schmerzhaftes Starrheits- und Steifheits-Gefühl in den Muskeln der Untergliedmafsen, dafs er gar nicht gehen konnte, drei Stunden lang (n. 1 St.) (*Fr. Hahnemann*).

Die Oberschenkel schmerzen im Gehen reifsend und sind schwer (Ders.).

Schmerz, wie Reifsen, in den Oberschenkeln, gleich nach dem Aufstehn vom Sitze, und Wehthun, wie Zerschlagenheit in den Knieen; beim Gehen vermehrt sich der Schmerz in den Oberschenkeln, wie eine tief gehende Steifheit (Ders.).

Brennendes Jücken am rechten Oberschenkel, dafs er kratzen mufste, wovon es verging (*Hornburg*, a. a. O.).

(160) Kriebeln dicht unter der Haut der Ober- und Unterschenkel, und vorzüglich der Fufssohlen, als wenn die Beine einschlafen wollten, blofs im Sitzen (*Fr. Hahnemann*).

Sichtbares Zittern des einen Schenkels (Ders.).

Sehr heftiges Zittern des linken Unterschenkels (Ders.).

Sie tritt, beim Gehen, nicht gehörig auf die Fufssohlen; sie kippen viel einwärts (Ders.).

Reifsen um die Fufsknöchel des linken Unterfufses (*Hornburg*, a. a. O.).

(165) Oeftere Nadelstiche in die Ferse, im Sitzen (Ders. a. a. O.).

Summen und Wimmern in der linken Fufssohle (Ders. a. a. O.).

Ziehend zuckende Schmerzen in den Fufszehen (Ders. a. a. O.).

Zittern in den Ober- und Untergliedmafsen (Ders. a. a. O.).

Jücken am ganzen Körper, dafs er kratzen mufs (*Fr. Hahnemann*).

Beobachtungen Andrer.

(170) Krampfhafte Steifheit des ganzen Körpers, mit Kälte desselben (Bresl. Samml. 1727. S. 314.).

Während des Liegens im Bette, ein sonderbares Gefühl, als wenn sein ganzer Körper angeschwollen wäre und zugleich (wachend) ein öfteres Zusammenfahren, als ob er aus dem Bette fiele (n. 15 St.) (*Langhammer*, a. a. O.).

Katalepsis: die Glieder hingen schlaff herab, wie bei einem Todten, ohne Athem (*Wepfer*, a. a. O.).

Die heftigsten (tonischen) Krämpfe, so dafs weder die gekrümmten Finger aufgebogen, noch die Gliedmafsen weder gebogen, noch ausgedehnt werden konnten (Ders. a. a. O.).

Hin- und Herwerfen der Glieder (Ders. a. a. O.).

(175) Er warf die Glieder bald auf diese, bald auf jene Seite (Ders. a. a. O.).

Epileptische Zuckungen bei drei Kindern — wovon eins wieder genas (Breslauer Samml. a. a. O. S. 313.).

Krampfhafte Glieder-Verdrehungen, welche ihn zwei Fufs weit warfen (*Wepfer*, a. a. O.).

Allgemeine Convulsionen (Ders. a. a. O.).

Ungeheure Convulsionen (Ders. und *Allen*, a. a. O.).

(180) Fallsucht (*Wepfer* und *Allen*, a. a. O.).

Entsetzliche Fallsucht, erst in kürzern, dann in längern Zwischenzeiten wiederkehrend — die Glieder, der Kopf und der Oberkörper werden auf eine wundersame Weise bewegt bei verschlossenen Kinnbacken (*Wepfer*, a. a. O.).

Fallsucht-Anfall mit wunderbaren Verdrehungen der Glieder, des Oberkörpers und des Kopfs, mit bläulichtem Gesichte und, auf einige Augenblicke, unterbrochnem Athem, mit Schaum vor dem Munde — und, nach den Convulsionen, als der Athem frei war, hatte er keinen Verstand und lag wie todt, gab kein Zeichen von Empfindung von sich, man moch-

Beobachtungen Andrer.

te ihm zurufen, oder ihn kneipen *) (*Wepfer*, a. a. O.).

Sie liegt wie eine Todte, mit verschlossenen Kinnbacken (Ders. a. a. O.).

Bewegungslosigkeit (Ders. a. a. O.).

(185) Sie lagen alle schwach, ohne Verstand und unbeweglich, wie Klötze und wie Todte (Ders. a. a. O.).

Oefteres Gähnen (*Hornburg*, a. a. O.).

Oefteres Gähnen, als hätte er nicht ausgeschlafen (n. 1¾ St.) (*Langhammer*, a. a. O.).

Schläfrigkeit, dafs es ihm immer die Augen zuzog (*Hornburg*, a. a. O.).

Lebhafte, aber unerinnerliche Träume (*Langhammer*, a. a. O.).

(190) Viele verworrene Träume, voll Unruhe (*Hornburg*, a. a. O.).

Schlaflosigkeit, die ganze Nacht (sogleich) (*Fr. Hahnemann*).

Schlaflosigkeit: er wachte alle Viertelstunden auf, mit einem schmerzhaften Schwer-Gefühl im Kopfe (Ders.).

Er hat jeden Morgen nicht ausgeschlafen, ist nicht mit Schlafe gesättigt (Ders.).

Oefteres Aufwachen aus dem Schlafe, wo er jedesmal über und über schwitzte, wovon er sich aber gestärkt fühlte (*Langhammer*, a. a. O.).

(195) Sie verlangen alle nach dem warmen Ofen (*Wepfer*, a. a. O.).

Es läuft ihr kalt an den Schenkeln herunter; dann Kälte in den Armen — die Kälte scheint mehr aus der Brust zu kommen — dann

---

*) In dem, nach zwei Stunden erfolgten Tode eines 20jährigen Mannes blieb der Körper noch einen Tag lang warm, ohne Bläue, ohne Geschwulst; die Glieder waren steif, die Lunge voll blauer und gelber Flecke, das Blut roth und flüssig, das Herz blutleer, der Schlund inwendig bläulicht und trocken.

Beobachtungen Andrer.

kömmt gröfsere Geneigtheit, starr nach einem Punkte hin zu sehn (*Fr. Hahnemann*).

Ungemein starke Hitze an allen Theilen des Körpers vom Anfange der Wirkung an, bis zuletzt (*Hornburg*, a. a. O.).

Aengstlichkeit; er wird von traurigen Erzählungen heftig angegriffen (*Wepfer*, a. a. O.).

Wimmern, Winseln und Heulen (*Wepfer* und *Allen*, a. a. O.).

(200) Traurigkeit, mehre Tage lang (*Wepfer*, a. a. O.).

Grofse Schreckhaftigkeit; bei jeder Oeffnung der Thüre und bei jedem, auch nicht gar laut gesprochnen Worte empfindet sie vor Schreck Stiche in der (linken) Seite des Kopfs (*Fr. Hahnemann*).

Wahnsinn: nach ungewöhnlichem Schlafe, Hitze des Körpers; sie sprang aus dem Bette, tanzte, lachte und trieb allerlei Narrheiten, trank viel Wein, hüpfte immer umher, klatschte in die Hände und sah dabei sehr roth im Gesichte aus — die ganze Nacht hindurch (Bresl. Samml. a. a. O. S. 58.).

Geringschätzung und Verachtung der Menschheit; er floh die Menschen, verabscheute ihre Thorheiten im höchsten Grade und sein Gemüth schien sich in Menschen-Hafs zu verwandeln; er zog sich in die Einsamkeit zurück (*Langhammer*, a. a. O.).

Mangel an Zutrauen zu den Menschen und Menschen-Scheu; er floh sie, blieb einsam und dachte über die Irrthümer derselben und über sich selbst ernsthaft nach (Ders. a. a. O.).

(205) Gemüths-Ruhe: er war mit seiner Lage und mit sich selbst höchst zufrieden und sehr heiter*) (Ders. a. a. O.).

---

*) Heil-Nachwirkung.

Zinn (Stannum).

(Das zu den dünnsten Blättchen von den Goldschlägern bereitete Zinn, unter dem Namen des unächten oder Metall-Silbers (Schaum-Silbers), ist das reinste Zinn, wovon zu arzneilichem Behufe ein Gran mit 100 Granen Milchzucker eine Stunde lang, in der porcellänenen Reibeschale, unter öfterm Aufrühren mit einem knöchernen Spatel, gerieben die erste, hundertfache Verdünnung dieses Metallpulvers darstellt, die dann auf gleiche Art ferner bis zur millionfachen*) Verdünnung fortgesetzt wird.)

Die Alten haben uns wundervolle Kuren der schwierigsten Krankheiten durch Zinn aufbewahrt, wovon ich einige in den Anmerkungen berühren werde. Die Neuern aber wissen (oder halten) von dem Allen nichts — etwa nach sorgfältiger Prüfung oder aus gegründeter Ueberzeugung? Ich zweifle gar sehr **).

*) Ich trieb die Verdünnung sonst bis zur billionfachen, fand aber die millionfache mit der Zeit zu jeder arzneilichen Absicht hinreichend.

**) Der windigste Einfall oder leichtsinnigste Vorschlag, wenn er nur aus England, Italien oder Frankreich kömmt, und vorzüglich, wenn er mit der letzten, neuesten Post angekommen ist, wird in Deutschland als unübertrefflich gepriesen und eine grofse Ehre darein gesetzt, ihn eifrigst, in's Blinde hinein zu befolgen (bis man nach einem viertel oder halben Jahre die gewöhnliche Windigkeit der fremden Anpreisung inne

Zinn.

Die Neuern kennen das Zinn blofs als ein Mittel gegen den Bandwurm und kennen und brauchen es blofs als Zinnfeile, von der sie theoretisch (denn sorgfältige Prüfung ist ihnen zu beschwerlich), von der sie, sage ich, theoretisch annehmen: „dafs sie einzig durch ihre Schwere und ihre scharfen Spitzen, auf mechanische Weise, den Darmkanal vom Bandwurme befreie," ohne zu bedenken, dafs, wenn diefs wahr wäre, auch Feilspähne von Eisen, Silber oder Gold dasselbe thun müfsten.

Um nun diefs theoretisch ausgeklügelte Losscheuern des Bandwurms durch die scharfen Spitzen der Zinnfeile desto gewisser zu bewerkstelligen, gaben sie dem Kranken je mehr, je lieber von solcher Zinnfeile ein, zu einem Lothe, zu zwei Lothen und darüber auf die Gabe, mehrmal wiederholt.

Diefs ist aber ein sehr willkürliches und vorurtheiliges Verfahren; denn das ursprüngliche Recept, was *Alston* aus der Hausmittel-Praxis uns im Anfange des vorigen Jahrhunderts zuerst mittheilte — denn von diesem zuerst rührt der Gebrauch des Zinns gegen den Bandwurm her, — vorher wufste kein Arzt etwas hievon — lautet ganz anders.

„Ein Frauenzimmer in Leith in Schottland," erzählt *Alston* (Mater. med. I. S. 150.), „hatte ein Hausmittel-Recept gegen den Bandwurm (Flukeworm, Taenia solium), was sich eine Weinschenkin, *Maria Martin*, von ihr geben liefs, wodurch sie von diesem Wurme befreiet ward." *Alston* liefs es sich von ihrer Tochter geben. Es lautete so: „Man

wird, da man dann wieder auf etwas andres Neues aus fremdem Lande Jagd macht) — während die redlichen Landsleute und die Wahrheit liebenden Männer der Vorzeit unbeachtet und ungelesen bleiben.

nehme drei Loth Zinn [pewter-metal*)] und reibe es zu Pulver (grind it small to powder), mische es mit Zuckersirup und nehme Freitags vor dem Mond-Wechsel die Hälfte davon, den Tag drauf die Hälfte des Restes und den Sonntag drauf das Uebrige, den Montag aber, eine Purganz."

Da ist von keiner scharfspitzigen, groben Zinnfeile, wohl aber nur von feinem Pulver, in einer Reibeschale oder auf einem Reibesteine zerrieben (grinded) die Rede. Unmöglich hätte das feine Pulver in diesem ursprünglichen Recepte, von welchem man doch alle die Hülfskraft des Zinnes gegen den Bandwurm einzig kennen gelernt hatte, hülfreich seyn können, wenn die Hülfe auf den mechanischen Spitzen der Feilspähne von Zinn beruhte.

Man sieht, wie thöricht die Theorie der Arzneischule auch das wenige von der Hausmittel-Praxis erfundene Gute zu verpfuschen pflegte.

Indeſs zeigt genauere Beobachtung und Erfahrung, daſs weder die Zinnfeile, noch der mit feinem Zinnpulver bereitete Alstonische Sirup irgend eine Species von Bandwurm wirklich tödtet. Denn wo hat man je durch erstere allein, oder durch letztern allein den Bandwurm aus den Eingeweiden todt zu Tage gefördert? Stets und in jedem Falle muſsten Purgan-

---

*) Pewter-metal ist kein ganz reines Zinn, welches letztere, wie bekannt, sehr weich ist, sondern das harte, spröde, klingende, sogenannte Englische Zinn, welches aus weichem, reinem Zinne (tin), mit einem Zwanzigstel Zusatz, vorzüglich von Zink (doch auch zuweilen von etwas Kupfer, Wismuth, u. s. w.), zusammengeschmolzen besteht, da es sich dann nicht nur bequem feilen, sondern auch im Mörsel zu Pulver reiben läſst (m. s. *Nicholson*, Chemistry, Lond. 1790. S. 355.).

zen zu Hülfe genommen werden, und auch dann erschien er selten, und, wo er auf diese Weise dennoch abgetrieben ward, da scheint das Zinn blofs als Betäubungsmittel auf den Bandwurm gewirkt zu haben; denn tödten thut ihn das Zinn für sich so wenig, dafs, wenn die Purganz ihn (wie in dem gewöhnlichsten Falle) nicht ganz ausführt, nach öfterer Wiederholung des Zinn-Gebrauchs der Bandwurm sich nur um desto mehr in den Därmen ausbreitet, ja, noch öftere Anfälle von Beschwerden (bei der kleinsten Veranlassung durch anderweite Kränklichkeit des Menschen) zu erregen pflegt, **so wie auch Arbeiter in Zinn nicht selten in hohem Grade am Bandwurme leiden.** Zinn scheint daher mehr eine palliative Stillung seiner unfreundlichen Bewegungen abzugeben, welche mehr zum Schaden als zum Nutzen des Kranken in der Nachwirkung gereicht.

Ist aber gleichwohl dergleichen Palliation zuweilen nöthig, so sind, wie mich sichre Erfahrung lehrt, nicht ganze Lothe Zinn, wie man bisher wähnte, erforderlich, sondern ein sehr kleiner Theil eines Grans des oben beschriebnen millionfach verdünnten Zinnpulvers zur Gabe überflüssig hinreichend.

Welchen vielfachen andern, weit nützlichern Gebrauch man dagegen von den grofsen Heilkräften des Zinnes homöopathisch zu machen habe, lehren schon folgende, wenige Beobachtungen der von ihm an gesunden Körpern gezeigten, künstlichen Krankheits-Symptome.

Die Wirkungs-Dauer des Zinnes geht über drei Wochen hinaus bei chronischen Krankheiten.

Ich warne aber jeden sorgfältigen Arzt, Verdünnungen und Reibungen dieser und ähnlicher Art

Metall-Pulver nie einem Miethlinge anzuvertrauen, wenn er gewifs seyn will, das zu haben, was er beabsichtigt und haben soll. Er mufs sie selbst mit Achtsamkeit, Genauigkeit und Geduld bereitet haben, wenn er des Erfolgs gewifs seyn will.

Z i n n.

Früh, beim Erwachen, fehlt ihm das Gedächtnifs.
Grofse Schwere und Eingenommenheit des Kopfs
— Abends, schlimmer.
Eingenommenheit und Dummheit im Kopfe, wie
zum Schnupfen — auch Niefsen; aber es kömmt
nicht zum Schnupfen.
Schwere im Kopfe bei Ruhe und Bewegung, Abends, zwei Stunden lang
(n. 9 St.).

5 Gewöhnlich alle Morgen, Kopfschmerz, Uebelkeit,
Appetit-Mangel und Verdriefslichkeit.
Im Kopfe Sumsen; äufseres Geräusch dröhnte im
Kopfe.
Wie Schlaf und Mattigkeit im Kopfe.
Pochendes Kopfweh in den Schläfen.
Hitze inwendig in der Stirne, wobei sie auch
äufserlich heifs anzufühlen war.

10 Kopfschmerz: Brennen im halben Vorderkopfe,
wie Feuer, so auch in der Nase und den Augen — auch äufserlich waren diese Theile heifs
— ganz gleich in Bewegung, wie in Ruhe; er
mufste liegen; dabei Uebelkeit und Würgen, als
wolle er sich erbrechen (einen ganzen Tag, von
früh bis Abend).
Unter Frost des Körpers, Hitze im Kopfe, pulsartiges Stechen in der Schläfe und Kopfschwäche, dafs der Verstand fast fehlte; dabei Schlummer und Unbesinnlichkeit.
Kopf-Stechen in der Stirne, auch in der Ruhe,
mehre Tage lang — beim Bücken will alles zur
Stirne heraus.

Schmerz, wie von Zerschmetterung in der Stirne.
Bohrender Kopfschmerz in der linken Schläfe, den
 ganzen Tag (n. 4 Tagen).

15 Drückender Schmerz in der Stirne.
Schmerzhafte Empfindung im Kopfe, als wenn das
 ganze Gehirn ausgespannt und auseinander ge-
 trieben würde.
Zusammendrückungs-Gefühl an den Schläfen und
 am Hinterkopfe.
Schmerz wie Eindrücken der Schläte, den ganzen
 Tag.
Kopfschmerz, als würden die Schläfe eingedrückt.

20 Krampfhafter Schmerz an dem Kopfe, als zöge
 man ihr mit einem Bande äufserlich den Kopf
 zusammen.
Unterköthiger Schmerz am Kopfe.
Im Gesichte, jückende Blüthchen, welche beim
 Anfühlen oder Waschen wund schmerzen.
Eine Blüthe in der linken Augenbraue, für sich
 brennenden, beim drauf Fühlen aber, drücken-
 den Schmerzes.
Jücken im innern Augenwinkel.

25 Brennen in den Augen.
Die Augenlider ziehen sich zusammen, bei Röthe
 des Augenweifses, mit brennender Empfindung
 (n. 5 Tagen).
Die Augen sind hervorgetreten und thun ihr weh,
 als wenn sie geweint hätte.
Schmerz in den Augen, als wenn sie mit einem
 wollenen Tuche gerieben worden wären, bei
 Bewegung der Augenlider vermindert (n. 1 St.).
Im innern Winkel des linken Auges, ein Eiter-
 Abscefs, wie eine Thränen-Fistel.

30 Die Augen sind alle Nächte zugeschworen und am
 Tage sehr schwach.
Die Augen sind ihr trübe.
Druck in den Augen.
Fippern des linken Auges, eine Woche lang.
Augen-Zucken.

35 (Jücken im linken Ohre.)
Das Ring-Loch im Ohrläppchen wird geschwürig.
Bohrender Schmerz im rechten Ohre, bei kalten Füfsen.
Drücken äufserlich am Knochen, hinter dem Ohre.
Beim Schnauben schreit's im Ohre.

40 Beim Erwachen, gleich früh, heftiges Nasenbluten.
In der Unterlippe, ein stechend reifsender Schmerz auf einer kleinen Stelle.
Klamm und Krampf in den Kinnladen.
Schmerz des Oberkiefers; er ist geschwollen, die Backen sind roth und es sticht darin.
Schmerzhafte Geschwulst des linken Backens, mit einem Zahnfleischgeschwüre — die Schmerzen machen sie schlaflos.

45 Am rechten Unterkiefer-Winkel, eine rothe Beule, ziehenden, beim Befühlen aber, vermehrten Schmerzes, acht Tage lang.
Schmerzhafte Unterkiefer-Drüsen-Geschwulst (n. 8 St.).
Die Zähne sind wie zu lang.
Lockerheit der Zähne.
Das Sprechen wird ihm sauer.

50 Zäher Schleim im Munde.
Viel Schleim im Halse.
Abends, Reiz im Halse zum vielen Schleim-Ausrahksen und drauf starker Wundheits-Schmerz im Halse.
Schmerz-Gefühl im Halse, als schwölle der Hals mit wundartigem Schmerze an, beim Schlingen weder vermehrt, noch vermindert; nach vielem Schleim-Rahksen entsteht eine gröfsere Höhe der Stimme beim Singen, als gewöhnlich.
Im Halse, wie Geschwulst und ziehend spannende Schmerzen darin, mit Trockenheits-Empfindung.

55 Abends, kratzig im Halse.
Früh, scharrig im Halse.
Es kömmt ihr sufslicht im Halse herauf.
Saurer und bitterer Geschmack im Munde (die ersten drei Tage).

Das Kind verläfst die Brust der Mutter, welche Zinn eingenommen hatte, biegt sich zurück und will nicht wieder an ihr trinken.

60 Bier schmeckt schaal und sauer-bitter.
Bitter-saurer Geschmack im Munde.
Tabak schmeckt im Rauchen scharf und trocken.
Uebler Geruch aus dem Munde.
Oefteres, bitteres Aufstofsen nach dem Essen.

65 Schlucksen von Zeit zu Zeit.
Mehrmaliges Schütteln, wie von Ekel, mit einer Uebelkeits-Vollheit in der Herzgrube (sogleich).
Nach dem Essen, Uebelkeit.
Nach dem Essen von etwas Suppe ward es ihr übel und sie mufste sich erbrechen, Bittres wie Galle.
(Er erbricht Saures.)

70 Heftiges Brech-Würgen und endlich, Erbrechen unverdauter Speisen (n. 2 St.); Abends wieder Würgen und drauf erst saurer, dann bitterer Geschmack im Halse — den folgenden Tag erneuertes Würgen und den dritten wiederum, mit grofser Uebelkeit und einem Gefüble wie von Verdorbenheit und Bitterkeit des Magens.
Vormittags, Drücken im Magen.
Nach dem Genufs von ein wenig Suppe, Drücken im Magen und Unbehaglichkeit.
Heftiges Magendrücken.
Schneiden um den Magen.

75 Krampfhaftes Greifen im Magen und um den Nabel herum, dafs es ihr immerwährend übel ward, und wenn es ihr nach der Herzgrube herauf kam, ward es ihr sehr ängstlich.
Nach dem Essen, Vollheit im Unterleibe.
Schmerzhafte Aufgetriebenheit des Unterleibes, welcher selbst bei äufserer Berührung schmerzhaft empfindlich ist.
Blähungs-Auftreibung des Unterleibes.
Versetzung der Blähungen.

Zinn.

80 Wenn er mit der Hand auf die Nabelgegend drückt, so empfindet er Schmerz bis in den Magen und zu beiden Seiten unter den Ribben.
In der linken Seite unter den Ribben, Zerschlagenheits-Schmerz.
Drücken in der Lebergegend.
Mehre starke Stiche hinter einander in der rechten Bauchseite, besonders beim Husten und Athemholen.
Ein Stechen in der rechten Bauchseite; drauf, Ziehen in der rechten Schulter — sie mufste sich legen, unter Schweifs im Gesichte und an den Armen, wobei sie ein Frost überlief.

85 Oeftere Anfälle von Bauchweh.
Kneipend schneidender Schmerz in der Nabelgegend, fast den ganzen Tag.
Wühlen im Unterleibe vor jedem Stuhlgange.
Krampfartiger Leibschmerz unter und über dem Nabel, welcher sich durch Legen über einen Tisch, binnen einigen Minuten, verlor, ohne Blähungs-Abgang.
Brenn-Schmerz im Unterleibe.

90 Brenn-Empfindung im Unterbauche.
Schründender Schmerz im Unterleibe.
Drücken in den Schoofs-Drüsen, mit einiger Geschwulst daselbst.
Vergeblicher Drang zum Stuhle.
Oefterer Drang zum Stuhle, wo aber wenig Koth abgeht, zuweilen blofs Schleim.

95 Wenig Stuhl.
Hartleibigkeit, einige Zeit lang, bei der Mutter und ihrem Säugling.
Trockner Stuhl in Knoten.
Stuhlgang mit wurmförmigem Schleime.
Grünlicher Stuhlgang und wenig.

100 Nach dem Stuhlgange, brennender Schmerz in der Lebergegend.
Nach dem Stuhlgange, stumpfer Druck im Mastdarme.

Zu Zeiten, meist gleich nach dem Stuhlgange, doch auch aufserdem, ein Brennen im After.

Nach dem Stuhlgange, Schleim-Abgang.

Aetzend fressender Schmerz um den After, beim Gehen und Sitzen.

105 Harn-Hemmung.

Er hat keinen Drang zum Harnen — nur eine Vollheit im Unterleibe scheint auf diefs Bedürfnifs hinzudeuten — und wenn er dann den Urin läfst, so ist es sehr wenig und von sehr übelm Geruche; er kann nur sehr selten Urin lassen, doch alles ohne Schmerz.

Brennen vorne in der Harnröhre, vorzüglich beim Uriniren; er hatte alle Minuten Reiz zum Harnen und harnte viel.

(Wundheit der Spitze der Harnröhre.)

Ein Bläschen am Rande der Harnröhr-Mündung.

110 Ruthesteifheit, sogleich — die Tage darauf unterblieben alle Erektionen.

Zucke im männlichen Gliede bis hinter, fast wie zur Entladung des Samens.

Brennen in den innern Geschlechts-Theilen, eine Art heftiger Reiz zur Samen-Ausleerung (n. 24 St.).

Unerträgliches Hochgefühl von Geschlechts-Wohllust in den Zeugungstheilen und im ganzen Körper bis zur Samen-Entleerung (n. 40 St.).

(Scheide-Vorfall beschwert sehr beim harten Stuhlgange.)

115 Weifsflufs durchsichtigen Schleims aus der Scheide.

Weifsflufs hört auf. *)

Die Woche vor dem Monatlichen, eine unbeschreibliche Angst und Schwermuth, welche mit dem Flusse des Blutes aufhört.

Vor dem Monatlichen, Schmerz am Jochbeine bei Berührung, während des Fliefsens des monatlichen Blutes aber, ein Schmerz am Jochbeine, wie von einem Stofse, schon bei Bewegung der Gesichts-Muskeln.

---

*) Heil-Nachwirkung der Lebenskraft.

*** Zinn.**

* * *

Das linke Nasenloch hat keine Luft und ist äufserlich geschwollen, roth und schmerzhaft beim
Berühren.

120 Starker Schnupfen (n. 4 Tagen).

Rauhheit in der Kehle.

Kitzel-Husten, wie von einer Wundheit tief in
der Luftröhre; es kratzte herauf bis in den Hals.

Scharriger Husten, anfänglich lösend, mit grünli-
chem Auswurfe von widrigem, süfslichtem Geschmacke, vor dem Niederlegen Abends (10 Uhr)
schlimmer; dabei heisere Sprache; nach jedesmaligem Husten, ein Gefühl, als wenn es in der
Luftröhre und in der Brust wund wäre; der
Reiz zum Husten ist unten an der Luftröhre,
im obern Theile des Brustbeins (n. 5 Tagen).

Gelber Auswurf aus der Luftröhre von fauligem
Geschmacke.

125 Salzig schmeckender Brust-Auswurf.

Vormitternacht, viel Hustenreiz, mit geringem
Auswurfe — mehre Nächte.

Heftiger, erschütternder, tiefer Husten.

Angreifende Husten-Stöfse, wovon die Gegend
der Herzgrube sehr, wie zerschlagen, schmerzt.

Die Brust schmerzt, wie zerschlagen, bei Bewegung und Ruhe.

130 Es sticht beim Athmen in der Brust und im Schultergelenke.

Heftiges Brust- und Seitenstechen, von früh bis
Mittag, was ihn am Athemholen hinderte —
mehre Vormittage; Nachmittags, Leib-Auftreiben.

Zusammenziehender Brustschmerz unter dem rechten Arme, bei Bewegung, stechend.

Spannung und Druck oben über die Brust, früh,
beim Aufstehn aus dem Bette.

Zusammenschnürung der Brust, Abends, mit Angst.

135 Abends, Angst; das Athemholen wird kürzer und
er mufs lange schnell athmen, bis er einmal

recht tief, wie beim Gähnen, Athem holen kann — dann ist Angst und kurzer Odem vorbei.

Abends befällt sie eine starke Engbrüstigkeit, kurzer Athem und schreckliche Angst (n. 60 St.).

Ziehend reifsender Schmerz im linken Schulterblatte, theils nach dem Rücken, theils nach der Achsel zu.

Zusammendrückungs-Gefühl an der Achsel.

Verrenkungs-Schmerz in den Arm-Gelenken; sie konnte sie ohne grofsen Schmerz nicht biegen.

140 Im Knochen des linken Oberarms, ein durchdringender Schmerz, absatzweise, als wenn er zusammengedrückt und zermalmt würde, bei Ruhe und Bewegung.

Unten am linken Oberarme, ein Schmerz, wie zerschlagen.

Arme und Finger sind fast ganz unbeweglich.

Beben und Hitzgefühl in der linken Hand.

Brennendes Jücken auf dem Handrücken, als wenn ihn eine Mücke gestochen hätte, durch Reiben nicht zu tilgen, 8 Stunden lang.

145 Unter der Handwurzel kleine Quaddeln, mit Jücken, den Tag über, welches durch Reiben schlimmer ward.

Auf beiden Handrücken, eine Menge kleiner, rother, unschmerzhafter Fleckchen.

Frost-Beulen an der Hand (bei milder Witterung).

Geschwulst der Hände (Abends).

Im hintersten Gelenke des linken Zeigefingers, ziehendes Stechen nach der Fingerspitze zu.

150 Klamm in den Fingern, welche lange Zeit zusammengezogen bleiben.

Sehr schmerzende Neid-Nägel an den Finger-Spitzen (n. 4 Tagen).

Stechen in den Finger-Spitzen beider Hände.

In den Muskeln um das Hüft-Gelenk, arger Schmerz bei Erhebung des Oberschenkels.

Am linken Oberschenkel, ein jückendes Blüthchen.

155 Stechendes Jücken an der äufsern Seite des Oberschenkels, was durch Reiben nur auf kurze Zeit vergeht (n. ¼ St.).

Spannender Schmerz in der linken Kniekehle.

Steifheit in der rechten Kniekehle.

Plötzliche Steifheit des Kniees, welches sie nur mit grofsen Schmerzen biegen kann.

Abends, Zerschlagenheits-Schmerz in den Kniekehlen und Waden, bei Ruhe und Bewegung, als wenn er viele Meilen weit gegangen wäre.

160 Sehr kalte Kniee und Füfse.

Fliegende Hitze in den Füfsen.

Auf dem linken Unterschenkel, gelbe, runde, mitunter gröfsere Fleckchen, zwei Tage lang.

Empfindung am Unterschenkel, als sey er mit einem Tuche fest zusammengebunden.

Starker Klamm in der Wade, fast die ganze Nacht.

165 (Auf dem Schienbeine, eine kleine Geschwulst, mit einem rothen Punkte darauf, welche bei Berührung schmerzt, als wenn das Fleisch von den Knochen los wäre.)

An den Unterfüfsen, besonders um die Knöchel, röthliche Geschwulst, mit Empfindung, als wenn sie zu fest gebunden wären.

Abends, jählinge Geschwulst um die Knöchel der Füfse.

Abends, beim Liegen im Bette, Schmerz unter beiden Fufsknöcheln, als würde die linke Ferse herausgerissen.

Heftiges Brennen in den Händen und Füfsen.

170 Nach Gehn in freier Luft, innere Hitze, vorzüglich in der Brust und im Unterleibe, ohne Durst.

Schwere in allen Gliedern, Mattigkeit auf der Brust und abwechselnd heftige Beängstigungen.

Zerschlagenheit in den Gliedern und besonders über dem Kreuze.

(Von Schreck, Lähmung im linken Arme und linken Fufse, welche sich die Nacht verlor.)

Jückender Ausschlag über den ganzen Körper.

175 Müdigkeit im ganzen Körper, vorzüglich nach Treppen-Steigen, 7 Tage lang.

Am Tage, grofse Müdigkeit; er mufs liegen, kann aber nicht schlafen, schlummert er aber ja ein, so bekömmt er drauf Schwindel und eine Art Geistes-Abwesenheit und Dummheit, eine halbe Stunde lang.

Sehr matt und schläfrig, dafs er fast nicht ausdauern konnte.

Nach einem Gange in's Freie, Schläfrigkeit, vorzüglich durch Musik erregt, und da sie die Augen zuthat, entstand sogleich ein heller Traum.

Beim Gehen in freier Luft, viel Gähnen, doch mit Beklemmung wie von einem Reife um die Brust.

180 Er konnte, so sehr es ihn auch zum Gähnen drängte, doch nicht ausgähnen, selbst wenn er den Rachen noch so weit aufsperrte.

Dehnen der Arme und Gähnen (n. einigen Min.).

Abend-Schlummer durch stete Unruhe in den Unterschenkeln verhindert.

Nach Aufwachen, die Nacht um 1 Uhr, Unruhe im ganzen Körper und dabei ein Wühlen in den Schienbeinen.

Tiefer Schlaf, mehre Nächte.

185 (Er redete im Schlafe und entschied über die Hülflosigkeit eines äufsern Mittels für ein inneres Uebel, wie im Nachtwandler-Zustande.)

Das Kind jammert, die Nacht im Schlafe, es weint, es bittet und fleht furchtsam.

Sehr lebhafte, ängstliche Träume, die Nacht.

Früh, beim Erwachen, Kopfschmerz, mit Kopf-Hitze.

Schauder blofs im linken Arme, wobei der Arm konvulsiv zusammenfuhr.

190 Schauder, Abends, blofs im linken Fufse bis zur Hälfte des Oberschenkels.

Mehre Vormittage (um 10 Uhr), Schauder, Hände-Kälte und abgestorbene Finger, mit Gefühllosigkeit in den Fingerspitzen.

Zinn.

Bei geringer Kälte-Empfindung und geringem Schauder, Gänsehaut über die Arme und anhaltendes Zähne-Klappen wie eine Konvulsion der Kaumuskeln.

Grofse Hitze im Kopfe, bei heifser Stirne — auch wohl Gesichts-Röthe — und allgemeiner, obgleich geringerer Hitze des ganzen Körpers, Abends stärker, mit vielem Durste, fünf Abende nach einander (n. 5 Tagen).

Nachmittags (von 4 bis 5 Uhr), Hitze und Schweifs über den ganzen Körper (n. 9 St.) und drauf ein Frösteln — bei und nach der Hitze, Durst, und so noch mehre Nachmittage, um dieselbe Zeit, Durst.

195 Arger Nachtschweifs, zwei Nächte (n. 48 St.).

Alle Morgen, nach 4 Uhr, starker Schweifs.

Früh, Schweifs meist am Halse, im Genicke und an der Stirne.

Trödelig und gereizt, mit Gesichts-Hitze; sie wollte allerlei verrichten und es ward nichts fertig.

Trübe, hypochondrische Stimmung.

200 (Mehrtägige Beängstigungen — unbeschreibliche Angst und Schwermuth.)

Abneigung und Scheu vor Menschen.

Er hat keine Lust zu sprechen.

Er hat an nichts Gefallen und ist doch eben nicht verdriefslich.

Muthlosigkeit.

Beobachtungen Andrer.

Betäubender Schwindel, blofs beim Gehen im
Freien; er schwankte beim Gehen hin und her,
so dafs er zu fallen befürchten mufste (n. 6 St.)
(*Chr. Fr. Langhammer*, in einem Aufsatze).
Schwindlicht im Sitzen, als sollte er vom Stuhle
fallen (n. 12 St.) (*Sal. Gutmann*, in einem Aufsatze).
Plötzlicher Anfall von Schwindel, beim Niedersetzen (n. 12 St.) (*W. E. Wislicenus*, in einem Aufsatze).
Schnell vorüber gehendes Schwindel - Gefühl,
gleich als säfse er ganz abgesondert und die ihn
umgebenden Gegenstände und Personen wären
weit von ihm entfernt (n. 24 St.) (Ders. a. a. O.).

(5) Schwindel, als wenn sich das Gehirn herumdrehete (n. 1 St.) (*C. Th. Herrmann*, in einem
Aufsatze).
Schnell vorüber gehender, aber mehrmals zurückkehrender Schwindel: es ist als ob sich das
Gehirn herumdrehete; er verliert alle Gedanken,
kann nicht weiter lesen und sitzt da, wie besinnungslos (Ders. a. a. O.).
Düseligkeit des ganzen Kopfs (n. 2 St.)
(Ders. a. a. O.).
Schmerzloses Drücken in der linken Seite des
Hinterhaupts, von innen nach aufsen (n. 5
Tagen) (*Adolph Haynel*, in einem Aufsatze).
In der linken Gebirn-Hälfte, ein Gefühl von Leerheit, mit drückender Schwerheits - Empfindung,
auf keine Art zu mindern (n. 25 St.) (*Franz
Hartmann*, a. a. O.).

(10) Drückender Kopfschmerz zu der rechten Kopfseite heraus (*Gutmann*, a. a. O.).
Drückender Schmerz in der rechten Schläfe, von
innen nach aufsen, fast wie äufserlich (n. 3 St.)
(Ders. a. a. O.).
Schwach beginnender, dann steigender und wieder abnehmender Druck in der linken Schläfe,

Beobachtungen Andrer.

als sollte sie eingedrückt werden (*Wilh. Grofs,* *) in einem Aufsatze).

Drückender Kopfschmerz von der Mitte der Stirne bis in die Mitte des Gehirns sich erstreckend (n. 11 St.) (*Gutmann*, a. a. O.).

Eine Art Druck in der Schläfe, dem Scheitel, und besonders in der Stirne, welcher sich durch äufsern Druck mit der Hand mindert (*Grofs*, a. a. O.).

(15) Drückender Schmerz an der rechten Schläfe beim drauf Liegen, welcher beim Aufrichten vergeht (n. 5 Tagen) (*Gutmann*, a. a. O.).

Druck in der Stirne, unvermindert durch Vorbücken, vermindert von äufserm Drucke, verschlimmert vom Hinterbeugen (*Grofs*, a. a. O.).

Plötzliches, scharfes Drücken auf den Scheitel, mit dem Gefühle, als würden die Haare zugleich bewegt (Ders. a. a. O.).

Stumpfer Druck nach aufsen in der Stirne, besonders nach oben, in der Mitte, in der Gegend der Stirn-Naht, innerlich (n. 3 St.) (*Herrmann*, a. a. O.).

Ein zur Stirne herausdrückender Kopfschmerz, mit Schläfrigkeit, beim Vor- und Hinterbücken unverändert, schlimmer, wenn sie mit dem Aufdrücken der Hand nachläfst (*Grofs*, a. a. O.).

(20) Ein aus den Stirnhügeln herauspressender Schmerz (Ders. a. a. O.).

Drückend betäubender Kopfschmerz, dicht über den Augenbrauen, als wenn das Gehirn daselbst gedrückt würde, in Ruhe und Bewegung (n. $8\frac{1}{2}$ St.) (*Langhammer*, a. a. O.).

---

*) Fünf Gran Blättchen reinen Zinns wurden mit 100 Granen Milchzucker innigst verrieben, und davon nahmen zwei Versuchs-Personen, vier Tage hinter einander früh nüchtern ein, so dafs die Dosis täglich etwas stärker ward und die Mannsperson im Ganzen 3 Gran Zinn, das Frauenzimmer aber 2 Gran erhielt.

Zinn.

Beobachtungen Andrer.

Düselig drückendes Gefühl durch den ganzen Kopf verbreitet (*Herrmann*, a. a. O.).

Drückend betäubendes Kopfweh, vorzüglich in der Stirne, mehr äufserlich als innerlich, in Bewegung und Ruhe (n. 4 St.) (*Langhammer*, a. a. O.).

Zusammenpressen des Hinterhaupts, unter dem Scheitel (*Carl Franz*, in einem Aufsatze).

(25) Schmerzhaftes Pressen des Gehirns im Scheitel und Hinterhaupte gegen die Schädelknochen, Abends vor Schlafengehn und nach dem Niederlegen fortdauernd (*Haynel*, a. a. O.).

Zusammenschnürender, pressender Schmerz befällt plötzlich die ganze, obere Hälfte des Kopfs, schwach beginnend, langsam zunehmend, und dann allmälig wieder abnehmend (*Grofs*, a. a. O.).

Zusammenziehender Kopfschmerz im rechten Hinterhaupte (n. 53 St.) (*Gutmann*, a. a. O.).

Oft ist's ihm, als wäre der Kopf eingeschraubt, mit abwechselnden, langsamen Rucken, oder ziehendem Drücken, hie und da (*Grofs*, a. a. O.).

Heftiger, schmerzhafter Ruck über der Stirne durch die vordere Gehirn-Hälfte, ein stumpfes Drücken zurücklassend, bis der Ruck sich wieder erneuert (n. 6 St.) (*Hartmann*, a. a. O.).

(30) Plötzlich drückender Ruck in der linken Stirne und Schläfe, so dafs er laut aufschrie (*Grofs*, a. a. O.).

Betäubender, auf der Oberfläche der linken Gehirn-Hälfte, von der Mitte des Seitenbeins bis zum linken Stirnhügel sich erstreckender, bohrend drückender Schmerz (n. 8 St.) (*Hartmann*, a. a. O.).

Drückend bohrender Schmerz in der rechten Schläfe, welcher durch einen äufsern Druck verschwindet (n. 3 St.) (Ders. a. a. O.).

In den Hinterhaupt-Knochen, empfindliche Schwere, mit Gefühl von Bohren (n. 11 St.) (Ders. a. a. O.).

Zinn.

Beobachtungen Andrer.

Vorüber gehender Schmerz durchzieht mit gelindem Drucke*) den linken Stirnhügel (*Grofs*, a. a. O.).

(35) Durch Stirne und Scheitel, ein drückendes Ziehen (Ders. a. a. O.).

Drückendes Reifsen durch die rechte Kopfseite (n. 2 St.) (*Wislicenus*, a. a. O).

Drückendes Reifsen in der rechten Stirnhälfte, absatzweise wiederkehrend, beim Bücken heftiger (n. 12 St.) (*Hartmann*, a. a. O.).

Drückend reifsender Schmerz im linken Hinterhaupt-Knochen (n. 5 St.) (Ders. a. a. O.).

Ziehender Druck vom rechten Scheitelbeine nach der rechten Augenhöhle (*Grofs*, a. a. O.).

(40) Ziehender Druck auf dem obern Rande der linken Augenhöhle (Ders. a. a. O.).

In der Schläfe und der Stirn-Hälfte dieser Seite, ein verdüsterndes, drückendes Ziehn (Ders. a. a. O.).

Drückend reifsender Schmerz in der Stirne (*Herrmann*, a. a. O.).

Reifsender Druck in der rechten Hälfte des Kopfs (n. 2½ St.) (Ders. a. a. O.).

Drückend reifsender Schmerz im linken Scheitel, innerlich (n. 1½ St.) (Ders. a. a. O.)

(45) Drückend reifsender Schmerz im Hinterhaupte, links (Ders. a. a. O.).

Anhaltendes, drückendes Reifsen des Kopfs, mit Düseligkeit und Schwindel (Ders. a. a. O.).

Reifsender Schmerz links in dem Scheitelbeine und der Stirne (Ders. a. a. O.).

Ruckartig ziehendes Reifsen über der linken Augenbraue, äufserlich (n. 1 St.) (*Langhammer*, a. a. O.).

Auf dem linken Stirnhügel, ein langer, stumpfer Stich (*Grofs*, a. a. O.).

*) Ziehender Druck oder ein drückendes Ziehen scheint ein Hauptschmerz vom Zinne zu seyn.

Beobachtungen Andrer.

(50) Rechts, auf dem Oberhaupte, einige schnelle und doch stumpfe Stiche. (*Grofs*, a. a. O.).

Feines Stechen auf der Stirne, über der Gegend zwischen den Augenbrauen (*Franz*, a. a. O.).

Brennendes Stechen am Scheitel (Ders. a. a. O.).

Stichartiges Kopfweh, vorzüglich an der linken Stirnseite, mit Fliefsschnupfen (*Langhammer*, a. a. O.).

Brennend spannender Schmerz vorne auf dem Haarkopfe, gleich über der rechten Stirnseite (n. 7 St.) (*Gutmann*, a. a. O.).

(55) Beim Kopfschütteln deuchtet ihm das Gehirn los zu seyn und an die Schädelwände anzuschlagen mit Wehthun (*Grofs*, a. a. O.).

Fliegende, schnell kommende und schnell verschwindende Hitze im Gesichte, innerlich und äufserlich fühlbar (Ders. a. a. O.).

Blasses, eingefallenes Gesicht (n. 2 Tagen) (*Herrmann*, a. a. O.).

Langes, blasses Gesicht, krankes Ansehn (n. 2 Tagen) (Ders. a. a. O.).

Ziehendes Drücken befällt ruckweise die rechte Seite der Gesichts-Knochen — besonders das Jochbein und die Augenhöhle (*Grofs*, a. a. O.).

(60) Drückendes Nagen auf der linken Gesichts-Seite, vorzüglich am Jochbeine (n. 3 Tagen) (*Wislicenus*, a. a. O.).

Sinne betäubendes Gefühl im Gesichte, besonders an der Stirne (n. $\frac{1}{2}$ St.) (*Langhammer*, a. a. O.).

Klammartiger Druck in den Gesichts-Muskeln, am linken Jochbeine, unter dem Auge (n. 6 St.) (*Wislicenus*, a. a. O.).

Zusammenziehender Schmerz in den Gesichts-Knochen rechter Seite, die Zähne mit einbegriffen; es ist, als zöge es die rechte Gesichts-Hälfte kürzer (*Grofs*, a. a. O.).

Brennender Schmerz in den Gesichts-Muskeln, unter dem rechten Auge (n. 6 St.) (*Gutmann*, a. a. O.).

Beobachtungen Andrer.

(65) Plötzlich einige Rucke am obern Rande der rechten Augen-Höhle und an andern Theilen, mit empfindlicher Betäubung des Kopfs (*Grofs*, a. a. O.).

An der äufsern Seite des linken obern Augenhöhl-Randes schnell auf einander folgende, empfindliche, stumpfe Stöfse (Ders. a. a. O.).

Matte, trübe, eingefallene Augen (n. 2 Tagen) (*Herrmann*, a. a. O.).

Verengerung der Pupillen (n. $\frac{1}{2}$, $\frac{1}{4}$ St.) (*Langhammer*, a. a. O.).

Erweiterung der Pupillen (n. 26 St.) (Ders. a. a. O.).

(70) Beifsen in den Augen, wie nach dem Reiben mit einem wollenen Tuche (*Franz*, a. a. O.).

Jückende Empfindung im ganzen linken Augapfel; auch nach Reiben verging's nicht ganz (n. 30 St.) (*Gutmann*, a. a. O.).

Drücken im linken Auge, wie von einem Gerstenkorne der Augenlider (*Franz*, a. a. O.).

Druck im linken innern Augenwinkel, wie beim sogenannten Gerstenkorn, mit Thränen des Auges (n. 5 St.) (*Herrmann*, a. a. O.).

Drückender Schmerz im rechten innern Augenwinkel (Ders. a. a. O.).

(75) Drücken in beiden obern Augenlidern (n. 4 St.) (*Gutmann*, a. a. O.).

Gefühl hinter dem rechten Augenlide, als wenn ein harter Körper dazwischen läge (n. $4\frac{1}{2}$ St.) (Ders. a. a. O.).

Spannender Stich im linken Augapfel, am heftigsten bei seiner Bewegung (n. 58 St.) (Ders. a. a. O.).

Brennend stechender Schmerz nach dem äufsern Augenwinkel des rechten Auges zu (n. 6 St.) (Ders. a. a. O.).

Fein stechend brennender Schmerz im linken Augenwinkel (n. 2 St.) (Ders. a. a. O.).

Beobachtungen Andrer.

(80) Heftige, kleine, brennende Stiche im rechten obern und untern Augenlide, mehr nach dem äufsern Winkel zu (n. 9 St.) (*Hartmann*, a. a. O.).

Brennender Schmerz im linken untern Augenlide (n. 4 Tagen) (*Gutmann*, a. a. O.).

Fippern am rechten innern Augenwinkel (n. 4 Tagen) (*Haynel*, a. a. O.).

Es reifst vom Jochbeine herab bis in den Unterkiefer, neben dem Mundwinkel (*Grofs*, a. a. O.).

Ziehender Druck auf dem rechten Jochbeine (Ders. a. a. O.).

(85) Abends, brennender Klamm-Schmerz in der linken Wange, und bald darauf Backen-Geschwulst, welche nur bei Verziehung des Gesichts schneidend drückend schmerzt, als wären Glas-Splitter zwischen dem Backen und den Zähnen (*Franz*, a. a. O.).

Brennende Empfindung in dem rechten Backen (n. 10 St.) (*Gutmann*, a. a. O.).

Zusammenziehn und Drücken unter der rechten Wange inwendig (*Franz*, a. a. O.).

Klingen im linken Ohre (n. $\frac{1}{4}$, $9\frac{1}{2}$ St.) (*Langhammer*, a. a. O.).

Rauschen im Ohre, wie von durchströmendem Blute (*Franz*, a. a. O.).

(90) Abends, Knarren vor und in dem linken Ohre, wie von einem Thore (Ders. a. a. O.).

Gefühl, als wenn das linke Ohr verstopft wäre, mit Taubhörigkeit, welche sich nach dem Ausschnauben mindert, früh nach dem Aufstehn aus dem Bette, vier Tage lang (*Haynel*, a. a. O.).

Ziehen im äufsern Ohre, wie schmerzlicher Ohr-Zwang (*Grofs*, a. a. O.).

Wiederholtes Ziehen im linken Ohre, wie Ohr-Zwang (Ders. a. a. O.).

Reifsender Schmerz im rechten innern Gehörgange, wie beim sogenannten Ohren-Zwange (n. 6 St.) (*Herrmann*, a. a. O.).

Zinn.

Beobachtungen Andrer.

(95) Ziehen im ganzen rechten, innern und äufsern Ohre, schmerzhafter beim Bewegen des Unterkiefers (n. 3 St.) (*Gutmann*, a. a. O.).

Klammartiger Schmerz im ganzen rechten Ohre, acht Stunden lang (n. 6 St.) (Ders. a. a. O.).

Kneipendes Reifsen durch den Ohr-Knorpel, am linken Ohr-Läppchen, nebst Gefühl, als wehete zuweilen ein kühler Wind daran (n. 4 St.) (*Wislicenus*, a. a. O.).

Ziehender Stich am linken obern Ohr-Flügel (n. 10 St.) (*Gutmann*, a. a. O.).

Gefühl von Verstopfung und Schwere im obern Theile der Nasenhöhlen (*Herrmann*, a. a. O.).

(100) Nasenbluten, früh, gleich beim Aufstehn aus dem Bette (n. 22 St.) (*Haynel*, a. a. O.).

Breite, schneidende Stiche vorne am Kinne (n. 10 St.) (*Wislicenus*, a. a. O.).

Vorne am Halse, ein rother, etwas erhabner Fleck, mit einem weifsen, selbst beim Berühren unschmerzhaften Blüthchen in der Mitte (Ders. a. a. O.).

Jückende Stiche im Nacken, früh im Bette (n. 24 St.) (Ders. a. a. O.).

Bohrende, stumpfe Stiche vom innern Rachen zu den Nacken-Muskeln heraus (n. 13 St.) (*Gutmann*, a. a. O.).

(105) Es zog den Nacken herauf mit Steifheits-Gefühl, dafs sie den Kopf nicht recht bewegen konnte (*Grofs*, a. a. O.).

Beim Vorbeugen des Kopfs schmerzt's im Nacken (Ders. a. a. O.).

Unten im Nacken, plötzlich ein empfindlicher Stich (Ders. a. a. O.).

Schwäche der Nackenmuskeln: es ist, als könnte sie den Kopf nicht halten — mit Schmerzhaftigkeit beim Bewegen des Kopfs (Ders. a. a. O.).

Schüttelt sie schnell mit dem Kopfe, so knacken die Halswirbel vernehmlich, selbst Andern, hörbar (Ders. a. a. O.).

Beobachtungen Andrer.

(110) Das Reden fällt ihm schwer, weil's ihm an Kraft dazu fehlt (*Grofs*, a. a. O.).

Im Schlingen, ein Schneiden, wie mit Messern, im Schlunde (*Franz*, a. a. O.).

Dörrendes Stechen oben im Rachen, aufser dem Schlingen (Ders. a. a. O.).

Trockenheits-Empfindung und Stechen im Halse an der rechten Mandel, welche zum Husten zwingt und sowohl durch Husten als durch Schlingen ein wenig vergeht (Ders. a. a. O.).

Unterhalb des Hals-Grübchens, innerlich, eine kratzende, scharrige Empfindung (*Grofs*, a. a. O.).

(115) Speichel-Zusammenflufs im Munde (*Franz*, a. a. O.).

Zunge belegt mit gelblichem Schleime (n. 5 Tagen) (*Gutmann*, a. a. O.).

Lätschiger Geschmack im Munde (n. 5 Tagen) (Ders. a. a. O.).

Das Bier schmeckt kräuterartig (n. 55 St.) (Ders. a. a. O.).

Er hat keinen Appetit, doch schmecken ihm die Speisen gut (n. 13 St.) (Ders. a. a. O.).

(120) Er hat, wie sonst, einen guten Appetit und ifst viel, weil's ihm wohl schmeckt (*Grofs*, a. a. O.).

Blofs den einen Mittag hat sie, bei Leere im Magen, keinen rechten Appetit; sonst behält sie Efslust und Hunger unvermindert, wie in gesunden Tagen (Ders. a. a. O.).

Grofser Appetit und Hunger; er afs mehr, als sonst, und konnte gar nicht satt werden (n. 7 Tagen) (Ders. a. a. O.).

Vermehrter Hunger (n. 36 St.) (*Herrmann*, a. a. O.).

Vermehrter Appetit und Hunger (n. 60 St.) (Ders. a. a. O.).

(125) Vermehrter Durst (n. 8 St.) (Ders. a. a. O.).

Wenn er beim Essen eben etwas hinunter geschlungen hat und der Bissen nicht mehr weit

Zinn.

Beobachtungen Andrer.

vom Eingange zum Magen entfernt ist, erfolgt ein Knurksen im Leibe — ein eigenartiger, dumpfer, doch ihm selbst vernehmlicher Ton (*Grofs*, a. a. O.).
Bald nach dem Essen (beim gewohnten Tabakrauchen), Schlucksen (*Franz*, a. a. O.).
Oefteres Schlucksen (n.-1¼, 8 St.) (*Langhammer*, a. a. O.).
Leeres, öfteres Aufstofsen (n. ⅜ St.) (Ders. a. a. O.).

(180) Aufstofsen aus dem Magen, mit fadem Geschmacke im Munde und vielem Speichel (*Franz*, a. a. O.).
Säuerliches Aufstofsen, worauf ihm der Schlund rauh ward, beim Gehen im Freien (n. 9 St.) (*Gutmann*, a. a. O.).
Gleich früh, häufiges Aufstofsen erst von Schwefelleber-Gas, dann von blofser Luft (*Grofs*, a. a. O.).
Uebelkeits-Empfindung im Munde (und wie bitter darin) (*Franz*, a. a. O.).
Uebelkeit und Brecherlichkeit im Schlunde (n. 8 St.) (*Herrmann*, a. a. O.).

(185) Uebelkeit, als sollte und müfste er sich erbrechen, im Rachen und im Schlunde (n. 1 St.) (Ders. a. a. O.).
Blut-Erbrechen*) (*Geischläger*, in *Hufel.* Journ. d. pr. A. X, III. S. 165.).
Aengstlich drückender Schmerz in der Herzgrube, beim Liegen, gleich als wenn er einen Blutsturz bekommen sollte, ein paar Stunden lang; durch Aufdrücken verging's (n. 8 Tagen) (*Gutmann*, a. a. O.).
Drücken im Magen (*Geischläger*, a. a. O.).
Dämmen und Drücken in der Herzgrube (*Franz*, a. a. O.).

---

*) *Alston* (Mat. med. I. S. 159.) sah Blutbrechen, wie durch Wunder, von Zinn gestillt.

Beobachtungen Andrer.

(140) Dämmern und Drücken in der Herzgrube, welche bei Berührung wie unterköthig schmerzt *) (*Franz*, a. a. O.).

Spannend drückender Schmerz in der Herzgrube (n. 2 Tagen) (*Gutmann*, a. a. O.).

Vorne im Leibe, gleich unterhalb der letzten Ribben - Knorpel, links neben der Herzgrube, ein Drücken, wie mit einem stumpfen Holze — etwas erleichtert durch Aufdrücken mit der Hand (*Grofs*, a. a. O.).

Bald nach dem Essen, ein empfindlicher, langer, feiner Stich am Schwerd-Knorpel (Ders. a. a. O.).

Empfindung in der Herzgrube, wie nach verdorbenem Magen (*Franz*, a. a. O.).

(145) Vollheit und Aufgetriebenheit des Magens und doch dabei Hunger (Ders. a. a. O.).

Während des Gehens, Empfindung im Magen, wie Aufgeschwämmtheit unter der Haut, mit Kneipen in den Gedärmen (Ders. a. a. O.).

Macht Beschwerden im Magen und den Gedärmen (*G. E. Stahl*, Mat. med. Cap. VI.).

Schnell vorüber gehendes Brennen unter dem Zwergfelle herüber (*Franz*, a. a. O.).

Schneidender Schmerz in der rechten Unterribben - Gegend, stärker beim eingebogenen Sitzen (n. 6 St.) (*Wislicenus*, a. a. O.).

(150) Drückend klammartiger Schmerz unter den linken kurzen Ribben, abwechselnd minder und stärker (n. 7 St.) (*Hartmann*, a. a. O.).

Erst einfacher Schmerz in beiden Seiten unter den kurzen Ribben, dann fährt's von der rech-

---

*) Dieses, das vorhergehende und das nachfolgende, so wie noch einige andre Symptome, z. B. 71. bis 91. und (150.) deuten auf einige Arten hysterischer und hypochondrischer Krämpfe und Schmerzen im Unterleibe und der Zwergfell - Gegend, wofür Zinn homöopathisch hülfreich ist, wovon schon *St. J. Aug. Albrecht* (Diss. exh. medic. saturn. et jov. hist et usum. Gött. 1772. S. 34.) Kenntnifs hatte und *Geischläger* (in *Hufel*. Journ. d. pr. A. X, III. S. 165.).

Beobachtungen Andrer.

ten zur linken Seite, ruckweise, durch den Leib, wie stumpfe Stöfse — beim Aufdrücken auf die rechte Seite deuchtete es ihr ärger (*Grofs*, a. a. O.).

In beiden Seiten unter den wahren Ribben, plötzlich ein schmerzliches Zusammenfahren oder Zusammenrucken (Ders. a. a. O.).

Im Unterleibe, bald da, bald dort, schmerzliche Rucke (Ders. a. a. O.).

Links, zwischen Herzgrube und Nabel, Schmerz, als knippe jemand die Muskeln mit zwei Fingern zusammen (Ders. a. a. O.).

(155) Bohrender Stich im linken Oberbauche, beim Gehen (n. 12 St.) (*Gutmann*, a. a. O.).

Rechts, neben dem Nabel, ein langsamer, stumpfer Druck (*Grofs*, a. a. O.).

Beim Einathmen fuhr plötzlich ein Stich, wie mit einem scharfen Messer, von der linken zur rechten Seite durch den Bauch, so dafs sie erschrocken zusammenfuhr (Ders. a. a. O.).

Der Unterleib ist schmerzhaft beim Berühren, wie unterschworen, zugleich mit Verkürzung des Athems (*Franz*, a. a. O.).

Schmerzliches Herumwühlen über der Nabel-Gegend; beim drauf Drücken ist es ihr, als käme sie auf eine wunde Stelle (*Grofs*, a. a. O.).

(160) Wundheits-Gefühl im ganzen Unterleibe, beim Anfühlen schlimmer (Ders. a. a. O.).

Bei Haltlosigkeit im ganzen Körper scheinen alle Eingeweide in einem schmachtenden Zustande zu seyn, unter grofser Leerheit im Bauche und doch ohne rechten Hunger — als er dann zu essen anfing, so schmeckte es ihm, er genofs viel und fühlte sich drauf wohler (Ders. a. a. O.).

Nach dem Essen, Leerheits-Gefühl im Unterleibe (*Herrmann*, a. a. O.).

Gluckern im Bauche (*Grofs*, a. a. O.).

Beobachtungen Andrer.

Lautes Kollern, jedesmal nach dem Essen, blofs im Liegen (n. 54 St.) (*Gutmann*, a. a. O.).

(165) Es kollert ihm sehr im Leibe herum (*Grofs*, a. a. O.).

Beim Dehnen des Körpers, Knurren im Leibe, wie von Leerheit (n. 2 St.) (*Langhammer*, a. a. O.).

Knurren im Unterbauche (n. 2 St.) (*Herrmann*, a. a. O.).

Häufige Blähungen sammeln sich im Unterleibe (*Franz*, a. a. O.).

Ein Kneipen und Rumoren im Magen, als entstände ein Durchfall (Ders. a. a. O.).

(170) Kneipen im Unterleibe (Ders. a. a. O.).

In der Nabel-Gegend, Kneipen, wie von Erkältung (*Grofs*, a. a. O.).

Uebelkeit im Bauche mit schmerzhaften Blähungen; beim Aufdrücken mindert es sich mit letzteren und mit ersterer (Ders. a. a. O.).

Bewegungen im Unterleibe, wie Leibkneipen als von versetzten Blähungen (n. ¼ St.) (*Langhammer*, a. a. O.).

Kriebelnde Bewegungen in der rechten Seite des Unterleibes, wie von einer Purganz (n. 3 St.) (Ders. a. a. O.).

(175) Kneipender und drückender Schmerz im Unterleibe, besonders in der Nabelgegend, mit Gefühl, als sollte er zu Stuhle gehen (n. 2 St.) (*Herrmann*, a. a. O.).

Drückender Schmerz im Unterbauche hie und da, mit Drang zum Stuhle (Ders. a. a. O.).

Brennendes Drücken in der rechten Bauchseite (*Franz*, a. a. O.).

Drücken oben an der Leber (Ders. a. a. O.).

Ziehender Druck im Unterleibe, bald hie, bald da (n. 1 St.) (*Herrmann*, a. a. O.).

Zinn.

Beobachtungen Andrer.

(180) Spannender Schmerz im Bauche, mehr nach dem Kreuze zu, am heftigsten beim Bücken (n. 5 St.) (*Gutmann*, a. a. O.).

Schneidender Schmerz quer über den Unterbauch, wie Messer - Schnitte (n. 60 St.) (*Herrmann*, a. a. O.).

Ziehend schneidende Empfindung im Unterbauche, dicht neben dem rechten Hüftbeine (n. $3\frac{1}{2}$ St.) (*Hartmann*, a. a. O.).

Ein fein stechender Schmerz im Unterbauche (n. 30 St.) (*Gutmann*, a. a. O.).

Stumpfe Stiche in der linken Nieren-Gegend, nach innen (*Franz*, a. a. O.).

(185) Kneipender Schmerz, beim Bücken, dicht über dem linken Darmbeine, gleich als wäre eine Flechse übergeschnappt (n. 25 St.) (*Hartmann*, a. a. O.).

Ueber der hervorstehenden Ecke des Backens, in den Bauchmuskeln rechter Seite, eine Empfindung wie von Zerdehntheit (*Franz*, a. a. O.).

Feines Stechen in der Zusammenfügung der Schambeine, links (Ders. a. a. O.).

Feines Kneipen im linken Schoofse (n. 48 St.) (*Wislicenus*, a. a. O.).

Beim Bücken, stechender Schmerz im rechten Schoofse, als wenn er sich versprungen hätte, welcher beim wieder Aufrichten verschwand (n. $3\frac{1}{2}$ St.) (*Langhammer*, a. a. O.).

(190) Im linken Schoofse, Gefühl, als wenn ein Bruch heraustreten wollte (*Franz*, a. a. O.).

Drückender Schmerz im Mastdarme (n. 4 Tagen) (*Gutmann*, a. a. O.).

Jückender Stich im Mastdarme (n. 4 Tagen) (Ders. a. a. O.).

Jücken um den After herum, anhaltend (n. 6 St.) (Ders. a. a. O.).

Links, am After, ein Knötchen, wie Goldader, blofs bei Berührung wund schmerzend (*Grofs*, a. a. O.).

Beobachtungen Andrer.

(195) Stuhl - Verhaltung: der Stuhlgang erfolgte 25 Stunden später, als gewöhnlich (*Haynel*, a. a. O.).

Stuhlgang 6 Stunden später als gewöhnlich (*Gutmann*, a. a. O.).

Der Stuhl ist unverändert, ob er gleich oft Drängen dazu empfindet (*Herrmann*, a. a. O.).

Plötzliche Anregung zum Stuhle, dessen Abgang erst gewöhnlich, dann breiig, zuletzt dünn ist und mit einer schauderähnlichen Empfindung durch den Körper, von oben nach unten, und einem Ziehen vom Kreuze durch die Oberschenkel, erfolgt — wenn er aufstehn will, ist's immer, als wäre er noch nicht fertig *) (n. 10 Min.) (*Grofs*, a. a. O.).

Kurz nach dem Stuhlgange, wieder Drang dazu (*Franz*, a. a. O.).

(200) Oeftere Anregung zum Stuhle, den er denselben Tag schon zweimal verrichtet hatte, und da er dann wieder zu Stuhle ging, konnte er nichts verrichten (*Grofs*, a. a. O.).

Sie hat öftere Stuhl-Anregung, als gewöhnlich (Ders. a. a. O.).

Abends ist es ihr, als sollte sie Durchfall bekommen und müfste immer zu Stuhle gehn, bei Kneipen und schmerzhaftem Herumgehen im Leibe, wie von Verkältung, wobei es ihr in der linken Seite einige Stöfse giebt, wie von einem Kinde in hoher Schwangerschaft, unter Aufgetriebenheit des Leibes — als sie dann zu Stuhle ging, erfolgte dünnerer Abgang und da sie aufstehn wollte, war's immer, als sollte noch mehr kommen; das Leibweh blieb auch nachher, bis sie in's Bett kam, wo es allmälig verging (Ders. a. a. O.).

Abgang trocknen, dick geformten Kothes, mit heftig schneidenden Schmerzen (n. 2 Tagen) (*Haynel*, a. a. O.).

---

*) Bei einem sonst Hartleibigen.

Zinn.

Beobachtungen Andrer.

Abgang eines einzigen Stückes harten Kothes, mit Pressen (n. 6 St.) (*Langhammer*, a. a. O.).

(205) Schwieriger Abgang eines sehr derben, doch nicht harten Kothes, gleich als hätten die Därme nicht Kraft genug, ihn fortzutreiben (n. 24 St.) (*Wislicenus*, a. a. O.).

Sogleich nach Abgange des Stuhls, ein Gefühl im After, als ob er wund und schrundig wäre, mit feinen Stichen (Ders. a. a. O.).

Fester Stuhl, welcher ihm schlüpfrig zu seyn deuchtete und es doch nicht war (*Franz*, a. a. O.).

Vormittags ein weicher, Nachmittags ein dünner Stuhl (n. 3 Tagen) (*Gutmann*, a. a. O.).

Oefteres Drängen zum Harnen: er muſs jede Nacht zum Harnen aus dem Schlafe aufstehn; diefs dauert drei Tage, dann erfolgte, bei verminderter Harn-Menge, auch geringerer und seltnerer Trieb zum Uriniren, als in gesunden Tagen (*Langhammer*, a. a. O.).

(210) Empfindliches Drücken im Blasenhalse und längs der Harnröhre nach dem Urinlassen; es ist ihm immer, als sollte noch Harn kommen und erfolgen dann noch einige Tropfen, so ist das Drücken noch ärger, 10 Minuten lang (n. 25 St.) (*Hartmann*, a. a. O.).

Brenn-Schmerz in der Eichel und gleich drauf Harndrang (n. 5½ St.) (*Gutmann*, a. a. O.).

Brennender Stich in der Eichel (n. 26 St.) (Ders. a. a. O.).

Nadelstichartige Empfindung in der Eichel (n. 1 St.) (Ders. a. a. O.).

Samen-Ergiefsung, ohne geile Träume (*Langhammer — Gutmann*, a. a. O.).

(215) Im Unterbauche, Pressen, wie zum Monatlichen, beim Aufdrücken verschlimmert (*Grofs*, a. a. O.).

Das Monatliche erfolgt stärker, als sonst (dem 12. Tag) (Ders. a. a. O.).

Beobachtungen Andrer.

* * *

Oefteres Niefsen, ohne Schnupfen (n. ½ St.) (*Langhammer*, a. a. O.).

Starker Stock-Schnupfen — nur auf dem rechten Nasenloche hat er Luft (*Grofs*, a. a. O.).

Mittags, beim Ausschneuzen, wird die Nase ganz frei und er kann ungehindert Luft einziehn (n. 4 Tagen) (Ders. a. a. O.).

(220) Als sie singen wollte, mufste sie alle Augenblicke absetzen und tief athmen wegen Mattigkeit und ungeheurer Leere in der Brust und ward sogleich heiser — ein paar schwache Hustenstöfse hoben die Heiserkeit, doch nur auf Augenblicke (Ders. a. a. O.).

Von Zeit zu Zeit, ein Kotzhusten, wie aus Schwäche der Brust, ohne allen andern Husten-Reiz und ohne Auswurf — die Luftröhre scheint ganz frei vom Schleime zu seyn — mit einem heisern, ganz schwachen Laute, weil's ihm an Kraft der Brust fehlte (Ders. a. a. O.).

Vormittags, Schleim in der Luftröhre, welcher durch leichte Husten-Stöfse ausgeworfen wird, bei einer ungemeinen Schwäche der Brust, als wäre sie ausgeweidet, und unter Mattigkeit in dem ganzen Körper und den Gliedmafsen, in welchen ein Schwäche-Gefühl herauf und herunter zieht — dieser Auswurf erschien viele Morgen hinter einander (Ders. a. a. O.).

Auf der Brust ist er wie verschleimt — ein, vorzüglich inwendig, fühlbares und beim Athemholen bemerkbares Röcheln (*Franz*, a. a. O.).

Reiz in der Luftröhre zum Husten beim Athemholen, wie von Schleim, da doch der erregte Husten weder schleimartig, noch trocken war — nicht so fühlbar beim Gehen, als beim gebückten Sitzen (Ders. a. a. O.).

Beobachtungen Andrer.

(225) Hüsteln mit dreimaligem Anstofse (*Franz*, a. a. O.).

Beständiger Reiz auf der Brust zum Hüsteln, wie von vielem Schleime — inwendige Empfindung von Keichen und Schnärcheln (n. 24 St.) (Ders. a. a. O.).

Beständige Zusammengezogenheit der Luftröhre, welche zum Husten reizt (Ders. a. a. O.).

Beklommenheit der Brust, als wäre sie inwendig zusammengezogen, welches machte, dafs der Athem sehr trocken eingezogen zu werden schien (Ders. a. a. O.).

Drückendes Klemmen in der linken Brust, beim Sitzen, erhöhet durch Einathmen (n. 3 St.) (*Hartmann*, a. a. O.).

(230) Drücken tief inwendig in der Brust, wie von einer drauf liegenden Last (*Franz*, a. a. O.).

Engbrüstigkeit: bei nur geringer Bewegung fehlt es ihm gleich an Athem (*Herrmann*, a. a. O.).

Beim Treppensteigen und sonstiger, nur geringen Bewegung, Mangel an Athem (Ders. a. a. O.).

Engbrüstigkeit: er mufs die Kleider öffnen — sie scheinen ihm zu enge — um gehörig athmen zu können (Ders. a. a. O.).

Lastende Beklemmung oben auf der Brust — er mufs oft tief athmen, zugleich mit einer Empfindung grofser Leere in der Herzgrube (*Grofs*, a. a. O.).

(235) Beklemmung auf der Brust: es steigt ihr etwas in die Höhe bis in den Hals und verschliefst den Odem (Ders. a. a. O.).

Beim Athmen bekömmt sie ein Gefühl von angenehmer Leichtigkeit, welches aber nicht länger als das Athmen dauert (Ders. a. a. O.).

In der Ruhe bekömmt er zuweilen ein Gefühl von Weitbrüstigkeit — gleich als erweitere sich die Brust — und dennoch ist dabei eine

Beobachtungen Andrer.

eigne Empfindung von Aengstlichkeit, wie von Herzklopfen (*Grofs*, a. a. O.).

Er athmet kurz und, wiewohl es ihm nicht an Luft fehlt, doch mühsam, aus Schwäche der Athem-Werkzeuge, bei grofser Leerheit der Brust (Ders. a. a. O.).

Spannender Stich im Brustbeine, anhaltend beim Ein- und Ausathmen (n. 3 Tagen) (*Gutmann*, a. a. O.).

(240) **Spannender Stich in der linken Brust, anhaltend beim Ein- und Ausathmen, am schlimmsten beim Bücken** (n. 4 St.) (Ders. a. a. O.).

Spannender Stich in der rechten Brust, dafs es ihm fast den Athem benahm (n. 1½ St.) (Ders. a. a. O.).

In der linken Brust-Seite, eine Hand breit unter der Achselhöhle, plötzlich ein langer Stich, so dafs er erschrickt (*Grofs*, a. a. O.).

In der linken Brust-Seite, plötzlich, scharfe Messerstiche (Ders. a. a. O.).

Scharfe, durchdringende Nadel-Stiche auf dem Schlüssel-Beine (Ders. a. a. O.).

(245) Schneidende, nicht schnelle Stiche, öfters wiederholt, durch die Brust-Höhle herauf und vorne an den obersten Ribben heraus, ohne Bezug auf Ein- oder Ausathmen (n. 14 St.) (*Wislicenus*, a. a. O.).

Reifsendes Schneiden, fast wie Leibschneiden, in der linken Seite der Brust, beim Gehen und Stehen (*Langhammer*, a. a. O.).

Im Gehen, ein klemmend schneidender Schmerz in den rechten Ribben, blofs beim Einathmen entstehend (n. 7½ St.) (*Hartmann*, a. a. O.).

Beim Gehen in freier Luft, brennende Stiche in der linken Brust, mehr beim Ausathmen (*Haynel*, a. a. O.).

In der letzten rechten, wahren Ribbe und der linken falschen, ein Stechen wie von einem Floh (*Franz*, a. a. O.).

Beobachtungen Andrer.

(250) Innerlicher Druck unter der rechten Brustwarze, nach aufsen (n. 3 St.) (*Herrmann*, a. a. O.).

Die ganze Brust, vom Halse an, ist ihr innerlich wie wund (*Grofs*, a. a. O.).

Ein Weh in der ganzen Brust, besonders über der Herzgrube und schlimmer beim Einathmen (Ders. a. a. O.).

Schmerzhaftigkeit in der Brust, wie Wühlen; dann geht's herab in den Unterleib und wühlt schmerzlich mit Stuhl - Erregung (Ders. a. a. O.).

Ziehender Druck auf der Erhabenheit, welche auf der linken Brustseite die letzten, vereinigten Ribben-Knorpel bilden (Ders. a. a. O.).

(255) Von den Schlüsselbeinen zieht es bis in die linke Achsel-Höhle herüber (Ders. a. a. O.).

Beim Aufrichten im Bette, plötzlich ein Ziehen unter der linken Brust; dann giebt es ihr von da bis unter das Schlüsselbein, nach der Achsel zu, innerlich, ein paar scharfe, gewaltige Messerstiche; dann bleibt der Schmerz an der letzten Stelle, geht an der linken Seite herunter und nimmt den Unterbauch ein, als ein unverrücktes Ziehen — beim Einkrümmen der linken Seite und beim Aufdrücken ist es schlimmer, besonders aber beim Einathmen und Kotzen, wo es allemal einen schmerzlichen Ruck giebt, der sich nur langsam verzieht (Ders. a. a. O.).

Muskel-Zucken oben an der Brust, bei der linken Achsel-Höhle (n. 6½ St.) (*Gutmann*, a. a. O.).

Fipperndes Zucken an den Muskeln der falschen Ribben (n. 36 St.) (Ders. a. a. O.).

Im Kreuze, etwas rechts, ein drückendes Brennen (*Franz*, a. a. O.).

(260) In der linken Rücken-Seite über der Hüfte, ein von oben herabdrückender Schmerz (sogleich) (*Grofs*, a. a. O.).

Zinn.

Beobachtungen Andrer.

Links neben dem Rückgrate, über dem Schaufel-Beine, ein wellenförmiger Stofs, dafs er mit Schreck zusammenfuhr (*Grofs*, a. a. O.).

Stechendes Kneipen auf dem Rücken, an den falschen Ribben (n. 1 St.) (*Wislicenus*, a. a. O.).

Heftig reifsender Schmerz in den Lenden-Wirbeln, welcher sich von beiden Seiten bis in die Nierengegend erstreckt, heftiger bei jeder Bewegung des Rumpfes (n. 2 St.) (*Herrmann*, a. a. O.).

Stumpfe Stöfse im Rücken in der Lenden-Gegend, mit Gefühl von äufserlich ihm angehender Kälte (n. 24 St.) (*Grofs*, a. a. O.).

(265) Ein scharfer, zuckender Stich in der linken Rücken-Seite und zugleich im linken Oberschenkel (n. 4 Tagen) (*Gutmann*, a. a. O.).

Brennendes Feinstechen auf einer kleinen Stelle in der Mitte des Rückens (n. 13 St.) (*Hartmann*, a. a. O.).

Feinstechen zum Rücken heraus (*Gutmann*, a. a. O.).

Wühlendes Stechen in den rechten Rücken-Muskeln, anhaltend beim Ein- und Ausathmen (n. 4 Tagen) (Ders. a. a. O.).

Stichartiges Reifsen auf der linken Seite des Rückens, sich mehr aufwärts verbreitend, beim Stehen (n. ¼ St.) (*Langhammer*, a. a. O.).

(270) Drückendes Ziehen in der Wirbel-Säule unterhalb und zwischen den Schulterblättern, bei Bewegung und besonders bei Drehung des Körpers heftiger (*Herrmann*, a. a. O.).

Zwischen den Schulterblättern, mitten auf dem Rückgrate, langsame, absetzende, stumpfe Stiche (*Grofs*, a. a. O.).

Beim Aufheben einer beträchtlichen Last kam's ihr plötzlich zwischen die Schulterblätter, mehr linker Seite, wie verhoben; rührt sie sich dann im Mindesten, oder holt Odem, oder

Beobachtungen Andrer.

gähnt, so giebt's ihr die heftigsten, scharfen Messerstiche — eher noch kann sie sich vorbiegen, beim Hinterbiegen aber fühlt sie unerträgliche Schmerzen; Aufdrücken verändert nichts (*Grofs*, a. a. O.).

Scharfe, breite Stiche im Rückgrate zwischen den Schulterblättern, von innen heraus (n. 5 St.) (*Wislicenus*, a. a. O.).

Am obern Theile des Schulter-Blattes, ein heftiges, brennendes Stechen, welches durch Reiben verging, aber gleich drauf wieder kam (*Haynel*, a. a. O.).

(275) Ein brennender Stich in der rechten Schulter-Höhe (n. 2 Tagen) (*Gutmann*, a. a. O.).

Reifsender Schmerz auf der linken Schulter (n. 2 Tagen) (Ders. a. a. O.).

Ein aus Drücken und Ziehen zusammengesetzter Schmerz auf der linken Schulter, wie von einer Last, so auch am äufsern Oberarme und vom Ellbogen an, in den tief liegenden Muskeln des Vorderarms, welches in der Stube allmälig vergeht (*Franz*, a. a. O.).

Lähmig reifsender Schmerz in und unter dem rechten Achsel-Gelenke — bei Bewegung heftiger (n. 1 St.) (*Herrmann*, a. a. O.).

Auf der linken Achsel, plötzlich einige empfindliche Schläge, wie mit einem eisernen Hämmerchen (*Grofs*, a. a. O.).

(280) Jückende Stiche in und unterhalb der Achselgrube (n. 5 St.) (*Wislicenus*, a. a. O.).

Lähmungsartiger Schmerz, wie von Verrenkung, dicht unter dem Schulter-Gelenke, blofs in der Ruhe — bei Bewegung verging's auf kurze Zeit (n. 6 St.) (*Gutmann*, a. a. O.).

Müdigkeit in den Armen und Beinen — er mufs die Arme sinken lassen (*Grofs*, a. a. O.).

Grofse Haltlosigkeit, besonders in den Armen und Beinen: es ist als wäre keine Kraft in denselben, und als wollten letztere den Körper nicht tragen (Ders. a. a. O.).

Beobachtungen Andrer.

Hie und da an den Gliedmafsen, bald auf dem Arme, bald auf einer Stelle der Hand oder an einem Finger, ein empfindliches Zucken, als bekäme er so eben einen derben Schlag dahin (*Grofs*, a. a. O.).

(285) Lähmige Mattigkeit des rechten Arms (*Herrmann*, a. a. O.).

Lähmungsartige Schwere und Mattigkeit in beiden Armen, besonders den Oberarmen und dem Achselgelenke — heftiger bei jeder Bewegung (n. 4½ St.) (Ders. a. a. O.).

Lähmige Mattigkeit und Schwere des rechten Arms, besonders im Gelenke — bei Bewegung heftiger (Ders. a. a. O.).

Lähmiger Druck und Schwere des ganzen rechten Arms, heftiger bei Bewegung, wo er sogleich ermüdet, mit Mangel an Athem (n. 14 St.) (Ders. a. a. O.).

Lähmige Schwäche in den Armen, wenn er nur kurze Zeit ein kleines Gewicht hält (n. 8 St.) (*Wislicenus*, a. a. O.).

(290) Lähmige Mattigkeit und Schwere des linken Arms, doch weniger heftig, als im rechten und etwas später, als in diesem (*Herrmann*, a. a. O.).

Der rechte Arm ermüdet bei sehr mäfsiger Anstrengung gar leicht, so dafs er, was er drin hält, sinken läfst, und eben so der linke, doch weniger, und später (Ders. a. a. O.).

Lähmiges Reifsen im linken Arme, besonders im Hand-Gelenke, bei Bewegung heftiger (n. 4 St.) (Ders. a. a. O.).

Schnell entstehendes, und eben so schnell verschwindendes, drückendes Reifsen in der Mitte des rechten Oberarms (Ders. a. a. O.).

Reifsender Schmerz im linken Arme, besonders im Oberarme — der Schmerz scheint tief zu sitzen (Ders. a. a. O.).

Beobachtungen Andrer.

(295) Reifsender Druck in der Mitte des linken Oberarms, nach hinten und innen, auf eine handbreite Stelle beschränkt (n. 48 St.) (*Herrmann*, a. a. O.).

Absetzend drückendes Reifsen in beiden Oberarmen (Ders. a. a. O.).

Beim Aufliegen des linken Arms, ein anhaltendes Zucken eines Muskeltheils im innern Oberarme, welches bei Veränderung der Lage vergeht, in ersterer Stellung aber wiederkehrt (*Haynel*, a. a. O.).

Fippern in den rechten Oberarm-Muskeln über dem Ellbogen-Gelenke, in der Ruhe (n. 5½ St.) (*Gutmann*, a. a. O.).

Fippern im rechten Delta-Muskel (n. 26 St.) (Ders. a. a. O.).

(300) Wühlender Stich im rechten Delta-Muskel (n. 5 Tagen) (Ders. a. a. O.).

Reifsender Schmerz vorne in der obern Hälfte des rechten Oberarms (n. 24 St.) (*Herrmann*, a. a. O.).

Ziehen, wie von Kraftlosigkeit im Delta-Muskel des linken Arms (*Franz*, a. a. O.).

Flüchtiges Ziehen vom Ellbogen nach dem Oberarme herauf (*Grofs*, a. a. O.).

Spannen mit Wundheits-Schmerze an der rechten Ellbogen-Spitze, vorzüglich beim Biegen des Arms (n. 5 St.) (*Wislicenus*, a. a. O.).

(305) Im rechten Vorderarme, klammartige Steifigkeit (*Franz*, a. a. O.).

Lähmig reifsender Schmerz am rechten Unterarme, über dem Hand-Gelenke (*Herrmann*, a. a. O.).

Drückender Schmerz am rechten Vorderarme nach vorne und aufsen (Ders. a. a. O.).

Ueber der linken Hand-Wurzel, am Knöchel der Speiche, ein Schmerz, als hätte er sich die Hand übergriffen, verstaucht oder verrenkt (*Franz*, a. a. O.).

Beobachtungen Andrer.

Schmerz wie von Verrenktheit im linken Hand-Gelenke (*Franz*, a. a. O.).

(310) Drückend reifsender Schmerz im rechten Hand-Gelenke, bei Bewegung heftiger (n. 32 St.) (*Herrmann*, a. a. O.).

Flüchtiges Zucken auf der linken Hand, über dem Hand-Gelenke (*Grofs*, a. a. O.).

Ein paär Zoll über dem linken Hand-Gelenke, an der Speichen-Seite, ein Kneipen (Ders. a. a. O.).

Es zieht geschwind vom Hand-Gelenke nach der Hand her, auf der Speichen-Seite, in kurzen Absätzen (Ders. a. a. O.).

Die Hände zittern am meisten, wenn er sie (auf den Tisch) auflegt (Ders. a. a. O.).

(315) Selbst das Schreiben wird ihm sauer, wegen Schwäche in den Händen, welche dann zittern (Ders. a. a. O.).

Auf dem linken Hand-Rücken, zwischen dem Zeige- und Mittel-Finger, ein klammartiger Schmerz (*Franz*, a. a. O.).

Klammartiges Zusammenziehn der linken, hohlen Hand, Abends (Ders. a. a. O.).

Ruckweises Reifsen von den Fingern in die Hand herauf (*Grofs*, a. a. O.).

Absetzend drückendes Reifsen in den Handwurzel-Knochen, Mittelhand-Knochen und hintersten Gliedern der Finger der linken Hand (*Herrmann*, a. a. O.).

(320) Drückendes Reifsen in den hintersten Gliedern der Finger der rechten Hand, bei Bewegung heftiger (Ders. a. a. O.).

Drückend stechendes Brennen im äufsern Rande des Mittelhand-Knochens des linken, kleinen Fingers (n. 11 St.) (*Hartmann*, a. a. O.).

Schneidender Schmerz im Ballen des linken kleinen Fingers, beim Zubiegen der Finger heftiger (n. 5 St.) (Ders. a. a. O.).

Zinn.

Beobachtungen Andrer.

Feine Nadelstiche in der Spitze des linken Mittelfingers (*Franz*, a. a. O.).

Im hintern linken Daumengliede, ein ziehender Schmerz und zugleich unter der Handwurzel (Ders. a. a. O.).

(325) Im linken Mittelfinger, ein schmerzliches, krampfhaftes Ziehen, mit untermischten Rucken, so dafs der Finger zittert (*Grofs*, a. a. O.).

Im Schreiben, wenn er die Feder fafst, ein empfindlich zuckender Schmerz zwischen Daumen und Zeigefinger — läfst er aber die Feder locker, oder hört auf, zu schreiben, so fühlt er nichts; aber nach einiger Zeit erfolgt das Zucken wieder und hält dann lange an (Ders. a. a. O.).

Feine, stumpfe, empfindliche Stöfse auf dem Mittelband-Knochen des linken Zeigefingers und an andern Theilen der Hände, gleich als würde ein angespannter Nerve schmerzlich mit einem Hämmerchen berührt (Ders. a. a. O.).

Reifsender Schmerz am hintersten Gelenke des Zeigefingers, welcher beim Bewegen der Hand allmälig vergeht (n. 1½ St.) (*Langhammer*, a. a. O.).

Am ganzen linken Zeigefinger, ein Verrenkungs-Schmerz beim Biegen, Ausstrecken und in der Ruhe, mehre Stunden anhaltend und öfters wiederkehrend, 5 Tage lang (n. 6 St.) (Ders. a. a. O.).

(330) Anhaltender, jückender Stich im linken Hinterbacken, in der Nähe des Afters (n. 33 St.) (*Gutmann*, a. a. O.).

Muskel-Zucken im linken Hinterbacken (n. 3 Tagen) (Ders. a. a. O.).

Unruhe in den Untergliedmafsen; er mufs sie bald dahin, bald dorthin legen, Abends (n. 15 St.) (*Haynel*, a. a. O.).

Schwere und Gefühl von Mattigkeit in den Untergliedmafsen, besonders den Oberschenkeln und den Knie-

Beobachtungen Andrer.

Gelenken, als wollten die Füfse zusammensinken; es nöthigt ihn zum Sitzen oder Liegen (n. 5 St.) (*Herrmann*, a. a. O.).

Ungeheure Schwere und Müdigkeit der Untergliedmafsen, besonders im Knie-Gelenke; er kann sie beim Gehen, was ihm sehr schwer wird, kaum fortbringen (n. 8 St.) (Ders. a. a. O.).

(335) Lähmige Mattigkeit und Schwere der Untergliedmafsen, besonders der Oberschenkel; er kann sie kaum fortbringen (Ders. a. a. O.).

Beim Sitzen, Schwäche-Gefühl in den Untergliedmafsen, als wären sie durch Strapazen ermüdet (*Grofs*, a. a. O.).

Nach einem zweistündigen Fufswege, grofse Müdigkeit der Untergliedmafsen, mit dem Gefühle, als hätte er Klötze an denselben (Ders. a. a. O.).

Grofse Schwere in den Untergliedmafsen: sie kann kaum die Treppe ersteigen und mufs sich dann gleich setzen (Ders. a. a. O.).

Beim Stehen fühlt er in den Untergliedmafsen eine schmerzhafte Müdigkeit und es ist so wenig Halt darin, dafs sie den Körper nicht tragen wollen, sondern zu wanken drohen (Ders. a. a. O.).

(340) Beim Treppen-Steigen thun ihm die Untergliedmafsen hinaufwärts wie zerschlagen weh, herabwärts aber sind sie so haltlos und schwach, dafs er in Gefahr ist, zu fallen (Ders. a. a. O.).

Beim Sitzen, plötzlich ein vorüber gehender, stumpfer Druck in den Sitz-Beinen (Ders. a. a. O.).

Beim Gehen, Verrenkungs-Schmerz an der rechten Hüfte, so dafs er fast lahm gehen mufste, viele Stunden anhaltend (n. 5 St.) (*Langhammer*, a. a. O.).

Ziehen in der linken Hüfte (*Franz*, a. a. O.).

Zinn.

Beobachtungen Andrer.

Lähmungsartiger Schmerz im Hüft-Gelenke, beim Gehen (n. 25 St.) (*Gutmann*, a. a. O.).

(845) Schmerz, wie verstaucht, dicht unter dem Hüft-Gelenke, am Oberschenkel, nur im Gehen, nicht im Stehen (n. 1 St.) (Ders. a. a. O.).

Beim Nachziehn des Oberschenkels im Gehen, ein Verrenkungs-Schmerz vorne in den obern Muskeln, der ihn am Gehen hindert, zwei Tage lang (*Haynel*, a. a. O.).

Schwäche des rechten Beins, besonders des Oberschenkels, wie im Knochen, so dafs er beim Stehen schmerzte; er mufste sich auf den linken Fufs stützen (Ders. a. a. O.).

Kraftlosigkeit-Empfindung in den Oberschenkeln (*Franz*, a. a. O.).

Jückender Stich, ganz oben, im Oberschenkel, innerer Seite (sogleich) (*Gutmann*, a. a. O.).

(850) Blofs beim Stehen, stichartiger Schmerz in den Muskeln des rechten Oberschenkels, über dem Knie, welcher beim Gehen verschwindet (n. 2 St.) (*Langhammer*, a. a. O.)

Stechen, wie von einer Stecknadel, im linken, innern Oberschenkel, über dem Knie (*Franz*, a. a. O.).

Es zieht drückend an der innern Seite des linken Oberschenkels, im Schoofse, von dem aufsteigenden Aste des Sitz-Knochens heran bis hinten am Oberschenkel, kömmt dann in die Hüfte und zieht von hier in die Höhe, über's Kreuz weg, nach der rechten Seite — bisweilen artet sich der Schmerz im Sitzknochen, wie ein Mucken (*Grofs*, a. a. O.).

Schneidender Schmerz im Innern des linken Oberschenkels (*Franz*, a. a. O.).

Pulsirendes Drücken, wie mit einem stumpfen Holze, auf der innern Seite des Oberschenkels in seiner Mitte (*Grofs*, a. a. O.).

Zinn.

Beobachtungen Andrer.

(355) Beim Gehen, eine Art Verrenkungs-Schmerz in den Muskeln des Oberschenkels, unter dem Hüft-Gelenke (*Grofs*, a. a. O.).

Ziehendes Reifsen in den Muskeln des linken Oberschenkels, in Ruhe und Bewegung (n. 6½ St.) (*Langhammer*, a. a. O.).

Empfindlich drückendes Ziehen auf der äufsern Seite des rechten Oberschenkels, welchen er im Sitzen über den linken geschlagen hat (Ders. a. a. O.).

Druck im rechten Knie-Gelenke (n. 9 St.) (*Herrmann*, a. a. O.).

Ziehendes Reifsen im Knochen vom Knie bis zur Mitte des Oberschenkels, im Sitzen (*Hartmann*. a. a. O.).

(360) Reifsender Druck im rechten Knie-Gelenke, vorne, nach innen und unter der Kniescheibe (n. 3 St.) (*Hartmann*, a. a. O.).

Reifsender Schmerz in den Bändern der linken innern Knie-Seite, in Ruhe und Bewegung (n. 9 St.) (*Langhammer*, a. a. O.).

An der äufsern Seite des linken Kniees, eine brennend kratzige Empfindung (*Grofs*, a. a. O.).

Stumpfes Stechen in der äufsern Seite des rechten Kniees, blofs beim Stehen, was beim Bewegen des Fufses und im Sitzen wieder verschwand (n. 2½ St.) (*Langhammer*, a. a. O.).

Feine, schmerzhafte Stiche an dem rechten Knie und der Kniekehle, im Sitzen (*Haynel*, a. a. O.).

(365) Mattigkeit im Knie-Gelenke, dafs er kaum gehen kann, mit Neigung zu Schlummer (*Franz*, a. a. O.).

Jückendes Fippern unter der Kniescheibe (n. 55 St.) (*Gutmann*, a. a. O.).

Ziehendes Reifsen in den Muskeln des linken Unterschenkels, beim Sitzen (n. 10 St.) (*Langhammer*, a. a. O.).

Zinn.

Beobachtungen Andrer.

Klammartiges Reifsen in den Muskeln des rechten Unterschenkels, beim Gehen (n, ¾ St.) (*Langhammer*, a. a. O.).

Schmerzhaftes Ziehen in den Muskeln des rechten Unterschenkels, an der äufsern Waden-Seite, in Ruhe und Bewegung (n, 10 St.) (Ders, a. a. O.).

(370) Spannende Empfindung im linken Unterschenkel (n. 56 St.) (*Gutmann*, a. a. O.),

Ziehen aus der rechten Kniekehle nach der Wade (*Franz*, a. a. O.).

Grofse Müdigkeit der Füfse, besonders des linken, und vorzüglich, wenn sie steht, von den Unterfüfsen bis in's Knie heraufziehend und in den Knieen ruckweise ziehend — dabei schmerzen die Fufssohlen wie wund (beim Stehen (*Wislicenus*, a. a. O.).

Beim Gehen wollen die Kniee zusammenknicken, mit Mattigkeit des ganzen Körpers, besonders wenn sie in der Sonne geht, wobei ihr ein matter Schweifs im Gesichte ausbricht (*Grofs*, a. a. O.).

Beim Stehen, ein schmerzhaftes Strammen oben auf der innern Seite der linken Wade (Ders. a. a. O.).

(375) Pulsirendes Drücken auf dem rechten Schienbeine (Ders. a. a. O.).

Allgemein drückender Schmerz in der rechten Wade (n. 4 Tagen) (*Gutmann*, a. a. O.).

Kneipender Schmerz oben an den innern Waden-Muskeln (n. 24 St.) (*Hartmann*, a. a. O.).

Oefterer Schwerheits-Schmerz in den linken, äufsern Waden-Muskeln, beim Gehn (n. 14 St.) (Ders. a. a. O.).

Ein allgemeines Drücken unter der linken Wade, in Ruhe und Bewegung (n. 3 Tagen) (*Gutmann*, a. a. O.).

(380) Beim Sitzen, im linken Fufse, welcher, über den andern geschlagen, herabhängt, ein schmerz-

Beobachtungen Andrer.

liches Gefühl, als hinge ein schweres Gewicht an dessen Spitze (*Grofs*, a. a. O.).

Beim Sitzen thun ihr die Füfse von oberhalb der Knöchel bis in die Fufssohlen mit einigem Ziehen weh, weniger wenn sie geht und steht (Ders. a. a. O.).

Die Unterfüfse leiden an einer unangenehmen Hitze, wiewohl sie sich äufserlich nur wenig wärmer anfühlen, als die Unterschenkel (Ders. a. a. O.).

Reifsen, mit untermischten Rucken in beiden Knöcheln (schlimmer im innern) des rechten Fufses und von da abwärts bis in die Zehen, beim Sitzen — beim Stehen scheint's gelinder, dann reifst's wieder von den Zehen heraufwärts (Ders. a. a. O.).

Beim Sitzen, in den Füfsen fortwährend eine kriebelnde Empfindung, als wollten sie einschlafen — was jedoch nicht geschieht — oder, als hätte er eine sehr weite Fufsreise gemacht — was auch nicht ist —; allmälig geht diese Empfindung die Unterschenkel herauf (Ders. a. a. O.).

(885) Jückender Stich unter dem linken, innern Fufsknöchel (n. 7 St.) (*Gutmann*, a. a. O.).

Jückender Stich am linken, äufsern Fufsknöchel (n. 3 Tagen) (Ders. a. a. O.).

Jücken auf dem linken Fufsrücken (n. 4 und 72 St.) (Ders. a. a. O.).

Ziehend reifsender Schmerz zwischen den Mittelfufs-Knochen der linken letzten beiden Zehen (n. 7 St.) (*Hartmann*, a. a. O.).

Reifsender Druck in der rechten Ferse (n. 80 St.) (*Herrmann*, a. a. O.).

(890) Beim Auftreten auf die äufsere Seite der rechten Ferse, ein drückend stumpf stechender Schmerz bis in die Wade herauf, beim Aufheben des Fufses verschwindend — nur im Gehen (n. 4 St.) (*Hartmann*, a. a. O.).

Beobachtungen Andrer.

Klammartiger Schmerz auf der rechten Fufssohle, beim Sitzen (n. ¼ St.) (*Langhammer*, a. a. O.).

Scharfer Druck über die rechte Fufssohle quer herüber, im Sitzen (*Grofs*, a. a. O.).

Stechendes Kneipen abwechselnd an verschiednen Stellen des Körpers (n. 10 St.) (*Wislicenus*, a. a. O.).

Jückend brennende Stiche über den ganzen Körper, doch am Rumpfe stärker, als an den Gliedmafsen, vorzüglich früh im Bette, einige Tage lang (n. 24 St.) (Ders, a. a. O.).

(395) Beim Entkleiden, ein fressendes Jücken auf der Haut des ganzen Körpers, welches zu kratzen nöthigt, wie beim Entstehn eines Ausschlags (n. 13 St.) (*Langhammer*, a. a. O.).

Im Gehen und Stehen, feine Nadelstiche fast an der ganzen linken Seite des Körpers; den andern Tag, blofs auf der rechten Seite (*Haynel*, a. a. O.).

Empfindlicher Schwerheits-Druck bald in diesem, bald in jenem Knochen, z. B. in der rechten Schläfe, dem linken Jochbeine, der Mitte der Vorderarm-Knochen, u. s. w. (n. 9 St.) (*Hartmann*, a. a. O.).

Sehr oft fangen die Beschwerden gelind an, steigen dann langsam zu einer bedeutenden Heftigkeit und treten eben so langsam wieder zurück, besonders die drückend ziehenden Schmerzen (*Grofs*, a. a. O.).

Beim Gehen scheinen die Zufälle zu verschwinden, in der Ruhe kehren sie sogleich wieder — nur die Müdigkeit ist beim Gehen am fühlbarsten (Ders. a. a. O.).

(400) Erregt Auszehrung und Schwindsucht (*Stahl*, a. a. O.) [*].

---

[*] Wenn man die Zinn-Symptome 120. bis 131. und (224.) nebst den darauf folgenden mit obiger Beobachtung *Stahl's* zusammen nimmt, so wird es begreiflich, wie

Beobachtungen Andrer.

Gröfste Abspannung des Geistes und Körpers (*Herrmann*, a. a. O.).

Gröfste Mattigkeit des ganzen Körpers und Abspannung des Geistes — er dauert nicht lange bei einer Arbeit aus, muſs sich legen und kann dem Schlafe nicht widerstehn; er schläft ein, wacht aber unter gleichgültigen Träumen oft auf (Ders. a. a. O.).

Kraftlosigkeit: es ist ihr, als wären ihr die Beine entzwei geschlagen (*Groſs*, a. a. O.).

Ungeheure Schwerfälligkeit: er will immer sitzen oder liegen, und wenn er sich niedersetzt, fällt er gleichsam auf den Stuhl hin, weil ihm die Kraft fehlt, diefs langsam zu thun (Ders. a. a. O.).

(405) Ungeheure Müdigkeit, wiewohl er sich den ganzen Tag wenig bewegt hat — er will immer sitzen; beim langsam Gehen empfindet er's am meisten, weshalb er unwillkürlich schnell geht, wo er's weniger fühlt (Ders. a. a. O.).

Wenn er geschwind die Treppe steigt, oder sich überhaupt schnell bewegt, so fühlt er die Entkräftung während der Bewegung eben nicht so sehr, als bei der langsamen Bewegung — aber desto schwächer fühlt er sich nachher (Ders. a. a. O.).

In den Gliedmaſsen und dem ganzen Körper ist er so zitterig; er hat gar keinen Halt darin — wenn er fest zugreift, zittert die Hand nicht, wohl aber, wenn er sie ganz leicht und locker hinlegt (Ders. a. a. O.).

man einige Arten geschwüriger Lungensucht mit Beihülfe des Zinns homöopathisch heilen konnte, z. B. *Muraltus* (Misc. Nat. Cur. Dec. II. ann. I. Obs. 9.), Commerc. lit. Nor. Ann. 1734. S. 67., *Fr. Hoffmann* (opera, Tom. II, Sect. 2. C. 13, 14.), *Thierry* (Med. experiment. S. 163.), *Ettmüller* (Colleg. consult. Cas. 30, 61.), *R. A. Vogel* (Praelect. decogn. et cur. morb. §. 646.) — ohne was ich selbst zur Bestätigung der Hülfskraft desselben in dieser Art Krankheiten anführen könnte, hier beibringen zu wollen.

Beobachtungen Andrer.

Beim Aufsteigen der Treppe merkt sie nichts von Mattigkeit; wie sie aber herabgekommen war, befand sie sich so matt, dafs sie kaum athmen konnte (*Grofs*, a. a. O.).

[Wahre Fallsucht*)] (*Meyer Abraham*, Diss. Cautelae de Anthelminth. Götting. 1782.).

(410) Oefteres Zusammenfahren die Nacht im Bette, wie von Schreck (*Langhammer*, a. a. O.).

Schläfrigkeit: die Augen fallen ihm zu (n. 2 St.) (*Herrmann*, a. a. O.).

Oefteres Gähnen, als ob er nicht ausgeschlafen hätte (n. 6½ St.) (*Langhammer*, a. a. O.).

Neigung zum Gähnen (*Herrmann*, a. a. O.).

Oefteres Erwachen die Nacht, als hätte er ausgeschlafen (*Langhammer*, a. a. O.).

(415) Zwei Nächte, Träume über denselben Gegenstand, mit Aengstlichkeit, wie über Versäumung der Geschäfte (*Franz*, a. a. O.).

Aengstliche Träume von Zank, Streit und Schlagen (*Gutmann*, a. a. O.).

Verworrene, doch sehr lebhafte Träume, worin ihr vieles verkehrt geht und sie bisweilen laut spricht — sie wirft sich oft im Bette herum und erwacht viermal, wo sie sich, zu ihrem eignen Erstaunen, jedesmal sitzend im Bette findet (*Grofs*, a. a. O.).

Sie hat verworrene, unerinnerliche Träume (Ders. a. a. O.).

Lebhafte, und doch verworrene Träume; früh kann er sich ihrer nur theilweise erinnern (Ders. a. a. O.).

---

*) Bei einem, gewöhnlich früh nüchtern mit Konvulsionen geplagten, siebenjährigen Knaben (in Verbindung mit Jalapp-Pulver). Ist diese Wirkung hier dem Zinne eigenthümlich zuzuschreiben, so wird es begreiflich, wie *Don Monro* (Arzneimittell. I. S. 226) und *Fothergill* (med. Observ. and inquir. Lond. 1784. VI.) ähnliche Uebel mit Zinn heilen und *Quincy* (new Dispensat.) sagen konnte: „es gebe kein kräftigeres Antepileptikum, als Zinn."

Beobachtungen Andrer.

(420) Träume von Feuer (*Haynel*, a. a. O.).

Lebhafter Traum voll Grausamkeit — die zweite Nacht (*Langhammer*, a. a. O.).

Angenehme Träume von irdischer Pracht und Gröfse, die sie nach dem Erwachen in einer heitern Stimmung erhalten (*Grofs*, a. a. O.).

Geile Träume, ohne Ruthe-Steifigkeit und dennoch Samen-Ergiefsung (*Langhammer*, a. a. O.).

Geile Träume, mit Ruthe-Steifheit ohne Samen-Ergufs (*Gutmann*, a. a. O.).

(425) Die Nacht, Ruthe-Steifheit, ohne geile Träume (*Langhammer*, a. a. O.).

Wenn er die Nacht aufwacht, findet er sich, wider seine Gewohnheit, auf dem Rücken liegend, das rechte Bein ausgestreckt, das linke aber ganz an den Leib gezogen und halb entblöfst (*Grofs*, a. a. O.).

In der Nacht erwacht er, und ehe er wieder einschläft, beköhmmt er in der einen Hand wellenförmig ziehende, empfindliche Rucke, wie so recht in den Nerven, dafs er hätte schreien mögen (Ders. a. a. O.).

Nach dem Niederlegen Abends schläft er bald ein*) und erwacht erst spät am Morgen (Ders. a. a. O.).

Düselig früh beim Erwachen, als wenn er noch nicht ausgeschlafen hätte, da er doch mehr als sonst geschlafen (*Gutmann*, a. a. O.).

(430) Früh beim Aufstehn schmerzen der Rücken und die Beine wie zerschlagen; sie ist so müde, als wenn sie nicht geschlafen hätte und als hätten die Glieder zu wenig geruht — einige Stunden nach dem Aufstehn giebt sich's etwas (*Grofs*, a. a. O.).

---

*) Gegenwirkung der Lebenskraft, Heilwirkung, Nachwirkung; sonst mufste er gewöhnlich lange liegen, ehe er einschlafen konnte.

Zinn. 331

Beobachtungen Andrer.

Aus dem Bette gestiegen wird sie beim Anziehn plötzlich von einer Mattigkeit so überfallen, dafs sie kaum athmen kann (*Grofs*, a. a. O.).

Frösteln über den ganzen Körper, eine halbe Stunde lang (n. 3 St.) (*Herrmann*, a. a. O).

Ein schnell vorüber gehendes Frösteln; vorzüglich den Rücken entlang (Ders. a. a. O.).

Gefühl von Hitze, vorzüglich innerlich (Ders. a. a. O.).

(435) Gefühl von Hitze über den ganzen Körper, vorzüglich an den Oberschenkeln und dem Rücken bemerkbar (Ders. a. a. O.).

Starke Hitze über den ganzen Körper, besonders auf der Brust und dem Rücken, mit Gefühl, als ob heifser Schweifs herabliefe, ohne äufserlich bemerkbare Hitze (n. 4 St.) (Ders. a. a. O.).

Bei nur geringer Bewegung, heifser Schweifs über den ganzen Körper und völlige Entkräftung (Ders. a. a. O.).

Es ist, als wolle ihm Schweifs ausbrechen — eine ängstliche Hitze überfällt ihn abwechselnd (*Grofs*, a. a. O.).

Aengstliche Hitze und Schweifs bricht ihm fortwährend aus, selbst bei der geringsten Bewegung (Ders. a. a. O.).

(440) Höchst unruhig und zerstreut; er hatte bei der Arbeit keine Ausdauer (*Langhammer*, a. a. O.).

Er verweilt an keinem Orte lange, sondern geht von einem Orte zum andern (*Herrmann*, a. a. O.).

Fruchtlose Geschäftigkeit: er mühet sich, eine nöthige Arbeit zur gesetzten Stunde fertig zu bringen, und kann doch gar nicht damit zu Stande kommen, gleich als hinderte ihn eine

Beobachtungen Andrer.

Ueberfülle von Gedanken, wobei ihm diefs und jenes einfällt, was er noch machen will (*Grofs*, a. a. O.).

Aergerlich: es ging ihm nichts nach Wunsche (*Langhammer*, a. a. O.).

Er ist zu keiner geistigen Arbeit aufgelegt und kann keinen Gedanken fassen (*Herrmann*, a. a. O.).

(445) An Geiste stumpf, gleichgültig gegen Aufsendinge und zu nichts aufgelegt; dabei sieht er blafs und trübe um die Augen aus (n. 10 St.) (*Gutmann*, a. a. O.).

Verdriefslichkeit den ganzen Tag, welche beim Gehen in freier Luft allmälig sich legt (*Franz*, a. a. O.).

Stilles, in sich gekehrtes Gemüth; er dachte über Gegenwart und Zukunft nach und war über letztere sehr besorgt (*Langhammer*, a. a. O.).

Stille Verdriefslichkeit: er spricht und antwortet ungern und nur in abgebrochnen Worten (n. 10 St.) (*Herrmann*, a. a. O.).

Stille Verdriefslichkeit: er ärgert sich leicht, wird leicht hitzig, spricht und antwortet sehr ungern (Ders. a. a. O.).

(450) Still vor sich hin, mit unbeschreiblichem Uebelbehagen im ganzen Körper (n. 7 St.) (*Gutmann*, a. a. O.).

In den ersten drei Tagen ist er mehr gelassen und sein Aerger schnell vorübergehend, nicht aufbrausend, mehr eine rasche Empfindlichkeit; den vierten Tag ist er aufgelegt zu stürmischem Zorne und aufbrausend — doch hält die Zornmüthigkeit nicht lange an (*Grofs*, a. a. O.).

Sehr heftige, aber schnell vorüber gehende Zornmüthigkeit (Ders. a. a. O.).

Zinn.

Beobachtungen Andrer.

Stilles, nicht übel gelauntes Gemüth *) (n. 14 St.) (*Langhammer*, a. a. O.).

Gute Laune, gesprächig und gesellschaftlich (Ders. a. a. O.).

(455) Gelassenes, gefafstes Gemüth: er wufste sich in sein Schicksal zu finden und war mit seinem Loose vollkommen zufrieden (Ders. a. a. O.).

Ausgelassen lustig **) (n. 12 St.) (*Gutmann*, a. a. O.).

---

*) Nachwirkung. Heilwirkung ist dieses und die zwei folgenden Symptome.
**) Scheint Wechselwirkung zu seyn.

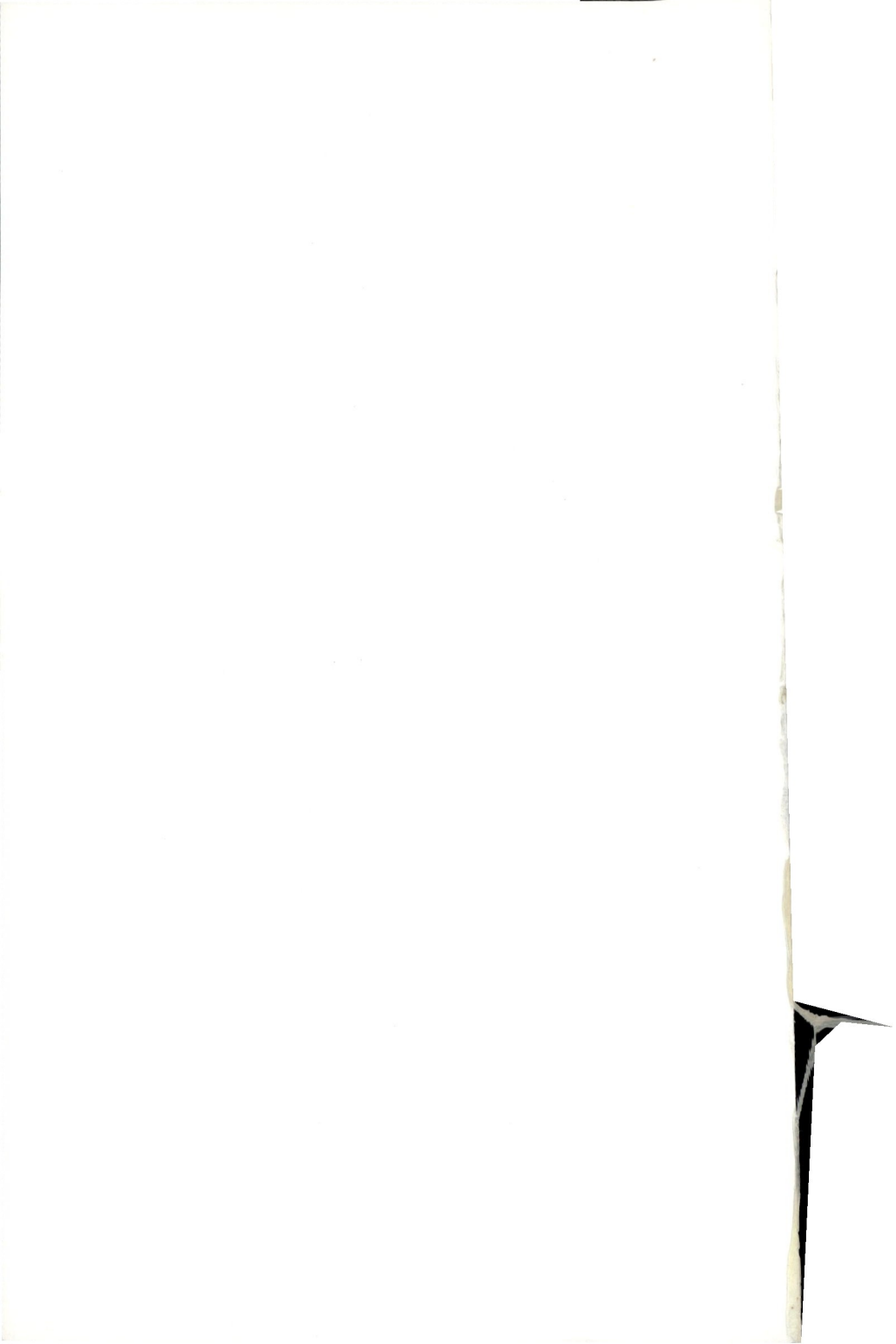